本书由大连市人民政府资助出版

器官芯片

林炳承 罗 勇 刘婷姣 陆 瑶 著

科学出版社

北京

内 容 简 介

　　这是一本关于器官芯片的专著。全书共分 14 章，第 1, 2 章分别介绍微流控芯片和微流控器官芯片，第 3 章为器官芯片的检测系统，从第 4 章到第 13 章，逐一介绍各种不同器官的芯片形式以及它们的组合，第 14 章则专门阐述以 3D 生物打印为基础构建的器官芯片。全书以作者实验室二十年在微流控芯片领域，特别是近十年在微流控器官芯片领域的积累为主轴，结合同期国内外其他实验室的工作，对器官芯片这一极为重要的新兴领域作了力所能及的介绍，尤其是包含了作者们在先行的研究实践中所得到的种种感悟和体会，逻辑严密，行文流畅，可读感很强。

　　本书可供生物、医学、药学、分析化学和微机电领域的科学研究人员、高等院校教师和工程技术人员阅读，也可供政府相关部门的管理人员参考，另外值得指出的是，本书很适合作为相关专业研究生的参考教材。

图书在版编目（CIP）数据

器官芯片/林炳承等著. —北京：科学出版社，2019.11
ISBN 978-7-03-062093-4

Ⅰ.①器… Ⅱ.①林… Ⅲ.①人体器官-体外实验-研究
Ⅳ.①R322-33

中国版本图书馆 CIP 数据核字（2019）第 179726 号

责任编辑：杨　震　刘　冉 / 责任校对：杜子昂
责任印制：赵　博 / 封面设计：东方人华

科学出版社 出版
北京东黄城根北街 16 号
邮政编码：100717
http://www.sciencep.com
北京建宏印刷有限公司印刷
科学出版社发行　各地新华书店经销
*
2019 年 11 月第 一 版　　开本：720 × 1000 1/16
2025 年 2 月第四次印刷　　印张：23
字数：460 000
定价：150.00 元
（如有印装质量问题，我社负责调换）

前　　言

　　微流控芯片作为一种颠覆性的生物技术，已被认为是当代极为重要的新兴科学技术平台和国家层面产业转型的战略领域。微流控芯片特有的流体动态操控体系又使它能提供更为接近人体内的生理环境，同时测量物理量、化学量和生物量，因此成为当今对哺乳动物细胞及其微环境进行精准操控的主流平台。由此催生的仿生器官芯片和正在快速发展的即时诊断芯片、材料筛选芯片一起，构成微流控芯片的三大应用支柱。其中，器官芯片则被世界经济论坛（达沃斯论坛）评为 2016 年世界"十大新兴技术"之一，和无人驾驶汽车及石墨烯材料等并列。

　　中国科学院大连化学物理研究所微流控芯片团队的研究工作始于 20 世纪 90 年代后期，在 21 世纪前期就开展了基于微流控芯片的细胞研究，经过六七年的积累，实现了兔组织芯片和人肝微粒体芯片的构建，并在 2010 年正式启动器官芯片的研究。随后，器官芯片的工作扩展到大连理工大学和大连医科大学，并由此发展成为理-工-医学科交叉，中国科学院和高等学校融为一体的大连微流控芯片研究团队。

　　大连微流控芯片团队的器官芯片研究工作在大连化物所细胞芯片的研究基础上进行，从肾和肝起步，并在一开始就对多器官系统构建作出布局。随着和医学界同事合作的扩大和深入，逐步涉足肠、心、血管、卵巢和胰岛等器官以及相应的肿瘤。第一阶段的探索和实践伴随着队伍的重建，充满艰辛，但却形成了团队在器官芯片领域的第一轮宝贵积累，正是这一轮积累，连同探索和实践过程中的理解和体会，构成了《器官芯片》一书的主要构架和核心内容。以这些积累为基础，适当引入同时期国内外学者的相关工作，二者犹如红花绿叶，珠联璧合，相得益彰。

　　《器官芯片》全书由四人合作完成，罗勇、刘婷姣和陆瑶贡献了他们领导研究组的全部相关积累，并承接了一些章节的起草工作，林炳承把握全局，构筑框架，关注从思想、内容到逻辑、文字的各个方面。大连团队的很多学生参与了成书工作，从资料收集到实验安排，从数据处理到图表制作，大连化物所科研助理白雪承担了清稿的最终整理工作，后附的名单记录了第一线劳作的艰辛和付出。

　　作者要感谢国家科学技术部、国家自然科学基金委员会、中国科学院大连化学物理研究所多年来对作者团队研究工作的大力支持，还要感谢德国洪堡基金（Alexander von Humboldt Foundation），作为早年洪堡基金学者，林炳承有幸在成书之初，再次以洪堡学者的名义，到德国作学术访问，构划全书大纲，并和国际微流控芯片研究先驱，欧洲生物技术终生成就奖得主 Andreas Manz 教授一起，回顾微流控芯片的发展历程，探讨未来。作者还要感谢中国科学院过程工程研究所杜昱光教授，大连医科大学王琪教授和林洪丽教授，他们在作者团队从事器官芯片研究过程所给予的合作为本书的最终成稿提供了极为重要的支持。

非常需要提及的还有科学出版社杨震先生及其团队。早在 2004 年，微流控芯片的前景远不明朗的时候，杨震先生就果断邀请林炳承教授撰写关于微流控芯片的专著，由此促成了 2006 年《微流控芯片实验室》一书的顺利出版。此后 2008 年，2013 年林炳承团队的另外两部专著的出版业务，也是由杨震先生团队一手承办。《器官芯片》一书的出版显示了我们在 15 年内和杨震先生团队的第四次合作，大连微流控芯片团队为能和科学出版社这一享誉海内外的著名出版社高效联姻，深感荣幸。此外，本书由大连市人民政府资助出版，深表谢意。

整体而言，器官芯片的研究工作尚处于发展过程的前期，产业化更只是刚刚开始。现阶段的一个突出任务是让更多的人了解这一领域，参与研究，参与创业，在扩大影响的过程中寻求更多人以不同方式的介入，使全领域的水平在普及的过程中得到提高。《器官芯片》一书部分地承担了这一任务，抛砖引玉。随着大连微流控芯片团队相关研究工作的推进，我们当会在今后再版过程中奉献更多的积累。

林炳承　罗　勇　刘婷姣　陆　瑶

2019 年 1 月 29 日

致　谢

国家科学技术部重点研发计划（2017YFC1702001）

国家自然科学基金重大仪器专项（3192780013）

国家自然科学基金（21675017，81571767，81870784，21874133，21605143，20804133）

中国科学院青年创新促进会（2018217）

大连市人民政府

中国科学院大连化学物理研究所创新研究基金（DICP I201908）

Alexander von Humboldt Stiftung，Deutschland（德国洪堡基金）

Andreas Manz 教授（德国）

杜昱光教授（中国科学院过程工程研究所）

王琪教授（大连医科大学）

林洪丽教授（大连医科大学）

中国科学院大连化学物理研究所：

　　刘显明　白　雪　冀雅慧　刘梅梅　苏浩然　李林梅　朱凤伭

大连理工大学：

　　曲玥阳　李晓瑞　邓　九　邓权锋　由　岫　黄恒顺　庄甜甜

　　蔡　乐　王　帅　季　引　许贺然　高志刚

大连医科大学：

　　安　凡　周孟赢　高　雅　孔　晶　李　娇　芦　金　马红娟

　　董　琪　程　可　盛嘉昊　刘玉芳

中国科学院过程工程研究所：

　　未金花　荆柏林

目　　录

第1章 微流控芯片

1.1 微流控芯片概要

1.1.1 微流控芯片概念

микро 微流控芯片又称芯片实验室，是一种以在微米尺度空间对流体进行操控为主要特征的科学技术。其在刚起步时存在大量的科学问题，现阶段则以技术发展为主。目前，主流形式的微流控芯片指的是把化学和生物等领域中所涉及的样品制备、反应、分离、检测，细胞培养、分选、裂解等基本操作单元集成或基本集成到一块几平方厘米甚至更小的芯片上，由微通道形成网络，以可控流体贯穿整个系统，用以实现常规化学、生物、材料、光学等不同实验室的各种功能的一种技术。微流控芯片实验室的基本特征和最大优势是多种单元技术在整体可控的微小平台上灵活组合、规模集成[1]。

1.1.2 微流控芯片定位

微流控芯片已被认为是当代极为重要的新兴科学技术平台和国家层面产业转型的战略领域。2017 年，中国国家科学技术部把微流控芯片定位为一种"颠覆性技术"（disruptive technology），而微流控芯片中的重要分支——器官芯片则被世界经济论坛（达沃斯论坛）评为 2016 年世界"十大新兴技术"之一，与无人驾驶汽车及石墨烯等二维材料并列。

颠覆性技术这一概念最早由美国哈佛商学院教授克莱顿·克里斯滕森提出。他将颠覆性技术定义为一种另辟蹊径、会对已有传统或主流技术产生颠覆性效果的技术。根据克里斯滕森的定义，颠覆性技术能够打破现状，改变人们的生活、工作方式，重新配置价值体系，并引领全新的产品和服务。与其他技术不同，颠覆性技术给经济体带来的是一种"创造性"的破坏，并促进其重大发展，造成利润空间转移和产业结构调整，导致传统企业被新兴企业所取代。微流控芯片正是这样一种正在对化学、生物医学和材料等领域的传统或主流技术产生颠覆性效果的技术。

1.1.3 微流控芯片中流体的基本特征

从物理上看，微流控芯片是一种在微小通道或构件中操控微小体积的流体流动的系统，其中通道和构件的尺度为几十到几百微米，承载流体的量为 $10^{-18} \sim 10^{-9}$L。微米尺度远大于通常意义上分子的平均自由程，一般认为连续介质定理成立，连续性方程可用，电渗及电泳淌度和尺寸无关。但是，和宏观尺度有所不同的是，在微米尺度下，惯性力影响减小，黏性力影响增大，雷诺数变小（通常在 $10^{-6} \sim 10$ 之间），流体各质点平行于通道内壁有规则流动，呈层流状态（laminar flow）。传质过程从以对流为主转为以扩散为主，层流特征明显。微米尺度的另外一个特征是，面体比增加，黏性力、表面张力、换热等表面作用增强，边缘效应增大，三维效应已不可忽略。

微流控芯片中的流体运动涉及一些基本的物理现象。

一是电渗。广义地讲，电渗是一种流体相对于带电管壁移动的现象，电渗的产生和偶电层有关。在溶液 pH>3 的条件下，微通道内壁通常带负电（缘于表面电离或吸附），于是在表面附近的液体中形成了一个带正电的偶电层（包含 Stern 层和扩散层），在平行于内壁的外电场作用下，偶电层中的溶剂化阳离子或质子引起微通道内流体朝负极方向运动，这种运动即被称为电渗。和毛细管电泳相仿，电渗常被用于流体的驱动。电渗流流速和 zeta 电势、介电常数、外电场及流体黏度有关。电渗驱动的特点包括：流速大小可由外电场线性调节，施加外电场的电极可以集成在芯片上，从而缩小了芯片流体驱动系统的体积，各种芯片材料均可诱导电渗流，电渗流流体前沿呈扁平状等。

二是传质和传热。流体在微通道中以层流的形式运动，层与层之间的质量传递主要依靠扩散，扩散是物质通过分子运动而自发产生的输运过程。扩散传质达到稳态所需时间和传质距离及分子的扩散系数有关。相对于对流和湍流，层流中扩散传质速度很慢，特别是生物大分子。对于生化领域中许多要求快速传质的应用，往往需要其他手段加速传质。至于传热，微通道尺度微小，比表面积很大，体系内的传热迅速，因此有利于放热体系温度的控制。例如在微通道内进行强放热反应时，由于热量能及时散发，反应可以在恒温条件下进行，反应产率和转化率相应得到提高。

值得指出的是，在本书所关注的芯片平台，主流尺度是微米。虽然在有些时候，我们也引入纳米尺度，也有人在专门研究纳流控芯片，但是在这儿，特别是作为本书主题的器官芯片，更多的是微米尺度以及它的延伸。微米尺度和纳米尺度有本质的区别，纳米尺度和分子平均自由程相仿，一般认为连续介质定理不再成立，连续性方程不再可用，因此电泳淌度可能变得和横截面尺寸有关，偶电层电荷可能重叠，电渗可能减少，进而影响给予液体的动量。此外空间的压缩将会改变大分子的形状，大分子的淌度也将受到非平面流速矢量场的影响，最终导致流体的控制相对困难。

1.1.4　微流控芯片的材料与制作

芯片是微流控芯片实验室的核心，微流控芯片的研究涉及芯片的材料、尺寸、设计、加工和表面修饰等。了解芯片制备的全过程，体会芯片设计的重要性，是微流控芯片研究工作的基础。未来芯片实验室领域的竞争首先是芯片设计和制造的竞争。

1. 常用的微流控芯片材料与性能

在微流控芯片研制过程中，首先要考虑芯片材料的选取。芯片材料的选取原则大体有下述几点：①芯片材料与芯片实验室的工作介质之间要有良好的化学和生物相容性，不发生反应；②芯片材料应有很好的电绝缘性和散热性；③芯片材料应具有良好的光学性能，对检测信号干扰小或无干扰；④芯片材料表面要具有良好的可修饰性，可产生电渗流或固载生物大分子；⑤芯片的制作工艺简单，材料及制作成本低廉。

常用于制作微流控芯片的材料有单晶硅片、石英、玻璃和有机聚合物如聚甲基丙烯酸甲酯（polymethylmethacrylate, PMMA）、聚二甲基硅氧烷（polydimethylsiloxane, PDMS）、聚碳酸酯（polycarbonate, PC）以及水凝胶等。近年来，出现了一种以纸（如滤纸、层析纸及硝酸纤维素膜等）作为芯片制作材料和生化分析平台的微流控芯片，纸芯片具有诸多显著的优点，如制作简便、成本低廉、体积小、重量轻、便于储存和运输、生物相容性好、样品/试剂消耗少、分析速度快、可以自身多孔结构实现样品运输、无须外界驱动力等，引起了广泛的关注。

硅具有良好的化学惰性和热稳定性，使用光刻和蚀刻方法可以高精度地复制出二维图形或者复杂的三维结构。硅材料的不足之处是易碎、价格偏高、不透光、电绝缘性较差、表面化学行为也较为复杂，因此在微流控芯片中的应用受到限制。石英和玻璃有很好的电渗和优良的光学特性，它们的表面吸附和表面反应能力都有利于对表面改性，但是价格相对较高，尤其是石英。采用与硅片类似的光刻和蚀刻技术可以将微结构刻在石英和玻璃上，因此，石英和玻璃材料已被广泛应用于制作微流控芯片。石英尤其适合于用紫外分光光度法检测的微流控芯片制作。

高分子聚合物具有种类多、加工成型方便、原材料价格较低等特点，非常适合于大批量制作，物料成本很低。用于微流控芯片制作的高分子聚合物主要有三类：热塑性聚合物、固化型聚合物和溶剂挥发型聚合物。热塑性聚合物有PMMA、PC 和聚乙烯等；固化型聚合物有 PDMS、环氧树脂和聚氨酯等，它们与固化剂混合后，经过一段时间的固化变硬即可得到芯片；溶剂挥发型聚合物有丙烯酸、橡胶和氟塑料等，制作时将它们溶于适当的溶剂，再通过缓慢挥发溶剂而得到芯片。弹性体 PDMS 材料，又称硅橡胶，是众多聚合物中用得较多的一种。它能透过 250 nm 以上的紫外与可见光；耐用、有一定的化学惰性；生物相容性好、廉价；能可逆和重复变形而不发生永久性破坏；能用模塑法高保真地复制微流控芯片；芯片微通道表面可进行多种改性修饰；它不仅能与自身可逆结合，还能与玻璃、硅、二氧化硅和氧化型多聚物可逆结合。纸作为芯片材料相比于传统试纸条有下述优势：①纸芯片以微通道形成网络，以可控流体贯穿整个系统，既具有定量、定速、流体均一等优点，又可同时检测多个样品或多个指标，实现更高的通量；②纸芯片微通道最小宽度可达 100 μm，仅消耗极少的试剂及样品，即可达到微量分析，进一步降低检测成本；③纸芯片还能组装成三维结构，只需一次进样，即可完成多步分离、纯化及检测。

2. 制作技术

由于微流控芯片基本组成单元的微米尺度结构，要求在制备过程中必须对环境进行严格的控制。这里所涉及的环境指标通常包括：空气温度、空气湿度、空气及制备过程所使用的各种介质中的颗粒密度。芯片制作较高的环境要求一般需要在洁净室内才能达到。洁净室技术与微流控芯片制作过程的成败密不可分。一般洁净室设计由更衣室、风淋室、缓冲间和超净室组成。

建造一个高标准的洁净室，不仅需要高额的投资，还会有较高的运行成本。一个相对经济的取代方案是，在实验室安装较低标准的洁净室（1000 级或 10000 级）。在洁净室中安装一个超净工作台，其台面为达到 100 级的工作区域，借以完成芯片制作的一些关键工序。

微流控芯片要在所选用的材料基板上构建出微米级通道和其他组件，内壁光滑度要求很高，需要采用特定的微细加工技术。微细加工技术是将图形高精度转移到芯片上的技术，主要包括光刻（lithography）和蚀刻（etching）等，已广泛应用于半导体和集成电路制作。

玻璃等芯片微细加工技术的基本过程包括涂胶、曝光、显影、腐蚀和去胶等步骤。高分子聚合物微流控芯片的制作技术与玻璃类芯片有很大的区别，所采用的制作技术主要包括热压法、模塑法、注塑法、激光烧蚀法、LIGA 法①和软刻蚀法等。关于详细内容，读者可以参考作者此前出版的几部专著[1-3]。

1.1.5　微流控芯片中的流体驱动与控制

微流控芯片的应用基础是微通道网络中微流体的驱动和控制，这种对微流体的可控性操作是微流控芯片有别于点阵式微孔板芯片的最本质特征。

---

① LIGA 是德文 Lithographite, Galano formung 和 Abformung 三个词的缩写，意指通过 X 射线深刻及电铸制造精密模具，再大量复制微结构的特殊工艺流程。

　　流动方式和微通道网络在很大程度上决定了芯片的功能，灵活的微通道网络设计是微流控芯片基本单元操作设计的一个关键所在。对于这些基本操作单元而言，它们依靠微通道网络连接，而使网络连接通畅运行的关键部件是微泵微阀，高性能微泵微阀也是大规模集成微流控芯片实验室得以形成的必要条件。

　　在芯片实验室中，流体驱动方式一般可分为两类：一类是机械驱动方式，包括气动微泵、压电微泵、往复式微泵、离心力驱动等，主要利用自身机械部件的运动来达到驱动流体的目的，驱动系统中包含能运动的机械部件；另一类是非机械驱动方式，包括电渗驱动、重力驱动等，其特点是系统本身没有活动的机械部件。带有重力驱动的系统有时也称为无泵系统。

　　阀是流体控制的核心部件。由于其重要性，微型阀的研制早在微流控芯片诞生以前就引起了人们的广泛关注，相关的技术积累有一部分很快被转移到微流控芯片研究和应用之中。另外，由于微流控芯片发展初期以芯片毛细管电泳为主要表现形式，毛细管电泳所依赖的电渗控制至今仍是微流控芯片研究中应用最为广泛的微流体控制技术之一。

1.1.6　微流控芯片中的信号检测

　　和常规生物或化学实验室一样，微流控芯片实验室离不开信号检测这一基本过程。以微流控芯片实验室为平台进行的各种化学、生物学反应、分离等通常都发生在微米量级尺寸的微结构中，这同传统意义上的类似操作有很大差别，一般说来，微流控芯片实验室对检测器的要求也较传统检测器更为苛刻。这主要体现在以下三个方面：

　　1）灵敏度高

　　在微流控芯片运行过程中，可供检测物质的体积微小（微升、纳升甚至皮升级），且检测的区域一般也非常小，这就要求检测器应具有更高的检测灵敏度。

　　2）响应速度快

　　由于芯片微通道尺寸较小，许多混合反应及分离过程往往在很短时间内（秒级甚至更短）即可完成，因此要求检测器具有更快的响应速度。

　　3）体积小

　　芯片实验室的最终目的是将尽可能多的功能单元集成在同一块微芯片上，因此，要求作为输出终端的检测器具有较小的体积，最好能直接集成在芯片上。

　　自微流控芯片问世以来，检测器的研究一直是人们关注的热点。在已发展出的微流控芯片检测技术中，以光学检测法和电化学检测法应用最为广泛。由于芯片电泳曾经是微流控芯片早期的主要形式，微流控芯片在一定程度上承袭了毛细管电泳的特征，激光诱导荧光、化学发光和紫外吸收等光学检测至今仍是其主流检测手段。各种电化学检测器因其结构简单、价格低廉、体积较小，在与芯片的整合上具有其他检测器无法比拟的优势。除此之外，质谱检测器凭借其强大的分辨和鉴定能力，在微流控蛋白质组学研究中有着难以替代的作用。同样，在作者 2013 年出版的专著中已对上述各类微流控芯片检测器予以一定介绍[2]。

1.2 微流控芯片的应用

在现阶段，微流控芯片已显示了三个方面的核心应用。

1.2.1 微流控分析诊断芯片

微流控芯片最初的应用领域是化学，更确切地说是分析化学。微流控芯片的第一批研究工作是以芯片毛细管电泳的形式开始的，因此涉及大量的 DNA 分析、蛋白质分析等方面的应用，大体上属于分析化学的范畴。此后一段时间，虽然平台的形式在毛细管电泳的基础上有所扩充，在芯片上出现了更多的分离单元、检测单元和样品处理单元，但是在本质上还是分析化学。因此，在那一段时间，微流控芯片和微全分析系统（micro total analysis system, μ-TAS）的概念混用。

微流控芯片作为一种分析化学平台的优势包括耗样量低、分析速度快、具有高灵敏度和高分辨率，还可以把样品处理、分离、反应等与分析相关的过程集成在一起，大大提高分析的效率。分析化学在医学上的出口是检验，检验是诊断的基础。大量的微流控芯片研究结果连同微流控芯片装置多可手持的特点，使它很快被即时诊断（point of care testing，POCT）接受，迅速发展成即时诊断的主流技术。

POCT 的原始含义是指在患者身边直接进行诊断的一种技术，广义的 POCT 仪器需直接置于家庭、社区、事故灾害现场或资源匮乏地区的被检对象身边，满足突发事件或公共健康需求。POCT 是微流控芯片作为国家层面科学技术平台的第一个切入产业。早在 20 世纪末到 21 世纪初，很多实验室即已开展基于微流控芯片的即时诊断研究，POCT 的第一轮工作大多集中于以核酸分析为代表的分子诊断，以蛋白质分析为代表的免疫诊断和以代谢物分析为代表的生化诊断[4, 5]。微流控芯片可直接在被检对象身边提供快捷有效的生化指标，使现场检测、诊断、治疗（处置）成为一个连续过程。

近年来，基于微流控芯片的 POCT 研究开始挑战体量极小、预处理复杂的样本，开始仿生人体器官的各种感觉（包括嗅觉、视觉、味觉等），并把对象从分子逐渐拓展到细胞；POCT 平台的发展趋势应是手持型、数字化、"傻瓜"式，特别是，更多采用纸质基体控制液流，使用用户现有的电子设备（如手机、google 眼镜、扫描器等）简化读出；POCT 开始和大数据、云计算结合，并寻求更加低廉的成本。POCT 操作简单，无须专业人员，直接输入体液样本，即可迅速得到诊断结果，并将信息上传至远程监控中心，由专业医生指导保健或治疗（处置），因此对于上述特定场所对象疾病的及时发现和治疗具有突破性的意义。即时诊断试验及其装置的精准有效是现代生命健康领域可能实现的一种重要变革，微流控检测分析芯片则是当今造就 POCT 精准有效的主流技术[6]。值得注意的是，广义的 POCT 技术还把应用对象扩展到食品安全和环境保护等领域，促成了微流控芯片功能的大规模扩展。

基于微流控芯片的现代生物化学分析把它的对象更多地从分子扩展到细胞，并以单个细胞的分析为重要特征[7]。

一直以来都认为细胞群体是同一的，但是最近的证据表明，实际上，细胞群体有很大的异质性，即使在群体很小时，也是如此。因此，基于细胞同质性的基因表达测定所得的只是一种平均值，它没有考虑单个细胞之间很小但是很重要的变化，带有误导性。单个细胞之间在大小、蛋白水平、表达 RNA 的转录等方面有显著差别，而这些差别往往是肿瘤研究、干细胞生物学、免疫学、发育生物学和神经学中很多长期困惑人们的问题的关键所在。

Science 在 2017 年 10 月有一组单细胞基因组学专题文章称，已经从单细胞组学的水平上得到了对免疫系统和神经系统新的见解，以及对单细胞表观遗传学新的认识，并因此对 Zuckerberg 捐赠 30 亿美金开展的"人类细胞图谱"计划寄予了很大的希望[8-10]。

有很长一段时间，单细胞分析技术受制于其内在基因和蛋白质等物质的极低含量，检测困难。这一领域的突破性进展在很大程度上得益于近年来两种技术的迅速进步，第一是成像技术，包括成像时空分辨率和通量的显著改善；第二则是微流控芯片技术。经过这些年的努力，微流控芯片的潜力已经在细胞研究中得到淋漓尽致的发挥。目前，光镊或超声捕获、光穿孔、电穿孔、细胞裂解、电泳分离和细胞流式计数等单元操作已被尽可能地集成到一块微流控芯片上，并把从互补的各种单元技术得到的信息汇集在一起，用以完成对单个细胞的精确操控分析[11]。单细胞水平核酸分析通常涉及不同的 PCR 技术，而单细胞测序则包括单细胞液滴包裹、分选，细胞裂解与磁珠法 DNA 纯化，DNA 洗脱与全基因组扩增，扩增产物收集，建库和测序分析。就这样，借助于微流控芯片和成像技术对微量流体的精准操控和超灵敏观察，现代生物化学分析迅速把单个细胞，甚至单个分子作为自己的研究对象[12]。

值得注意的还有纳流控技术对 POCT 的影响。通常把 100 nm 以下的流体控制技术称为纳流控技术，这种技术已经通过单纳米孔，纳米多孔膜和浓差极化等渗透到 POCT 中，其中尤以纳米孔单分子核酸测序最受重视。纳米孔单分子核酸测序是第三代测序的一种，核酸测序则是分子诊断的一个重要分支。单纳米孔可被看作是库尔德计数器的一个变种，只是后者通过的电流被分析对象代替。库尔德计数器使用微孔检测微米尺度的粒子比如细胞，而纳米孔则能检测纳米尺度的粒子，比如核酸分子。这种类型的传感装置可以和微流控芯片集成完成上样过程并以极高通量检测、表征单个分子。它的一个附加优点是一旦得到多种单一分子的信息，这些分子和其他定制配基相互作用的信息也会被同时检测，因此，有可能在不知道总体状况时对基因测序。当 DNA 模板进入纳米孔时，孔中的外切酶会抓住 DNA 分子，逐一剪去组成 DNA 分子的碱基，被剪去的碱基在通过纳米孔时和环糊精分子作用，产生特异性电流，由此得到特定的碱基信号并转化成 DNA 序列信息[13]。这种纳米孔单分子测序技术和其他第三代测序技术一起，正力图凭借其可能更加便宜、准确的优势，逐步进入医院的标准实验室，进一步降低目前人均 1000 美元的测序价格，以期在不久的将来，使基因测序用于每个新生婴儿。

1.2.2 微流控反应筛选芯片

微流控芯片在化学上的另一个应用是反应，特别是对于高附加值化学品的合成，一些重要的催化反应和它们的控制模拟。微流控芯片液滴是迄今为止最重要的微反应器。有很长一段时间，微流控芯片在合成领域的应用曾经因为它过于微小的体积而遭到忽略，但是现在已有越来越多的人认识到，这一缺陷完全可以通过提高合成反应的通量予以弥补，此时，微流控芯片作为一种化学合成平台所显示的包括传质传热迅速、副产物少、单位时间得率高等优势得到显现。这些优势很可能为高附加值化学品，特别是以微纳米粒子为基质的材料生产领域带来革命性的变化，在高通量药物筛选、材料合成、模拟和单细胞测序等领域显示巨大的潜力。

对不同材料作高通量筛选是微流控液滴芯片应用的一个重点领域，也是液滴作为最重要微反应器的一个必然结果。对基于小分子库的新药筛选而言，体量大到百万级别，如果采用常规方法筛选，成本极高，耗时极长，作为已知的最小微反应器的微流控液滴芯片，应是解决这一类问题理想的替代技术。

一般而言，液滴的直径从 5 μm 到 120 μm，也即体积从 0.05 pL 到约 1 nL，通常液滴的产生速率为 1 kHz，一天处理的样本量多达 10^8 个[14]，如果用一个有缺口的分配器代替原有的硬质分配器，分选过程更可提高十倍[15]；液滴运行过程的噪声很低，稀有粒子的有效浓度可以提高，液滴的包裹又杜绝了液滴内的物质和通道壁接触的机会，因此使液滴内的物质的检测灵敏度得以保证；微流控液滴芯片还有一个特别重要的优点是，承载所有这些液滴运动的流体精准可控。

比如工业酶的筛选。可用紫外光照射产生全基因变性的酵母细胞库，加入溶剂使酵母溶解，经超声分散和再稀释后，将其和荧光酶底物一起包进液滴，被包进液滴的酵母细胞产生酶，消化底物，因此增加液滴的荧光，在孵化后，将液滴按它们荧光强度的不同分开[7]。还比如分选抗生素抗性不同的细菌，细菌按抗生素抗性不同可分为强弱两类，通常较弱的会过度生长，常规分类的做法是培养、稀释，并涂布在琼脂板上，使之相互隔离，这种方法耗时长达数天，但可以用微流控芯片液滴把单一的细菌包裹在液滴中，在 1000 Hz 的频率下把不同抗生素抗性的细菌检测出来并按抗性强弱分开[16]。

除了材料筛选当然还有材料合成。事实上，液滴操控灵活，形状可变，大小均一，又有优良的传热传质性能，可灵活调节被合成颗粒大小、大小分布、形貌、组成、结构以及物理化学性质，因此在材料领域，特别是高附加值微颗粒材料的合成领域，显示出有别于现有技术的巨大潜力，其中，复杂形状微粒因其特殊的形态和在一个单一粒子上集成不同功能的能力，在很多科学技术领域备受关注[17]，而和工业接近的部门甚至提出了规模量产的要求。

比如采用微阀控制法，严格控制单个液滴的形成和大小变化，单独或者组合调节长度、键合角度、内部大小序列和化学组成序列等四种参数，就可准确制备多种具有不同各向异性特征的微颗粒[18]。还可采用微流控液滴技术，使来自沉淀相的沉淀剂经液滴界面进入，提升 pH 值，沉淀固化液滴，根据液滴中所含溶质沉淀快慢等参数的不同，分别制得实心微球、空心微球和二面空心微球，所得微球的比表面积不同，尺寸均一[19]。

有可能广泛用于现代生物化学分析甚至医学检验的微流控芯片数字液滴技术也值得关注。这种基于电润湿原理，在二维平面上运动的微流控数字液滴技术因其操控灵活，形状可变，大小均一，又有优良的传热传质性能，已经被应用于需大量使用微反应技术的现代生物化学分析领域[20, 21]，其中包括全血和体液中血糖值测定[22]、雌激素提纯[23]等；近期在 DNA 提取、修复和放大以及基因测序文库制备上也见报道[24]。在所有这些应用中，数字液滴已经显示了其基于精准操控微反应器在二维平面上灵活处理微量、昂贵样本的独到能力，以及作为基因组学和蛋白质组学重要组成部分的大规模、高效的样本处理技术的潜在可能性。

和现代薄膜半导体技术结合以大幅度提高微流控芯片数字液滴通量的研究也正在进行之中[25]，这种工作在一定程度上显示两种截然不同的芯片深度对接的可能性。一旦这种对接被普遍认同并全方位铺开，相对成熟的电子技术将会源源不断地涌入微流控芯片领域，由大规模集成电路控制的功能型大规模集成微流控芯片会在可以预见的将来变为现实，以"生物手机"等形式影响人类生活的方方面面[2]。未来，微流控芯片还有望与半导体电子芯片技术深度对接，精准操控在平面上移动的成千上万计的用作反应器的数字液滴，用于大规模测序中的文库制备，等等。

1.2.3　微流控细胞/器官芯片

微流控细胞芯片是当今对哺乳动物细胞及其微环境进行操控的最重要的技

术平台，微流控器官芯片可望部分替代小白鼠等动物模型，用于验证候选药物，开展药物毒理和药理作用研究，实现个体化治疗。

现阶段，除前已提及的 POCT 外，微流控芯片在生物医学中最重要的应用领域是细胞生物学。在很多情况下细胞的线性尺寸在 10~100 μm 之间，正好和现行的微流控芯片的构件尺寸相仿，再加上目前使用的 PDMS 等材料所具有的很好的生物相容性及对氧、二氧化碳等的通透性，使得有很大一部分芯片成为细胞研究极为重要的平台，包括细胞培养、刺激、分选和裂解等单元过程都可以在芯片平台上实现，所涉及的最直接的应用领域包括生物传感器、干细胞研究以及药物筛选等。

微流控芯片仿生实验室的建立以细胞实验室为基础。微流控芯片已显示了它对哺乳动物细胞及其微环境极为出色的操控能力，微流控芯片细胞实验室将成为新一代细胞研究的主流技术。微米量级且相对封闭的细胞培养、分选、裂解等微流控芯片细胞实验室操作单元已经构建，微流控芯片的潜力已经在细胞研究中得到淋漓尽致的发挥。三维细胞培养和共培养成功被延伸到组织和器官，器官芯片是继细胞芯片和组织芯片之后一种更接近仿生体系的模式，它的基本思想是设计一种结构，可包含人体细胞、组织、血液、脉管、组织-组织界面、器官以及器官的微环境，这里，器官微环境指的是器官周边的其他细胞，各种介质，以及不同的物理力。这样，用微流控芯片合成仿生材料，在微流控芯片上培养细胞、组织，构建器官，在一块几平方厘米的芯片上模拟一个活体的行为并研究活体中整体和局部的种种关系，考察生物学中涉及器官生长、发育的各种变量，以及这些变量对生理状态和病理状态的影响，研究体液在芯片器官中的种种不同的流动行为以及这些行为和生命过程的关系。这就是构建微流控芯片仿生实验室的基本思路。仿生实验室的思路和系统生物学的说法不谋而合。按照系统生物学的说法，生物系统被看成是一个整体，整体中包含有很多局部，这些局部之间有很多已经清楚或不很清楚的生物化学网络，系统生物学力图通过分析系统中各局部组成之间的相互作用来研究其结构、动力学的控制方法，并对由基因或环境引起的影响作出响应。换句话说，对于细胞、组织、器官这样一些生命组成单元，人们不仅要确定它们的静态组成，更重要的是要考虑各个单元、各种组成之间动态的相互联系及相互作用。在哲学上，这被称之为辩证。从本质上来说，微流控芯片仿生实验室提供了一种在相对简单的生物体外对极其复杂的生物体内开展模拟研究的途径。

关于微流控芯片在器官芯片领域的应用，以及各专一微流控器官芯片更为详尽的具体内容，将作为本书的主要部分在下面各章中一一阐述。

1.2.4　其他微流控芯片

在现阶段，微流控芯片既是一门科学，又是一种技术。无论是科学还是技术，它最终的出口是应用。理论上讲，微流控芯片可以应用于任何涉及流体的学科，其中最直接的应当是化学、生物学、药学和医学，与此同时，它的第二波影响力已经渗透到了一些传统观念中不太涉及流体的学科，譬如光学和信息学。

微流控芯片和光学器件的结合有可能对现有的光学系统进行重新构建，进而发展出全新的通过微流体控制光学过程的光流控技术。这种技术所需要的装置将有更高的集成度，也更加紧凑。光流控涉及三种类型的相互作用，一是流体和固体界面，二是纯流体界面，三是胶状悬浮液。相对于微流控芯片在化学和生物医学上的应用，光流控还只是处于萌芽状态，虽然其中一些装置已经产业化，但是更多的技术组成甚至于一些基本概念还只刚刚发展起来。有一点可以肯定的是，光流控装置将是微机电系统（MEMS）的一个非常好的补充。光流控最重要的特点是动态可调，改变流体的种类或流动方式，光的产生或传播便会发生改变。

利用微流体的可控流动还可以对信息进行加工或处理。当前，微流控芯片主要应用于信息学的三个分支领域，信号加密解密[26]、逻辑运算[27]和 DNA 计算[28]。在微流体液滴运动中，原始信号和加密信号间的可逆转化是非线性的，因此可以用于信号加密和解密，利用现有技术实现非线性可逆转化则具有很大的难度。非线性加密的信号破解难度较大，应用领域十分广泛。此外，微流控芯片可以应用于计算领域，理论上说，这种微流控芯片 DNA 计算机在十几个小时的运算量就相当于所有电子计算机问世以来的总运算量。当然，利用微流控芯片处理信息当前还处于萌芽阶段，但其所展示的潜力越来越难以忽视，很有可能成为未来信息处理领域一个重要的分支，在军事、通信等领域得到广泛的应用。

所有这些学科都将直面社会各行各业的实际需求，已经涉及的领域包括疾病诊断、药物筛选、环境检测、食品安全、司法鉴定、体育竞技以及反恐、航天等事关人类生存质量的方方面面。

1.3　微流控芯片的产业化

1.3.1　即时诊断（POCT）

微流控芯片的产业化首先在 POCT 领域启动。POCT 是指在采样现场进行的、利用便携式分析仪器及配套试剂快速得到检测结果的一种检测方式，它是体外诊断的一个重要分支。微流控芯片是实现 POCT 的主流平台，第一阶段的产业化工作大多集中于以核酸分析为代表的分子诊断和以蛋白质分析为代表的免疫诊断，也包括一些以代谢物分析为代表的生化诊断。

基于微流控芯片技术的 POCT 测试需要包含有微通道芯片并能与试剂耦合的微型诊断设备，在附近收集生物样本的参考实验室甚至是患者身边执行分析，以检测特定的生物标记物。POCT 市场的增长和以患者为中心的护理理念及国际医疗改革的主流方向相符，也符合去中心化的诊治发展趋势。POCT 诊断方法使患者能够更快地接受适当的治疗，并通过降低住院时间和频率来降低成本。

近年来，微流控芯片相关产业的急剧增长已是不争的事实。早在 2015 年微流控芯片产业的产值已达 25.6 亿美元，2017 年为 40 亿美元，甚至有报告认为未来几年能以 23%的速度增长，到 2023 年达到 132 亿美元左右的规模[29]。诊断市场的罗氏（Roche）和雅培（Abbott）等大型国际公司都介入了微流控芯片产业的规划，仅在液滴微流控芯片领域，已涌现出诸如从事基因测序样本制备的 Illumina，从事集成流路生产的 Fluidigm，生产数字 PCR 仪的 Rain Dance 和老牌的 Bio-Rad 等公司，其中有的已经上市。两个体外诊断的重要公司 Bio-Rad 和 Illumina 宣布合作，共同寻求单细胞基因组测序的全面解决方案，一个双赢的合作使 Bio-Rad 能重新使他们的液滴技术进入一个新的极有前景的应用领域，而 Illumina 则可进一步推进他们的下一代测序平台[30]。

现阶段 POCT 的机会更多的是在传统的护理环境中，包括紧急测试和分散医院测试，再下一轮会推向更为直接的消费者市场，比如保健专业人员和未经培训的消费者所使用的各种产品。不同阶段所涉及的是两类不同的用户，对应用程序和技术方面的要求也有明显差别。从长远来看，微型化、细胞和分子诊断技术的进步将使 POCT 测试超越医院和医生办公室的传统护理环境，进入家庭，因此再有一段时间，比如 5 年，这种趋势就会更加明显。至于以微流控技术为基础的耗材消费，目前仍以应急测试和用于第三世界的测试占比最大。

值得注意的是，越来越多的公司在开发有更复杂操作步骤的检测芯片，将完成多个目标任务的所有步骤集成到一个可以连续执行多个测试的芯片和试剂盒中，例如，Roche 等许多公司已将样品制备、扩增和检测等分子诊断试测芯片和试剂盒推向市场。还有一些公司正在开发可以检测特定疾病的有针对性的 POCT 系统，或者开发用于检测大量分析对象的综合性测试系统，例如，BioMrieux 开发的针对各类疾病的芯片，如胃肠道测试面板、呼吸测试面板等，利用微流控芯片把多种单元技术在整体可控的微小平台上灵活组合、规模集成的优势，在一块单一的芯片上实现越来越复杂的测试。除了医药领域外，POCT 还具备解决兽医、农业食品、环境和工业测试领域面临的大量类似问题的能力，已经有很多小型初创企业甚至是大型诊断公司都开始注意到这一趋势，给予了更多的关注和投入。

在 POCT 的整个供应链中，还有一个重要的环节是大型塑料成型公司，这些公司通常不专门从事微流控产业，或者说至少在以前不专门从事微流控产业，现在它们正设法为客户制造各种不同的微流控芯片，数量越来越大，品种越来越多，精度也在不断提高之中。现阶段约 97%的芯片由聚合物制成，只有在少数情况下会采用硅或玻璃以实现某种特定功能。借助于注塑成型在大规模生产中所具有的成本优势，这些公司最终会成为微流控芯片产业链中非常重要的一环。

值得注意的是，近年来，POCT 技术一改其以发展中国家为主要对象的定位，开始向发达国家的正规医院渗透。德国莱比锡管理学院学术院长 Wilfried von Eiff 说，他们曾随机检查了两个基层医院的检验科使用 POCT 技术的结果，并将其和中心实验室的相应结果对比，证明 POCT 技术能提高医疗质量，改善预后，降低医疗成本。而在当地的急救中心，他们更看到了因广泛采用 POCT 技术而带来的避免拥挤，减少候诊时间，降低费用等优点。

在很多国家，POCT 产品已进入医生办公室，进入药房（许多药房已都有快诊中心），甚至是进入病患家中，也有一些已进入到发展中国家的偏远地区。POCT 已成为人口老龄化和慢性病负担日益增加情况下全新的保健模式，它可以同时实现改善全民保健经历，改善全民健康状况，并减少人均开支等三个目标。POCT 产品的标准化已被提到日程，要讨论从两个完全不同的医院系统转到同一个 POCT 和同一个操作程序时可能遇到的挑战。

新一轮 POCT 产品的对象将从分子拓展到细胞,包括细胞活动的过程检测,液体活检[循环肿瘤细胞（CTC）、循环肿瘤 DNA（ctDNA）和外泌体（exosome）]等，单个细胞各种组成和行为等。新一轮 POCT 产品还将仿生人的感觉（嗅觉、视觉、味觉）；更多地采用纸质基体控制液流，更多地和纳米技术结合。

在数字经济快速发展的今天，POCT 产品正和大数据、云计算结合，使用用户现有的电子设备如手机、google 眼镜、扫描器等，千方百计简化读出；使之实现智能型、"傻瓜"式，更加价廉物美。

1.3.2　器官芯片

下一轮产业化将要波及的包括单细胞分析和第二代、第三代基因测序技术，用于超大规模和超高通量的药物和其他材料筛选的液滴芯片技术，基于液滴芯片的数字 PCR 技术以及用于个体化治疗、制药产业和化妆品产业等的细胞-组织-器官芯片技术。

器官芯片和纳米传感器、区块链技术、石墨烯等二维材料、无人驾驶汽车等一起被世界经济论坛（达沃斯论坛）评为 2016 年度的十大新兴技术，评委会对它的评语是"只有一个记忆卡大小的人体器官微缩模型，可以使研究人员用前所未有的方式检验生物机制和行为，检验过程，控制过程，为医学研究和药物制造带来彻底的变革"。这些以微流控技术为基础，和生物学相结合，以活细胞为背景，用微工程装置形式重组的人体器官，重现人体的生理和力学功能，并通过精确控制的流体流动与机械信号和组织-组织界面相结合，建立动态模型，能实现远比传统的静态细胞培养更加仿真的效果。

关于器官芯片的产业化问题，将在第 2 章作专门说明。

1.3.3 中国的微流控芯片产业

中国政府制定了一项战略计划，以全面提升中国工业部门的制造水平，其中包括药品和医疗器械。根据这一计划，相关公司将在国家计划的支持下，强化国际竞争。作为诊断和生命科学应用的关键平台，微流控技术肯定会从中获益。尽管现阶段，中国诊断市场更多地被罗氏（Roche）和雅培（Abbott）等大型国际公司所主导，但中国公司正在崛起。对于新兴的中国企业来说，机会巨大，因为国外产品过于昂贵，往往难以接受，这就给能够提出类似解决方案而价格又相对较低的中国企业提供了机会，并将因此动摇这些巨头在中国市场的地位。虽然，当下中国公司还没有完全达到这一目标，因为业绩和质量仍未达到预期，但到 5 年，10 年以后，情况有望出现根本性的变化。另一方面，需求正在迅速增长。事实上，中国拥有世界上最大规模的老龄化人口，他们需要更多更好的护理，而"计划生育政策"的结束导致了大量的生育，并大大增加了对非侵入性产前检查等领域的需求。所有这些将会导致中国微流控市场受到强烈冲击。Yole 公司的分析师甚至预计，中国企业销售的微流控产品市场将以 28%的年增长率，从 2017 年的 1.71 亿美元增长到 2023 年的 7.541 亿美元。

现有的中国微流控芯片公司多从大学或国家研究所分拆出来，近年来更出现了显著的爆炸式增长，而在海外长期工作的中国高管和工程师的回归和加盟，又大大增加了这些中国公司和他们个人的成功机会。由于市场需求的增长，在校的微流控专业的学生甚至在毕业前就被公司预定。

2018 年 7 月，Yole Report 发的一个关于"2018 年中国微流控企业"的不完全名单中，列出了 20 多家从事微流控产业的中国公司，实际数据应该更大一些。据我们所知，仅大连化学物理研究所微流控芯片团队成员中，就已有近十人在 7 家公司出任总裁或高管，但在这份 Yole 报告中仅有 3 家入列[31]。

在看起来很有希望的中国公司中，博辉和微点两家公司都已具备制造基于微流控的产品的各种能力，他们可以提出替代国际大公司销售诊断产品的方案，并且价格要低得多。由于这一战略，这些公司发展良好，他们也开始吸引外国客户，并通过向国际大公司提出类似的解决方案而获得成功，目前，质量上可能仍然和外国公司存在一些差距，但这可能在未来 5~10 年内发生重大变化。在全球范围内，大多数中国微流控公司在供应链各个层面所采取的策略是，以低成本提出"足够好"的产品或服务，获得合同，并迅速增长。最明显的例子是华大基因（BGI）。在过去的三年里，华大基因先在中国，继而在全球范围内推出了 DNA 测序仪，其激进的定价政策使其能够迅速获得市场份额，并在业绩方面取得重大进展，构成了对该行业的重要公司 Illumina 的重大挑战。

目前，还很少有中国公司具备从设计和原型制造到大规模制造和后端加工这样全方位的能力，也只有少数项目能够大规模生产。然而，中国的发展速度应该要快得多，中国的工业也不会需要 10 年的时间才能赶上像欧洲和美国那样的供应链。可以期盼的是谁将在中国获得微流控芯片的第一个商业成功。

1.4　大连团队微流控芯片研究历程

差不多在国际微流控芯片研究刚刚兴起的同一时间段，中国科学院大连化学物理研究所开始了这一领域的研究，现将这长达 20 年的研究历程简述于下：

1999 年，中国科学院大连化学物理研究所林炳承微流控芯片研究团队，在十年毛细管电泳研究的基础上建立，第一阶段的工作集中于芯片设计制备、检测装置搭建和单元操作的芯片化。

1999~2002 年，搭建了第一台微流控芯片激光诱导荧光仪，用注塑法制得第一批 PMMA 微流控芯片，开始第一轮应用研究。

2001 年，林炳承获评全国优秀博士论文指导教师。

2002 年，林炳承团队"生命科学中的毛细管电泳"获辽宁省科学技术奖一等奖。

2003 年，基于微流控芯片的核酸分析和蛋白质分析研究初见成效，完成了对 226 例高血压、159 例肿瘤和 200 例乙肝病毒基因检测和筛查。

2003 年，SARS 肆虐，课题组实现了基于微流控芯片的 18 例疑似 SARS 患者咽拭子样品冠状病毒的快速检测。

2004 年，林炳承出任 *Electrophoresis*《电泳》杂志副主编。

2004 年，大连化学物理研究所第一个细胞实验室在林炳承团队建成，开始规模化微流控细胞芯片研究。

2005 年，课题组"全集成微流控芯片体液 DNA 分析系统"和"运动员体能指标微流控芯片检测系统"的研制先后通过了中国科学院和科技部组织的现场验收，得到了专家的高度评价，认为符合未来疾病诊断家庭化、个体化的趋势，具有广阔的市场前景。现在看来，这是我国第一批基于微流控芯片的 POCT 研究成果。

2006 年，林炳承团队第一部微流控芯片中文专著《微流控芯片实验室》由科学出版社出版。

2007 年，林炳承团队"微流控芯片电泳系统"获辽宁省科学技术进步奖一等奖。

2007 年，林炳承出任 *Lab on a Chip* 杂志编委。

2008 年，林炳承团队第二部微流控芯片中文专著《图解微流控芯片实验室》由科学出版社出版。

2008 年，林炳承团队主编 "Miniaturization in Asia Pacific" 专辑（Ⅰ），在 *Electrophoresis* 杂志发表，由 Wiley 出版社出版。

2009 年，林炳承团队主编 "Miniaturization in Asia Pacific" 专辑（Ⅱ），在 *Electrophoresis* 杂志发表，由 Wiley 出版社出版。

2007~2009 年，课题组完成一系列的细胞培养[32]，多种细胞的共培养和多种细胞三维共培养[33]工作，其中，关于细胞水平高通量和高内涵药物筛选的研究、细胞水平药物代谢研究，以及模式生物水平高通量药物筛选研究的工作，在一年多时间内连续三次被 *Lab on a Chip* 杂志作为封面文章刊登，引起国际微流控芯片和药物筛选领域的广泛关注。模式生物线虫的工作发表后，下载量和引用率居高不下，并很快被英国皇家学会的 *Chemical Biology* 作为亮点报道。

2009 年，中国科学院大连化学物理研究所建所 60 周年大庆，评选全所最近十年的十大科研成果，课题组"生物医学中的微流控芯片系统"作为生物技术部的唯一项目入选。

2009~2010 年，课题组先后完成兔软骨组织培养[34]，以及带有肝微粒体的药物代谢等器官芯片的前期工作[4]。

2009~2010 年，课题组率先提出用蜡作为疏水性材料和硝酸纤维素膜取代普通滤纸，用喷蜡打印的方法，大规模制备一次性使用纸芯片[35]。论文入选为 Web of Science 数据库高引用论文（highly cited paper），并被 *Analytical Chemistry* 杂志重点介绍。

2010 年 4 月，林炳承获选英国皇家化学会会士。

2010 年 10 月，在香山会议上，林炳承提出并正式启动微流控芯片仿生组织-器官的研究。

2010 年，林炳承团队主编 "Miniaturization in Asia Pacific" 专辑（Ⅲ），在 *Electrophoresis* 杂志发表，由 Wiley 出版社出版。

2010 年，林炳承团队主编 "Focus on China" 专辑，在 *Lab on a Chip* 杂志发表，由 RSC 出版社出版。

2010 年，和中国体育大学合作，林炳承团队"提高运动员体能关键技术研究"获国家科学技术进步奖二等奖。

2011 年，林炳承主编的英文著作 *Microfluidics: Technologies and Applications* 由 Springer 出版社出版。

2011 年，林炳承主编的 "Micro-Nanofluidics in Asia Pacific" 专辑，在 *Electrophoresis* 杂志发表，由 Wiley 出版社出版。

2011 年，林炳承受聘大连理工大学教授，大连理工大学罗勇微流控芯片药学研究团队成立，开始器官芯片研究，次年，大工细胞室建成。

2012 年，大连医科大学刘婷姣团队开始微流控肿瘤芯片研究。

2012 年末，在刘中民教授支持下，微流控芯片材料研究小组在化物所低碳催化与工程研究部成立，开始基于微流控芯片的高性价比材料研制工作。

2013 年，科技部新药重大专项课题"基于微流控芯片的新药研究开发关键技术"（2013ZX09507005）启动，大连团队的器官芯片研究纳入国家重大计划。

2013 年 9 月，中国科学院大连化学物理研究所主办，大连医科大学刘婷姣教授承办的第一届全国微流控芯片高端论坛在大连举行。

2013 年，林炳承第三部微流控芯片中文专著《微纳流控芯片实验室》由科学出版社出版。

2014 年，中国科学院大连化学物理研究所刘显明博士主持的数字液滴项目和南方科技大学程鑫教授的半导体有源矩阵技术结合，合作开始微流控数字液滴中央处理器的设计与实施研究，探讨两种截然不同的芯片深度对接的可能性。一旦成功，精准操控在平面上移动的成千上万计的用作反应器的数字液滴，有望被用于大规模测序中的文库制备。

2014 年 11 月，中国科学院大连化学物理研究所主办，大连理工大学罗勇教授承办的第二届全国微流控芯片高端论坛在大连举行。

2014 年，大连医科大学林洪丽教授团队和罗勇-林炳承合作，开始微流控肾芯片研究。

2015 年，中国科学院大连化学物理研究所陆瑶单细胞分析研究组成立，承担器官芯片微环境精准测量中的单细胞分析工作。

2015 年 11 月，中国科学院大连化学物理研究所主办，南方科技大学程鑫教授承办的第三届全国微流控芯片高端论坛在深圳举行。

2016 年，中国科学院大连化学物理研究所陆瑶单细胞分析研究组，大连理工大学罗勇微流控芯片药学研究组和大连医科大学刘婷姣肿瘤芯片-外泌体研究组联合成立大连微流控芯片研究团队，推动微流控器官芯片及其微环境研究工作的规模化，系统化，林炳承协调。

2016 年 11 月，中国科学院大连化学物理研究所主办，江苏师范大学盖宏伟教授承办的第四届全国微流控芯片高端论坛在徐州举行。

2016 年 11 月，在马来西亚举办的 16 届亚太微分离分析学术研讨会上，林炳承当选为大会学术指导委员会主席。

2016 年，大连微流控芯片研究团队先后和中国科学院过程工程研究所杜昱光团队、东南大学黄宁平团队、大连医科大学马国武-刘慧颖团队等合作开展肠芯片、心脏芯片、口腔芯片等的研究。

2016~2017 年，罗勇-林炳承团队、刘婷姣团队、林洪丽团队第一轮器官芯片工作先后在 *Biomaterials, Oncotarget, Scientific Report* 等刊物发表。

2017 年 12 月，中国科学院大连化学物理研究所主办，中国科学院过程工程研究所杜昱光教授，北京百康芯公司张国豪总裁承办的第五届全国微流控芯片高端论坛在北京举行。

2018 年，科技部"中医药现代化研究"重点专项"基于器官芯片技术的中药安全性有效性评价体系"获批，大连微流控芯片研究团队承担其中的器官芯片构建与应用，第一次把器官芯片直接应用于一个实际领域。

2018 年 3~5 月，林炳承作为德国洪堡基金学者，再次到德国作学术访问，构划《器官芯片》一书大纲，并和国际微流控芯片研究先驱，欧洲生物技术终生成就奖得主 Andreas Manz 教授一起探讨微流控芯片的下一轮发展趋势。

2018 年 12 月，中国科学院大连化学物理研究所主办，广州第一人民医院刘大渔教授，广州宝创公司周小棉教授承办的第六届全国微流控芯片高端论坛在广州举行。

2019 年 1 月，按照约定，《器官芯片》一书清稿，发至科学出版社。

2019 年春，陆瑶研究组第一轮研究结果先后在 *PNAS*，*Advance Science* 等刊物发表。

本书从第 2 章起，将集中阐述微流控器官芯片的方方面面。

参 考 文 献

[1] 林炳承，秦建华. 微流控芯片实验室. 北京：科学出版社，2006: 71-73.

[2] 林炳承. 微纳流控芯片实验室. 北京：科学出版社，2013: 1-6.

[3] 林炳承，秦建华. 图解微流控芯片实验室. 北京：科学出版社，2008.

[4] Ma B, Zhang G H, Qin J H, Lin B C. Characterization of drug metabolites and cytotoxicity assay simultaneously using an integrated microfluidic device. Lab on a Chip, 2009, 9(2): 232-238.

[5] Zhou Z M, Liu D Y, Zhong R T, Dai Z P, Wu D P, Wang H, Du Y G, Xia Z N, Zhang L P, Mei X D, Lin B C. Determination of SARS-coronavirus by a microfluidic chip system. Electrophoresis, 2004, 25(17): 3032-3039.

[6] Westbrook Weaver H K, Manjima Dhar, Dino Di Carlo. Research highlights: Microfluidic point-of-care diagnostics. Lab on a Chip, 2014, 14:1962–1965.

[7] Sjostrom S L, Bai Y P, Huang M T, Liu Z H, Nielsen J, Joensson H N, Svahn H A. High-throughput screening for industrial enzyme production hosts by droplet microfluidics. Lab on a Chip, 2014, 14(4): 806-813.

[8] Kelsey G, Stegle O, Reik W. Single-cell epigenomics: Recording the past and predicting the future. Science, 2017, 358(6359): 69-75.

[9] Lein E, Borm L E, Linnarsson S. The promise of spatial transcriptomics for neuroscience in the era of molecular cell typing. Science, 2017, 358(6359): 64-69.

[10] Stubbington M J T, Rozenblatt-Rosen O, Regev A, Teichmann S A. Single-cell transcriptomics to explore the immune system in health and disease. Science, 2017, 358(6359): 58-63.

[11] Hummer D, Kurth F, Naredi-Rainer N, Dittrich P S. Single cells in confined volumes: Microchambers and microdroplets. Lab on a Chip, 2016, 16(3): 447-458.

[12] Shi X B, Dong S L, Li M M, Liu X J, Zhang Q Q, Zhao W F, Zong C H, Zhang Y W, Gai H W. Counting quantum dot aggregates for the detection of biotinylated proteins. Chemical Communications, 2015, 51(12): 2353-2356.

[13] Abate A R, Hung T, Sperling R A, Mary P, Rotem A, Agresti J J, Weiner M A, Weitz D A. DNA sequence analysis with droplet-based microfluidics. Lab on a Chip, 2013, 13(24): 4864-4869.

[14] Guo M T, Rotem A, Heyman J A, Weitz D A. Droplet microfluidics for high-throughput biological assays. Lab on a Chip, 2012, 12(12): 2146-2155.

[15] Sciambi A, Abate A R. Accurate microfluidic sorting of droplets at 30 kHz. Lab on a Chip, 2015, 15(1): 47-51.

[16] Balaban N Q, Merrin J, Chait R, Kowalik L, Leibler S. Bacterial persistence as a phenotypic switch. Science, 2004, 305(5690): 1622-1625.

[17] Seo K D, Kim D S, Sanchez S. Fabrication and applications of complex-shaped microparticles *via* microfluidics. Lab on a Chip, 2015, 15(18): 3622-3626.

[18] Zhang Q Q, Zeng S J, Lin B C, Qin J H. Controllable synthesis of anisotropic elongated particles using microvalve actuated microfluidic approach. Journal of Materials Chemistry, 2011, 21(8): 2466-2469.

[19] 李春林，解华，刘娜，林柄承，刘中民. 液滴界面可控导入沉淀剂制备单分散均匀微球. 化工学报，2015, 9(66): 3654-3660.

[20] Gao J, Liu X M, Chen T L, Mak P I, Du Y G, Vai M I, Lin B C, Martins R P. An intelligent digital microfluidic system with fuzzy-enhanced feedback for multi-droplet manipulation. Lab on a Chip, 2013, 13(3): 443-451.

[21] Shih S C C, Gach P C, Sustarich J, Simmons B A, Adams P D, Singh S, Singh A K. A droplet-to-digital(D2D)microfluidic device for single cell assays. Lab on a Chip, 2015, 15(1): 225-236.

[22] Srinivasan V, Pamula V K, Fair R B. An integrated digital microfluidic lab-on-a-chip for clinical diagnostics on human physiological fluids. Lab on a Chip, 2004, 4(4): 310-315.

[23] Mousa N A, Jebrail M J, Yang H, Abdelgawad M, Metalnikov P, Chen J, Wheeler A R, Casper R F. Droplet-scale estrogen assays in breast tissue, blood, and serum. Science Translational Medicine, 2009, 1(1).

[24] Boles D J, Benton J L, Siew G J, Levy M H, Thwar P K, Sandahl M A, Rouse J L, Perkins L C, Sudarsan A P, Jalili R, Pamula V K, Srinivasarn V, Fair R B, Griffin P B, Eckhardt A E, Pollack M G. Droplet-based pyrosequencing using digital microfluidics. Analytical Chemistry, 2011, 83(22): 8439-8447.

[25] 程鑫. 深圳-大连微流控芯片及其产业化战略研讨会文集，2015, 8.

[26] Heng X, Erickson D, Baugh L R, Yaqoob Z, Sternberg P W, Psaltis D, Yang C H. Optofluidic microscopy — A method for implementing a high resolution optical microscope on a chip. Lab on a Chip, 2006, 6(10): 1274-1276.

[27] Fuerstman M J, Garstecki P, Whitesides G M. Coding/decoding and reversibility of droplet trains in microfluidic networks. Science, 2007, 315(5813): 828-832.

[28] Prakash M, Gershenfeld N. Microfluidic bubble logic. Science, 2007, 315(5813): 832-835.

[29] Point of care testing based on Microfluidics: Player consolidation is inevitable! Yole Development, 2016-2-3.

[30] Sample preparation automation through emerging microfluidic technologies report 2015. Yole Development, 2015-11.

[31] Chinese microfluidics industry: A fast-moving ecosystem. Yole Développement, 2018-7.

[32] Ye N N, Qin J H, Shi W W, Liu X, Lin B C. Cell-based high content screening using an integrated microfluidic device. Lab on a Chip, 2007, 7(12): 1696-1704.

[33] Liu T J, Lin B C, Qin J H. Carcinoma-associated fibroblasts promoted tumor spheroid invasion on a microfluidic 3D co-culture device. Lab on a Chip, 2010, 10(13): 1671-1677.

[34] Li Y C, Qin J H, Lin B C, Zhang W G. The effects of insulin-like growth factor-1 and basic fibroblast growth factor on the proliferation of chondrocytes embedded in the collagen gel using an integrated microfluidic device. Tissue Engineering Part C-Methods, 2010, 16(6): 1267-1275.

[35] Lu Y, Shi W W, Qin J H, Lin B C. Fabrication and characterization of paper-based microfluidics prepared in nitrocellulose membrane by wax printing. Analytical Chemistry, 2010, 82(1): 329-335.

第 2 章　微流控器官芯片

2.1　微流控器官芯片概要

2.1.1　微流控器官芯片的概念

细胞是哺乳动物结构和功能的基本单位。细胞经过分化形成了许多形态、结构和功能不同的细胞群，相似的细胞群在细胞外基质中排列成一定的结构就构成了组织。几种不同的组织按一定的次序连接起来，组成能够行使一定功能的结构，称为器官。

微流控器官芯片简称为器官芯片。器官芯片是一种多通道，包含有可连续灌流腔室的三维细胞培养装置。器官芯片由两大部分组成，一是本体，由相应的细胞按实体器官中的比例和顺序搭建；二是微环境，包括芯片器官周边的其他细胞、分泌物和物理力。器官芯片是人工器官的一种类型。

研发器官芯片的基本想法是采用微流控技术在体外构建器官的核心组织结构，精准仿生包括器官周边细胞、周边分子和周边力学因素在内的微环境，检测微环境的变化对器官功能的影响，实现器官或器官系统的关键生理功能。器官芯片可模拟器官行为并研究器官中整体和局部的种种关系，推进体外疾病模型构建并评估可能会在治疗过程中发生的药物活性，以及包括毒性在内的各种安全性。

器官芯片是芯片实验室技术发展和细胞生物学紧密结合的结果，这种结合使人们有可能在特定器官的背景下研究人类生理学过程，并因此引入了一种新的体外多细胞人类有机体模型。

2.1.2　微流控器官芯片的研究背景

器官芯片的原始推动力起于制药产业。制药公司要将一种新药推向市场，往往要从数千种化合物开始，在通常情况下，如果比较幸运，通过十几年的努力，耗费十几亿美元之后，可以得到一种具有良好活性、选择性、稳定性和安全性，能对人类疾病产生积极影响，并能推向市场的新药。在这一漫长、费力且昂贵的过程中，风险极大。特别是，由于人体的特殊性，漫长的研发过程充满了不确定性，倒在最后一关的案例比比皆是，而且越往后失败，代价越高。导致失败的主要环节在临床前试验阶段，目前所采用培养皿中的细胞培养或动物试验的方法都缺乏足够的预测能力，在这些模型上通过验证的候选药物大约有 90%由于毒性过大或对人无效而在临床试验中失败。

众所周知，在传统意义上，通常通过观察培养皿或 96 孔板中细胞的生存状态或在动物身上进行试验了解生物的生长发育过程，研究药物的毒性反应。但是培养皿和 96 孔板这类二维的静态培养方式难以反映细胞在人体内三维、动态的实际存在状态，因为在那里没有血管系统，没有血液的流动，没有由此产生的各种组织，更不能表达在我们身体中能看到的那些功能，此外，也无法进行药物输运过程的种种测量，包括药物进入特定器官而又从器官排出的量。当然，更无所谓器官-器官相互作用等这些更高层次、更为重要的生理现象。而药物研究过程被广泛采用的动物试验则因成本过高，周期偏长，存在伦理困惑，更有种属差异而不被看好。在许多情况下，当候选药物进入临床试验时，往往发现在动物试验中看似很有希望的对象并不总是能对人类产生相同的结果，甚至显示了严重的毒副作用，并因此造成前期研究的大量心血和巨额资金毁于一旦，付之东流。

人们或许会说，开展动物试验是类似于美国或中国的食品和药品管理局（FDA 或 CFDA）这样的监管机构对制药企业的要求，是的，但这只是因为现阶段这些监管机构拿不出更好的办法。

因此，制药业需要更多的预测工具，以使不合适的候选药物在更早阶段、更少消耗时失败。其他非常关注毒性测试的行业，如化妆品、农产品和消费品，也需要类似的解决方案。更有一些特定的地域，由于种种原因，动物试验被禁止使用。所有这些，都迫使人们提出有效的替代方案。

微流控芯片内单元构件的尺度是微米级的，大体和哺乳动物细胞的尺度一致，这使它有可能同时容纳分子、细胞、仿生的组织，甚至器官单元，而微流控芯片特有的流体动态操控体系又使它能提供和体内更为接近的生理环境，同时测量物理量、化学量和生物量，因此，微流控芯片已被业界公认为当今对哺乳动物细胞及其微环境进行精准操控的主流平台，而细胞是生命存在的基础[1]。

如此看来，基于微流控技术的器官芯片就被认为是替代，至少是部分替代，动物试验一种极有可能的选择。

2.1.3　微流控器官芯片的发展历史

早在 21 世纪前期，康奈尔大学的 Mike Shuler 等首次提出用人体不同器官的细胞在芯片上构建人体组织，模拟人体环境的设想[2]。2010 年，哈佛大学 Donald Ingber 等[3]构建芯片肺的工作在 *Science* 上发表，产生了显著的影响，具有代表性。在这些工作基础上，2011 年 9 月 16 日，时任美国总统奥巴马亲自宣布启动由美国卫生研究院（NIH），FDA 和国防部牵头，第一笔额度为 1.4 亿美金的基于芯片器官的"微生理系统"（microphysiological system，MPS），

"以确保美国未来 20 年在新药发现领域的全球领先地位",并认为,"仿生微流控芯片"能够以令人难以想象的幅度降低新药发现的成本和周期,给新药开发带来一次革命[4]。项目自 2012 年正式启动,经费在此后的执行过程中被不断追加,一批核心高校参与了项目的主要工作,其中包括哈佛大学的肺芯片、威斯康星大学的脑芯片、加州大学伯克利分校的心芯片、霍普金斯大学的肠芯片、匹兹堡大学的肝芯片、华盛顿大学的肾芯片、杜克大学的血管芯片和哥伦比亚大学的皮肤芯片等[5]。

2007~2009 年期间,中国科学院大连化学物理研究所的微流控芯片团队完成一系列的细胞培养[6]、二维细胞共培养和三维细胞共培养[7]工作,课题组关于细胞水平高通量和高内涵药物筛选的研究,细胞水平药物代谢研究,以及模式生物水平高通量药物筛选研究的工作,在一年多时间内连续三次被 *Lab on a Chip* 杂志作为封面文章刊登,引起国际微流控芯片和药物筛选领域的广泛关注。2009~2010 年,他们又先后完成兔软骨组织培养[8],以及带有肝微粒体的药物代谢等[9]工作;2010 年 10 月北京香山会议上,林炳承提出并正式启动微流控芯片仿生组织-器官的研究[10];2011 年,林炳承受聘大连理工大学教授,大连理工大学罗勇微流控芯片药学研究团队成立,开始器官芯片研究;2012 年,大连医科大学刘婷姣团队开始微流控肿瘤芯片研究;2013 年,科技部新药重大专项课题"基于微流控芯片的新药研究开发关键技术"启动,大连团队的器官芯片研究正式纳入国家重大计划。2015 年大连化物所陆瑶-林炳承微流控芯片单细胞分析团队成立,开始器官芯片微环境的研究。在差不多同一个时期,国家纳米科学中心蒋兴宇团队也开始在血管芯片等方面开展了很好的工作[11]。

2.1.4　微流控器官芯片的工作原理

这里,以肺芯片为例加以说明[3],见图 2-1。

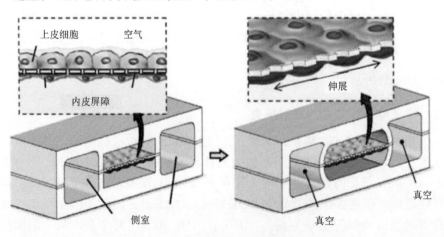

图 2-1　典型的肺芯片设计[3]

　　制作一块芯片，在芯片的槽道中设置三个并列的流体通道，两边的通道通真空，中间的用于植入细胞。在中间通道的正中间加一层有通透性的生物膜，膜上布满小孔。用细胞外基质的分子包裹薄膜，在这张薄膜的上面铺满一层肺细胞，细胞从肺的气囊、肺泡中提取，薄膜的另一面铺满人肺毛细血管细胞。让空气在薄膜上面流通，培养基则在下面流动，由此可以产生组织，因为组织是由连生细胞及与之结合的细胞间物质集合而成一种构造。两个或两个以上的组织聚集在一起，会形成不同的组织-组织界面，有可能产生功能，多种不同组织联合构成具有功能的结构，可以被认为是器官。为了产生功能，设计了一个中空的侧室，用循环吸力使两侧真空通道收缩，同时带动中间的通道一起伸展和放松，并让伸展和放松的程度和频率与人细胞在肺中呼吸时所做的类似，由此实现了培养皿等不可能实现的呼吸运动功能，这就模拟了人体肺泡在呼吸过程中收缩的生理过程。在此基础上，还可模拟肺部感染的时候白细胞抵御细菌入侵的过程。在铺有肺细胞的上层通道释放病原菌，然后在下层通道里加入人体白细胞。当白细胞感觉到病原菌侵入时，它们会从血液中进入肺部，吞噬病原菌。如果要使整个免疫过程可视化，也可以对白细胞和病原菌进行标记，于是就可以在显微镜下看到白细胞在"血管"中穿梭，进而穿过薄膜上的小孔，吞噬侵染肺细胞中被绿色标记的病原菌。

　　用类似的思想，可以开发出不同的器官芯片，用以深入了解药品、化学物质、食物甚至是化妆品对人体的影响。

2.1.5　微流控器官芯片中的微环境

　　前已提及，微环境指的是器官周边的细胞，周边的各种因子，比如小肽，以及周边的物理力，在芯片器官本体基本确定之后，对微环境的精准操控是成功构建器官芯片的关键。

　　在上述肺芯片的案例中，有两点值得关注。一是细胞从肺的气囊、肺泡和肺毛细血管中提取，分置于薄膜两侧，配有空气和培养基流动，形成肺的核心结构；二是用循环吸力使整个结构产生呼吸运动，实现肺的关键功能。换句话说，毛细血管细胞、气囊细胞及其周边分子，以及膜所提供的柔韧、能够伸展和弯曲的特性，连同流动所产生的各种物理力等所有这些因素结合所产生的生理微环境，实际上可以创造一种组织-组织界面，对细胞功能的实现产生有利的影响，甚至有可能诱导这些细胞表现出非常类似于身体特定器官的功能。这样一种观点具有普适性。因为实际上其他芯片器官也会具备类似的特征，比如肝芯片、肠芯片等等。对肠而言，当然谈不上呼吸运动，但是相应的微环境能使我们得到蠕动这样一种关键特征，并能因此组织成手指状的交叉或突起的绒毛，增加肠道吸收的表面积，排出黏液，实现吸收功能。长期以来，人们没能充分理解张力、压力和剪切力等这些物理力在微环境中的重要性，但是事实是，正是这些物理力有力地促成了器官功能的显现。因此，在分子层面，细胞层面，或是组织和器官层面，不可能只考虑化学因素，而把各种物理因素排斥在外。最近 *Cell* 杂志报道，日本京都大学人诱导多能干细胞（hiPSC）研究与应用中心的 Koji Eto 及其团队发现，血流的剪切应力是血小板生成过程的一个关键的物理因素，而特别是当这种剪切应力形成湍流环境时，利用人诱导多能干细胞可大规模产生多达 1000 亿个血小板。这也是理解微流控器官芯片中力学微环境影响的一个案例[12]。

2.1.6　干细胞、类器官与器官芯片

干细胞（stem cell）是机体内具有自我更新能力的一类多潜能细胞。干细胞未充分分化，尚不成熟，具有再生各种组织、器官的潜在功能，医学界称之为"万用细胞"。在一定条件下，干细胞可自发或诱导分化成机体的多种功能性细胞，所以它们具有再生机体各种细胞、组织或器官的潜在功能，是机体各种细胞、组织、器官的起源细胞。

目前常用干细胞的分类方法有两种：根据所处发育阶段不同，干细胞可以分为胚胎干细胞（embryonic stem cell, ES 细胞）和成体干细胞（somatic stem cell），成体干细胞包括神经干细胞、造血干细胞、骨髓间充质干细胞、表皮干细胞等；根据干细胞分化潜能将其分为全能干细胞、多能干细胞和单能干细胞。近年出现的诱导多能干细胞（induced pluripotent stem cell, iPSC）是诱导已经分化的成体细胞发生转化，使其具有类似于胚胎干细胞的性质，iPSC 除了不能生成胚胎以外，几乎可以产生机体所有类型的细胞。

干细胞研究的重要成果之一是可以创造出各种类器官和相应的类器官芯片，当然，类器官芯片也可以由其他细胞制造。

类器官（organoid）是用干细胞制造出来的微型器官，或称迷你器官，它们是在体外产生的三维的微型和简化版的器官，具有器官的某些功能。类器官来源于组织、胚胎干细胞或诱导的多能干细胞中的一种或几种细胞，具有自我更新和分化能力，可以在三维培养中自我组织。自 2010 年以来，类器官的生长技术得到了迅速的改进，研究人员已经能利用人的胚胎干细胞和其他干细胞培育多种类器官，包括肝、肾、胰腺、食管、肺、胃、肠、大脑、膀胱等，其中以类肝脏最为成功。类器官已被认为是 2013 年最大的科学进步之一，也已被用于在实验室研究疾病发生和治疗[13]。

类器官属于体外三维（3D）细胞培养物，包含其代表器官的一些关键特性。此类体外培养系统包括一个自我更新干细胞群，可分化为多个器官特异性的细胞类型，与对应的器官拥有类似的空间组织并能够重现对应器官的部分功能，从而提供一个高度生理相关系统。可以将人胚胎干细胞诱导分化成复杂的多细胞的类肾器官，办法是使三维培养的干细胞自组装，发生类似胚胎发育的过程，

产生拥有肾小球、近端肾小管、远端肾小管的肾单位，还有一些模型有证据显示基质周围还产生了脉管系统和集合管上皮细胞。这些类肾器官在表征成熟的功能以及对已知肾毒性物质的响应程度后，有望被用作肾毒性筛选平台。

把上述类器官置于微流控芯片上，使其受到可控的微量流体的作用，即可成为所说的类器官芯片，类器官芯片模型能提供一个对微血管进行灌注的接口，使物质在类器官内的传递方式尽可能与体内保持一致，以相对真实地反映人体器官（如心脏和肝脏）在疾病状态和药物刺激下的变化，可以有效检测药物的效果和包括毒性在内的安全性。2015 年 6 月，强生公司购进美国一个芯片制作公司制造的血栓芯片，用于检测其在研药物和已上市药物中的促凝血特性。器官芯片的出现显然可以成为药物研发的一个重要帮手，它不仅能真实反映人体的部分情况，而且能节约成本，因为测试时间短，能很快得知一种在研药物或已经使用药物的效果和毒性，以及作用机理，并且不涉及伦理争议。同样，对肺芯片上的组织作牵拉与挤压模拟肺呼吸过程，就有可能检测某些治疗哮喘的药物的效果。

人体器官芯片还有一个作用是有可能对很多因动物试验效果不好而被封杀的药物重做试验。根据传统的药物试验程序，若一种药物在动物试验中产生不安全结果，如致伤致残和致死动物，就不可能进入下一个程序——人体试验，结果通常是被封杀。但是，对动物致害不一定对人致害，动物试验结果不一定为判定标准。如果用类人体芯片试验，则会直接获得对人体的效果。

当然，话说回来，现阶段所构建的人体器官芯片有很大一部分还是初步的，所采用的细胞种类不全，比例和排列也和实际情况存在差距，特别是，微环境的复杂性往往难以呈现，因此，仿生程度不足。但是，这种趋势正在发生改变，更加合理的设计正在不断出现，多器官系统以及系统内各器官间的相互联系，包括系统的复杂性和完整性，已经开始被考虑，一些重要的现象，例如，重现机体复杂的内分泌环境因此显现器官的一系列功能变化等，已引起关注，药物测试结果的客观性和准确性正在不断改善。

2.2　微流控器官芯片的应用

器官芯片的第一轮应用会在药物研发领域开展，当然也包括各种其他化学物质、食品和化妆品等的研发。器官芯片可以开展在研对象的活性、毒性甚至更为复杂的"吸收，代谢，分布，排泄"（ADME）药代动力学测试，最终可以实现部分甚至很大部分替代动物试验，因为现行的动物试验耗资巨大，弊端太多。

临床前试验是药物研究中极为重要的一个环节，历史上有过很多以身试毒的记载。相传，"药王神"神农氏遍尝百草，多次中毒，最终因尝试断肠草而离世。现代 Barry Marshall 为了研究幽门螺旋杆菌的致病性，曾一口气喝下一试管的幽门螺旋杆菌，差点因此病死。所幸他因为研究幽门螺旋杆菌的贡献，获得了 2005 年的诺贝尔生理医学奖。以身试毒实在太过危险，于是有了小白鼠、猴子等的动物试验或在培养皿里培养人体细胞，研究新药对人体细胞—组织—器官的毒副作用。但是动物试验和人类细胞的静态二维培养并不能替人类把好药试的大门。

器官芯片作为人工器官的一种类型，能够实现器官或器官系统的关键生理功能，了解新药靶标的生物机制，为疾病的研究提供新的视角，评估可能会在治疗过程中发生的药物活性、毒性和安全性，探索物种的差异性和意外的临床表现，减少、精细化直至最终原则上取代动物试验，是动物试验或在培养皿里培养人体细胞的方法开展临床前毒性试验的潜在替代方案。

器官芯片的第二方面的大规模重要应用会是个体化治疗。现阶段，已有一部分器官芯片所用的细胞来自于患者自身细胞（比如皮肤），一旦患者的诱导多能干细胞用于器官芯片成为常态，就有可能在由患者自身细胞组成的类器官芯片上试验药物，用这样一种没有物种差异，没有人群差异，完全是自身器官的体外试验结果去指导治疗，可谓是一种真正意义上的个体化治疗，有可能因此极大地改善治疗效果。

实际上，器官芯片还有可能作为一种检验手段，用于监控病程进展中细胞层面的种种变化，成为新一代即时诊断的重要组成部分。我们非常需要在器官履行功能的过程中监控其中的各部分细胞的些微变化。这些变化往往非常重要，但在实体中又难以实现，比如，在器官芯片装上了嵌入式的电极，以准确持续地监测"跨膜电阻值"（TEER）[14]。可以使用新型层叠层制造工艺，设计出一种微流体环境，在这个环境中，TEER 测量电极是整个芯片构架的一种部件，而它的位置则尽可能靠近在一条或者两条并行的流动通道中生长的组织。这种固定的几何形状有利于准确地测量，且这些测量在实验内和实验之间完全可以对比。这些测量能确切地告诉我们，肺或肠这样的组织，是如何在通道内成熟、保持形状以及在药物或者其他化合物的影响下又是如何出现问题的。同样，已经有人在肝芯片上完成了对细胞线粒体功能障碍的实时监控，也有人在心芯片上优化灌注参数以保持人右心房组织活检存活 3.5 小时，使用循环伏安法实时评估活性氧 ROS 总量[15]。

从研究角度看，器官芯片还会是一种重要的模型平台，提供一种在相对简单的生物体外对极其复杂的生物体内开展模拟研究的途径，对此，我们将在下面的第 2.4 节中作较为深入的讨论。

2.3　微流控器官芯片的产业化

美国政府从 2012 年正式启动以器官芯片为基础的"微生理系统"计划，由美国国防高级研究计划局（DARPA）和 NIH 等分别在 5 年的时间里提供了 1.4 亿美元和 7600 万美元的资金从国家层面来支持这项技术的发展。与此同时，自 2012 年以来，科技开发商已向投资者筹集了逾 8000 万美元用于同样的目的。中国政府也在 2012 年前后通过科学技术部做出了安排，并从 2016 年起，支持力度显著增加。

器官芯片的产业化尚在起步阶段，2016 年器官芯片设备和服务产品的总销售额还不足 1000 万美元。现有的公司大都是从大学实验室分拆出来的，目前正在通过与工业界的合作升级他们的芯片器官模型或产品。

2010 年后，零星的器官芯片公司开始出现。Oxford 的 CN Bio 公司用装有 12 个微型肝脏的芯片做药物的毒性试验，已经发现做同样的试验，器官芯片所需的成本要较动物试验大幅度下降。2015 年前后，哈佛 Wyss 研究所组建了一家专门研究人体器官芯片的公司——Emulate Inc，并率先推出了器官芯片技术。Emulate 拥有哈佛大学在全球范围内的独家授权，可为该技术及相关系统提供强大而广泛的知识产权组合。以器官芯片技术为基础，该公司提出一种由器官芯片、仪器和软件组成的人体仿真系统，可为人体内部的生理运作提供高仿真窗口。这样一种系统可为研究人员提供预测人类对疾病、药物、化学物质和食物产生的反应，比细胞培养或动物测试方法具有更高的精确度和控制能力，也可为"重现真实人体生物环境"设立新的标准，用于推进相关产品的创新设计和安全保障。网上已有 Emulate 公司和美国 FDA 合作开展研究的报道[16]。这家公司创立之初便获得 DARPA 的 3700 万美元的拨款，以及 1200 万美元的 A 轮融资。2018 年 7 月，他们又获得 3600 万美元的 C 轮募资，由风险投资公司 Founders Fund 领投。

除了 Emulate 之外，也已有一些国家成立了一些小型公司开始类似的操作，包括中国在内，但目前看来，发展的套路和进程还是以 Emulate 为好。

一般认为，从 2017 年到 2022 年，市场可能以 38%~57% 的复合年增长率增长，到 2022 年达到 6000 万至 1.17 亿美元[17]。当然，这只是第一步。毫无疑问，器官芯片技术在中长期内可望成为一个数十亿美元的市场，因为它们每年都可能帮助制药和化妆品等行业节省大量的研发费用。伦理和道德问题也可能是这个新市场的核心，全世界每年都有几亿只动物被用于实验室实验，而这些实验很有可能被一些微流控技术所取代。业界和政府机构对一些获得大量资金支持的器官芯片技术开发商寄予了巨大的期望。政府的支持在不断增加，欧莱雅、辉瑞、罗氏和赛诺菲等公司已经与器官芯片开发商建立了合作关系，相信这项技术将改变现有和正在开发的产品的功效和毒理学测试前景，而随着大型制药和化妆品公司开始使用器官芯片，这些投资很可能会继续下去。

器官芯片技术仍面临许多技术挑战。首先，它必须证明能够成功地将多个器官连接起来，准确地模拟对药物的全身反应。有几家公司正在研发多器官模型，但整体来说，"人体芯片"还远没有成为现实。第二，为满足不同的需求，器官芯片公司要通过不同类型的器官、设备类型和流程管理实现产品的多样化。可以考虑一种基于药物研发不同阶段对关键标准进行技术细分，并由此开展系列产品的批量生产。根据市场需求的实际情况，大幅度提升产出水平。第三，要考虑设计的重要性，鉴于器官芯片对微流控技术的依赖性，微流控公司可和更多初创企业建立合作关系，甚至，可为器官芯片提出量身定做的方法，以显示它们在这方面的巨大潜力。最后，要及时考虑标准化及与现有设备的兼容性。

总而言之，产业化的最终目标是建立一个由器官芯片、仪器和软件组成的人体仿真系统，为人体内部的生理过程提供高仿真窗口和技术平台。这个技术平台可为研究人员提供预测人类对疾病、药物、化学物质和食物产生的反应，比培养皿细胞培养或动物测试方法具有更高的精确度和控制能力。器官芯片的产业化波及药物开发、农业、化妆品、食品和化学消费品等广泛领域应用对象的器官芯片领域，将为真正重现真实人体生物环境提供希望，设立标准。

2.4　微流控器官芯片生理模型和病理模型构建的基本步骤和典型案例

2.4.1　微流控器官芯片与建模

前面我们已经指出，微流控芯片仿生实验室提供了一种在相对简单的生物体外对极其复杂的生物体内开展模拟研究的途径，类似于器官芯片这样的专一性芯片实验室的出现，实际上可能催生另一种重要的模型研究平台。

建模过程从某种意义上说是为了理解事物而对事物本身做出的一种抽象，把复杂的实际问题抽象成一个相对简单，但却包含有实际问题核心内容的物理模型，从而对事物作出一种无歧义的书面描述。

建模的对象往往是一个系统。建立系统模型的过程，又称模型化。建模是研究系统的重要手段和前提。所建的模型用以描述系统内整体和局部的种种关系，因被描述的关系各不相同，所以建模过程所采用的手段和方法也多种多样。可以通过对系统本身运动规律的分析，根据事物的形成机理来建模，也可以通过对系统的实验或统计数据的处理，并根据关于系统的已有的知识和经验来建模，还可以是多种途径同时兼用。

系统建模有一些很重要的应用，下面是一些例子。

　　首先是大工程系统的分析和设计，比如原子弹的爆炸试验。原子弹显然不能随便爆炸，必须用模型对它在爆炸过程中可能产生的各种传热、传质和其他物理现象通过描述系统特征的模型进行全面的分析，对于这一类复杂的工程控制过程，建模往往是最关键和最困难的任务。对社会和经济系统的定性或定量研究通常也从建模着手。例如在人口控制理论中，需要建立各种类型的人口模型，通过改变模型中的某些参量，可以分析研究人口政策对于人口发展的影响。还比如，基于事物发展过程的连贯性预测来预报实际系统中某些状态的未来发展趋势。典型案例是根据历史上的测量数据建立气象变化的模型，用于预报未来的气象趋势。对于同一个实际系统，人们可以根据不同的用途和目的建立不同的模型。但建立的任何模型都只是实际系统原型的简化，因为既不可能也没必要把实际系统的所有细节都列举出来。如果在简化模型中能保留系统原型的一些本质特征，那么就可认为模型与系统原型是相似的，是可以用来描述原系统的。因此，实际建模时，必须在模型的简化与分析结果的准确性之间作出适当的折中，这常是建模遵循的一条原则。

　　和器官芯片关系最直接的是生物系统的建模。生物系统的建模通常指的是应用现代物理学、数学的原理对生物的细胞、组织、器官和整体各层次的行为、参数及其关系建立模型的工作。普遍认为，生物系统建模与仿真可用于鉴别人体参数的异常以进行疾病诊断，多发病、慢性病的疾病预报，血压等参数的自适应控制等，也可大大提高医疗仪器的研制和生物学、生理学、仿生学等学科发展中的研究效率和定量能力，具有很大的实际应用价值。但是，生物体是十分复杂的系统，即使最简单的红细胞也包含了约 2000 种代谢反应，而大脑的复杂性就更是无法比拟。研究这样复杂的生物系统需要十分复杂的实验，而对于诸如天上、水下、缺氧和其他危险条件下的生物系统研究，其实验往往难以进行。现行的生物系统建模方法通常是将生物系统简化，抽提出物理模型，继而将物理模型转化为数学模型，比如某种类型的偏微分方程，并对此模型进行计算机分析，以代替实际的复杂、长期、昂贵乃至无法实现的实验，研究人为施加控制条件以影响生物系统运行过程的可行性。但显然，要把如此复杂的生物系统简化为一个相对简单的物理或数学模型，往往会因为模型的过度失真而无法采用。因此认为，生物系统的建模与仿真研究只是刚刚兴起，远未成熟。

　　器官芯片的出现颠覆了人们对生物仿生的认识，它展示了一种从未有过的更有可能接近真实的仿生体系模式。器官芯片希望能设计一种可包含人体细胞、组织、血液、脉管、组织-组织界面以及它们微环境的结构，或者说，在一块几平方厘米的芯片上验证以至再现生物体中体液的种种流动状态，模拟一个器官或器官系统的行为并研究其中整体和局部的种种关系[2]。

　　微流控器官芯片可被看成是一个由微流控芯片构建的仿生实验室，它提供了一种在相对简单的生物体体外对极其复杂的生物体体内开展模拟研究的途径。

如果我们对实际问题的把握足够准确，而物理抽象过程又尽可能合理的话，对于类似于药物毒性、个性治疗这样的困惑现代制药工业和现代临床医学的瓶颈问题，芯片上的仿生实验无异于一种天赐良机。"实际问题物理化，物理模型数学化"，以偏微分方程为代表的数学模拟曾经在解决一系列重大科学技术问题上作出了不可磨灭的贡献，类似于仿生模拟这样的专一性芯片实验室的出现，实际上可能催生另一种重要的研究模式，即"实际问题物理化，物理模型芯片化"[18]。

2.4.2　高血压型慢性肾脏病器官芯片的构建和表征

1. 研究背景

从生物医学的角度看，物理模型又可演化成生理模型和病理模型两种类型。一般认为，按照生命体正常生存状态抽象所得的物理模型可被视之为生理模型，而通过生命体非正常状态的抽象所建立的物理模型则被通称为病理模型。这里以肾为例予以说明。我们给出一个由大连微流控芯片团队和大连医科大学肾内科林洪丽教授团队合作开展的用微流控器官芯片研究高血压对慢性肾脏病的影响，作为典型疾病案例，略作细致地探讨建立生理模型和病理模型的一般流程[19]。

全球范围的流行病学调查显示，高血压是促进慢性肾脏病（CKD）进展的重要原因，慢性肾脏病的发病率和致死率逐年上升，给个人、社会都带来沉重负担。临床上亟须明确慢性肾脏病的发病机制，寻求新的治疗策略以最大限度延缓高血压肾损害导致终末期肾脏病（ESRD）的发生。绝大多数临床所见的高血压肾损害是良性高血压肾硬化，微量蛋白尿是其最常见的临床表现。长期持续高血压破坏了肾血流量的自身调节，使肾小球内囊压力增高，肾小球长期处于高灌注、高滤过和高跨膜压的状态，引起肾小球内血流动力学因素改变。但是，迄今为止，肾小球内血液动力学异常对高血压肾损害进展的机制仍远不清楚。由于缺乏合适的体外模型，目前相关研究多局限于通过临床影像手段观察，或使用动物试验间接证明，因此大大限制了在细胞水平和分子水平对相关机制的深入研究。

血流动力学（hemodynamics）是指血液在心血管系统中流动的力学，主要研究血流量、血流阻力、血压以及它们之间的相互关系。在体内，血流动力学因素主要通过对血管产生流体切应力和血管牵张力改变细胞的生物学行为予以反映，而现有关于血流动力学的体外研究均是将流体切应力和血管牵张力作为独立因素，单独作用于受试对象，较为经典的有模拟剪切力的平行平板流动小室、定轨振荡摇床，模拟机械牵张力的双轴循环应力装置等，上述装置产生的力学效应仍与真实体内环境中的综合力学因素相差甚远。另一方面，针对血流动力学变化影响肾小球滤过功能的研究甚少。肾小球滤过屏障（GFB）功能主要依靠滤过膜来实现，滤过膜由三层结构组成，内层为毛细血管内皮细胞，中层为基底膜，外层为肾小球囊脏层上皮细胞，也称足细胞。现有的研究均是采用单一力学因素分别作用于肾小球内皮细胞或足细胞，不仅割裂了 GFB 的完整性，也忽视了细胞-细胞之间存在着的广泛相互作用。造成这样的结果也是源于缺乏合适的体内细胞间相互作用模型和体外的仿生肾小球的滤过功能模型。

　　肾小球滤过功能的形成及血流动力学因素变化的复杂性使体外的重建、再现都十分困难，现有的研究方式难以真实地反映体内病理变化。主要表现在几个方面：第一，研究方式孤立单一，通常是将影响因素逐一地进行研究，没有考虑这些因素之间的相互联系，比如把内皮细胞和足细胞分割开来独立研究，而未能将足细胞和内皮细胞置于同一体系下统一考虑，还比如，采用定轨振荡摇床单独研究足细胞或内皮细胞的牵伸力，应用平板流动小室来研究剪切力，而实际上，体内足细胞和内皮细胞所受的流体力学是多种力学作用的总和，综合作用对细胞学行为的影响和单一力学因素的影响有很大差别。第二，研究模式是静态的，比如采用二维细胞贴壁静态培养模式，这和体内肾小球内皮细胞接触微流动的血液及滤过液，足细胞接触微流动的滤过液这种实际情况相差甚远，而为细胞供应营养物质的方式也是静态的，这种静态间断供应的营养液不能保证细胞持续与新鲜体液接触，和体内实际状况不相符合。第三，体内试验所采用的动物模型或临床标本，无法实时控制和监测肾小球内血液流速、内压力以及神经内分泌的调控，无法研究血液动力学单一因素对肾小球的滤过功能的影响。同时体内实验耗时长，临床标本的伦理问题使得患者的人选及干预都面临诸多局限。

　　作为当今对哺乳动物细胞及其微环境进行精准操控的主流平台，微流控器官芯片以其多元、动态的特点，理所当然地成为现阶段最有可能接近体内实际状况，因此被广泛看好的一种仿生形式。

　　作者所在的微流控研究团队和大连医科大学肾内科林洪丽教授团队合作，设计了一种基于微流控器官芯片技术的肾小球及其微环境的生理模型，然后，通过改变进液流量模拟体内肾小球灌注压不同水平升高时血流动力学因素的变化，为深入探索高血压肾损害时血流动力学对肾小球的滤过功能中内皮细胞与足细胞生物学功能的损伤作用及机制研究提供了一种相对理想的体外病理模型。

　　2. 肾小球生理模型的确定及微流控芯片生理模型的构建

　　肾小球的核心结构是反复产生分支的毛细血管系统，在正常生命体征下，这是一种由入球小动脉分支构成毛细血管网，再汇合成出球小动脉的循环途径，这也是肾小球的生理模型。

　　根据这种生理模型，联合团队周孟赢等构建了相应的芯片结构，如图 2-2 所示。该芯片由 4 个结构相同的独立细胞培养单元组成，每个培养单元又包含 4 个细胞培养小室，依次首尾相接，构成了肾小球毛细血管网的微管状结构，其两端分别与进样口和出样口相连（图 2-2C）。每个细胞培养单元均为三层结构：使用上层 PDMS 片中的通道模拟肾小球毛细血管，进样口连接通道模拟入球小动脉，中间细胞培养小室模拟毛细血管网，出样口连接通道模拟出球小动脉，由于体内环境中出球小动脉的收缩程度大于入球小动脉，因此流出通道的直径小于流入通道；使用中层包被了基质胶的多孔聚酯膜上下分别培养肾小球内皮细胞（MGEC）与足细胞（MPC-5），模拟肾小球滤过功能的主要构成；使用下层 PDMS 片内通道模拟肾小囊（图 2-2A）。

上层毛细血管通道高度为 100 μm，流入通道宽为 1000 μm，长度为 5000 μm，细胞培养小室通道宽度 1000 μm，长度为 104 μm，流出通道宽为 300 μm，长度为 5000 μm；下层肾小囊通道高度为 100 μm，通道宽为 1000 μm，流入、流出通道长度为 5000 μm，培养小室通道宽度 1000 μm。

芯片上各细胞培养单元均可通过上层 PDMS 片通道的中心进样口与兰格注射泵连接，精确控制通道中的液体流量，其流体模式可以模拟体内肾小球滤过的血流动力微环境（图 2-2A 和 B）。

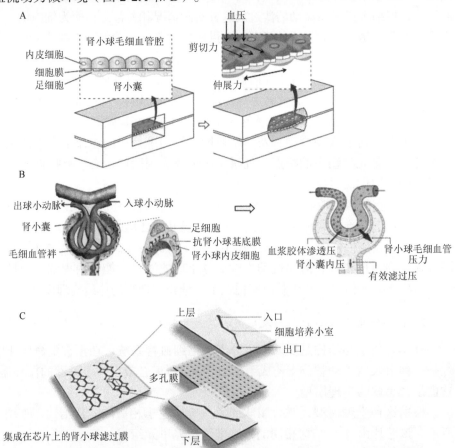

图 2-2　肾小球仿生微流控芯片示意图[19]

A. 芯片中静态时肾小球滤过功能结构和肾小球内高压时血流动力因素对肾小球滤过功能作用示意图；B. 肾小球生理结构与有效滤过压产生的示意图；C. 集成化肾小球仿生微流控芯片示意图

至此，联合团队周孟赢等构建了一个高通量、流体可控，符合体内肾小球解剖结构基本特征的微流控器官芯片生理模型。

3. 肾小球微流控芯片生理模型的表征：结构与功能考察

为了明确两种细胞在芯片中的结构、生长状态和生物学特征，周孟赢等分别使用红、绿色荧光 Celltracker 试剂标记小鼠肾小球内皮细胞系（MGECs）细胞和小鼠永生化足细胞系（MPC-5）细胞，通过激光共聚焦显微镜观察，发现 MGEC 细胞和 MPC-5 细胞在芯片中基质胶包被的多孔膜上形成整齐、致密的细胞层，其结构与肾小球滤过功能一致（图 2-3A）；随后又检测了内皮细胞标志蛋白 CD-31 和分化成熟的足细胞标志蛋白 synaptopodin，显示两种细胞的标志蛋白均正常表达（图 2-3B）；为考察该模型的生物相容性，观察了芯片中两种细胞单独培养和共培养 24 h 后的细胞形态和凋亡，结果表明，与传统 transwell

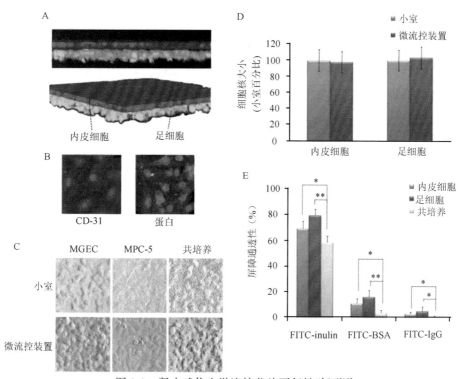

图 2-3　肾小球仿生微流控芯片可行性验证[19]

A. 芯片中 MGEC 与 MPC-5 细胞分别黏附在基底膜两侧生长形成肾小球滤过功能结构，所有图片放大 200×；
B. 芯片中 MGEC 与 MPC-5 细胞标志物 CD-31 与 synaptopodin 表达情况；C. 芯片中 MGEC 与 MPC-5 细胞单一培养与共培养时细胞活性与形态，所有图片放大 400×；D. transwell 小室中和芯片中细胞凋亡统计；E. 单独培养内皮细胞或足细胞与两种细胞共培养 GFB 对菊粉（inulin）白蛋白（BSA）和 IgG 渗透性统计。上述实验重复三次；所有的数据用均数±标准差表示；*$P < 0.05$，**$P < 0.01$

小室相比，细胞在芯片中培养 24 h 后，无论单独培养还是共培养，细胞形态与凋亡均无明显差别（图 2-3C 和 D）；为考察该模型模拟肾小球滤过膜屏障功能的可行性，分别在芯片基底膜上进行 MGEC 细胞或 MPC-5 细胞单层培养，及两种细胞共培养，并分别用 FITC-菊粉、FITC-白蛋白和 FITC-IgG 代表血液中的小、中、大分子量蛋白质，加入芯片各培养单元的上层通道，在 24 h 检测上下层通道内液体的荧光强度，并计算肾小球滤过的渗透率，结果显示在 MGEC 细胞和 MPC-5 细胞共培养时，肾小球滤过的屏障功能明显优于 MGEC 细胞或 MPC-5 细胞单独培养时的水平（$P<0.05$）（图 2-3E），而芯片中两种细胞共培养时，菊粉滤过率约为 60%，白蛋白滤过率约为 3%，IgG 滤过率约为 0.1%，与体内生理情况基本相符。

4. 高血压型慢性肾病病理模型的构建

高血压是导致慢性肾脏病 CKD 进展至末期肾脏病 ESRD 的重要病因之一，且其发病率与死亡率都在逐年递增。高血压肾损伤早期临床表现隐匿，大多数患者仅出现微量蛋白尿，但其中很多患者实际上已经进入慢性肾脏病 CKD3-5 期，肾功能已发生恶化，肾脏也已受到较为严重的损伤，这种情况反过来又会加重高血压症状，而血压的持续升高则会进一步损伤肾脏，产生恶性循环。因此早发现、早诊断、早治疗对于改善高血压肾损伤患者预后至关重要。

目前研究表明，在高血压肾损伤极早期和早期，肾小球内的血压处于波动变化的状态。肾脏是富集血管的器官，和心脏一样，对于维持机体血压、血管张力、外周组织灌注等方面具有重要作用。血压波动在一定范围内时，肾脏血流量具有自身调节的作用，能够维持自身血流量的稳定。高血压肾损伤发生最早期，血压持续升高超过一定阈值，经过神经体液的调节产生代偿作用，使肾小球入球小动脉收缩，肾小球血流灌注减低，减少对肾小球的破坏，对肾功能起到保护作用；当血压继续升高，肾血流量的自身调节作用难以代偿，肾小动脉硬化，肾血管重塑，肾小球出球小动脉过度收缩，肾小球内血压增高，使得肾小球处于高灌注、高滤过、高跨膜压状态，从而使蛋白滤过增多。有研究证实，在高血压肾损伤早期，肾脏血流量的改变早于肾功能的实验室指标异常，高血压肾损伤的严重程度和肾小球高灌注状态的持续时间成正相关，这些发现均提示我们，在高血压肾损伤早期，肾小球内的血流动力学因素即可发生改变，并影响肾小球的滤过功能和蛋白尿的产生。

根据现阶段医学研究的结果，我们有理由推测，在高血压肾损伤时发生的肾小球高压、高滤过和高灌注的血液动力学改变可能直接引起肾小球内皮细胞和足细胞的损伤，改变滤过膜通透性，从而诱导蛋白尿产生。然而，目前有关肾小球血流动力学因素改变诱导肾小球损伤机制的体外实验仍停留在使用单一的流体剪切力或机械牵张力诱导单一肾小球固有细胞损伤的阶段，针对完整的GFB 结构与功能的相关系统研究尚未见文献报道。同时，脱离了肾小球复杂的血流动力微环境的影响而单纯针对单一力学因素刺激肾小球内皮细胞或足细胞的研究很难解析高血压肾损伤发生与进展中复杂的细胞-细胞、细胞-微环境改变的机制；与此同时，伦理上的限制，也使得临床标本来源极为有限，而临床干预的多样性、标本留取时间的不确定性等又导致机制研究的困难，动物模型虽然易于取得，但高血压肾损伤过程中的肾小球内皮细胞和足细胞之间细胞边界的许多特征性精确信息及对损伤过程的动态监控仍难以获得。

因此，联合团队周孟赢等考虑在本研究第一部分构建的肾小球芯片生理模型的基础上，为临床高血压肾损伤的早期发现、早期治疗提供一种切实可行的病理模型。这个病理模型的要点是，重现高血压肾损害时肾小球血流动力微环境，特别是高灌注、高滤过、高跨膜压微环境的变化，以及这些变化所引起的肾小球滤过屏障功能损伤。这种损伤主要特征是，通过肾小球内皮细胞与足细胞的骨架蛋白重新分布与表达，多种细胞-细胞间连接蛋白下调以及细胞凋亡。

周孟赢等利用已经制得的微流控肾小球生理模型，通过在内皮细胞层表面施加不同条件的灌流模拟体内肾小球高灌注、高滤过和高跨膜压的血流动力微环境，进一步明确其对肾小球滤过屏障功能的破坏和相关分子机制。

周孟赢等从四个方面详细考察了由于体内肾小球高灌注、高滤过和高跨膜压的血流动力微环境所造成的影响，一是使肾小球滤过功能渗透性增加；二是使内皮细胞骨架蛋白重新分布，表达减少，内皮细胞-细胞间连接蛋白表达减少，诱导内皮细胞损伤，但未见内皮细胞出现明显凋亡；三是引起足细胞骨架蛋白重新分布与表达减少，足细胞 F-actin 重新分布与表达减少，足细胞 synaptopodin 表达变化，诱导足细胞 SD 蛋白表达下降，诱导足细胞明显凋亡；四是肾小球高灌注增加肾小球滤过功能相关的细胞间缝隙。

图 2-4 至图 2-7 分别显示肾小球高灌注引起肾小球滤过屏障（GFB）渗透性增加，肾小球高灌注引起内皮细胞骨架蛋白重新分布与表达减少，肾小球高灌注引起足细胞骨架蛋白重新分布与表达减少，以及肾小球高灌注增加 GFB 相关的细胞间缝隙。

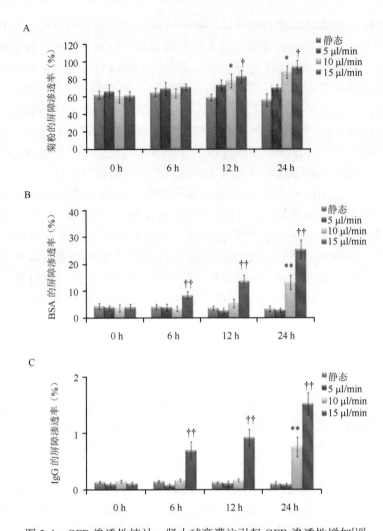

图 2-4　GFB 渗透性统计，肾小球高灌注引起 GFB 渗透性增加[19]

A. 各组 GFB 对 FITC-菊粉的渗透性；B. 各组 GFB 对 FITC-BSA 的渗透性；C. 各组 GFB 对 FITC-IgG 的渗透性。上述实验重复三次；所有的数据用均数±标准差表示；与 10 μl/min 对照组比较，*P < 0.05，与 15 μl/min 对照组比较，†P < 0.05，††P < 0.01

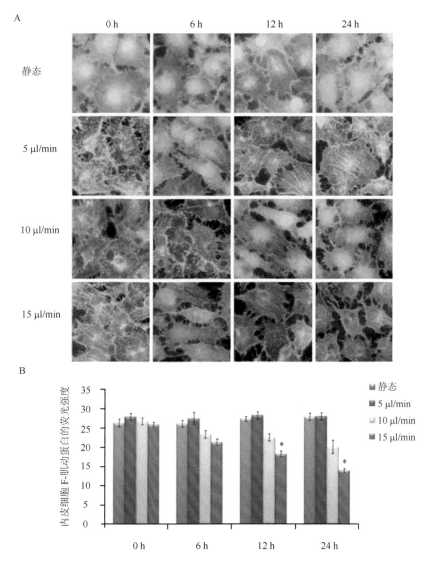

图 2-5　内皮细胞 F-actin 表达[19]

肾小球高灌注引起内皮细胞骨架蛋白重新分布与表达减少。A. 免疫荧光技术检测 MGEC 细胞 F-actin 表达情况，所有图片放大 400×；B. 荧光强度分析各组细胞在不同诱导时间点的 F-actin 表达水平。上述实验重复三次；所有的数据用均数±标准差表示；与 15 µl/min 对照组比较，*$P < 0.05$

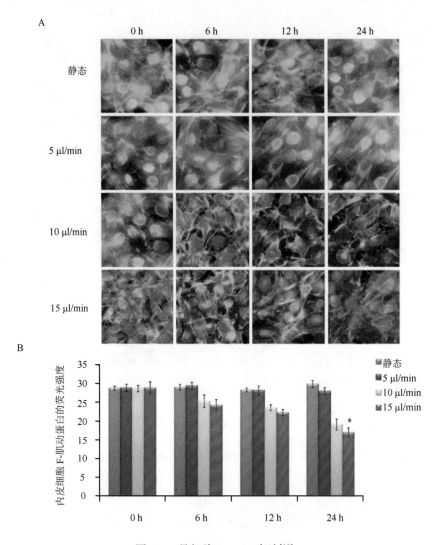

图 2-6 足细胞 F-actin 表达[19]

肾小球高灌注引起足细胞 F-actin 重新分布与表达减少。A. 免疫荧光技术检测 MPC-5 细胞 F-actin 表达情况，所有图片放大 400×；B. 荧光强度分析各组细胞在不同诱导时间点的 F-actin 表达水平。上述实验重复三次；所有的数据用均数±标准差表示；与 15 μl/min 对照组比较，*$P < 0.05$

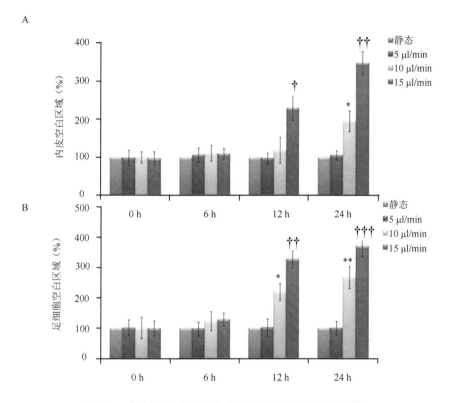

图 2-7　内皮细胞或足细胞-细胞之间缝隙面积比较[19]

A. 各时间点实验组与对照组 MGEC 细胞-细胞之间缝隙面积比较；B. 各时间点实验组与对照组 MPC-5 细胞-细胞之间缝隙面积比较。上述实验重复三次；所有的数据用均数±标准差表示；与 10 µl/min 对照组比较，*P < 0.05，**P < 0.01，与 15 µl/min 对照组比较，†P < 0.05，††P < 0.01，†††P < 0.001。与静态培养组（对照组）比较，除了 5 µl/min 灌流组外，其他各实验组在诱导 24 小时后，无论是 MGEC 还是 MPC-5，细胞之间缝隙面积均显著增加（P<0.01）

2.4.3　动物模型的确立

　　为了验证本研究中所构建的肾小球仿生微流控芯片是否能够模拟体内器官水平的功能和病理生理微环境，林洪丽团队采用自发性高血压大鼠模型，对其肾脏损害的病理过程进行观察，检测了尿蛋白排泄率、尿蛋白组分及肾小球内皮细胞与足细胞的细胞间连接蛋白变化，通过与肾小球仿生微流控芯片的研究结果进行比较，验证采用肾小球仿生微流控器官芯片模拟高血压肾损害时肾小球内血流动力学微环境的可行性。

　　取 10 周龄自发性高血压大鼠（SHR）30 只，10 周龄 WKY 大鼠 30 只，体重均在 220~380 g，普通饲料喂养。所有大鼠适应性喂养 7 天后分组，SHR 大鼠随机分为 5 组，每组 6 只；WKY 大鼠作为正常对照组，随机分为 5 组，每组 6 只，分别喂养至 14 周、18 周、22 周、26 周、30 周进行试验。每周称量体重，每两周测量尾动脉血压。每只大鼠测量 3 次，每次间隔 1 min 以上，取血压平均值。为了减少血压昼夜节律对所测血压值的影响，每次血压测量均在上午 8:00~12:00 进行。收集 24 小时尿液，应用酶联免疫吸附实验技术（ELISA）测定尿 β2 微球蛋白、微量白蛋白和 IgG 浓度。取静脉血，测血肌酐和尿素氮。肾脏标本取材，肾脏组织病理染色，图像分析及测量指标，免疫荧光测定各组大鼠肾脏组织 vWF、podocin 表达，统计学处理。整个实验过程中无大鼠死亡，共 60 只大鼠最终完成试验。其中对照组 WKY 大鼠30 只，SHR 组 30 只。

依次作各组大鼠血压比较，各组大鼠肾脏组织 PAS 染色结果比较，各组大鼠肾功能、尿蛋白排泄率和尿蛋白组分比较以及各组大鼠肾脏组织中 CD-31、vWF、nephrin 与 podocin 表达变化的测定。

2.4.4　芯片模型的验证

为明确 SHR 大鼠在高血压肾损害病理过程中是否发生内皮与足细胞的细胞间连接蛋白表达变化及内皮损伤，周孟赢等分别使用免疫组化与免疫荧光方法进行检测，结果表明：与对照组比较，各周龄 SHR 组大鼠 CD-31、nephrin与 podocin 的表达均减少，且表达量与大鼠周龄增加成反比（图 2-8A，C，D），vWF 的表达增加，且表达量与大鼠周龄增加成正比（图 2-8B），此结果与使用肾小球仿生微流控芯片模拟肾小球高灌注引起内皮细胞与足细胞的细胞间连接蛋白损伤的检测结果一致。

至此，大连微流控芯片研究团队和大连医科大学肾内科林洪丽教授团队合作，利用微流控器官芯片技术构建了肾小球芯片生理模型和病理模型，模拟了体内器官水平的功能和病理生理微环境，并进一步通过微量注射泵进行液体灌流，深入探讨了高血压肾损害时血流动力学因素改变对肾小球滤过功能的影响及相关分子机制，最后，用高血压大鼠模型对芯片模型的可行性作了验证。结果表明，微流控器官芯片有可能模拟出体内肾小球高灌注、高滤过和高跨膜压的血流动力微环境，实现对高血压肾病机理的深入研究。

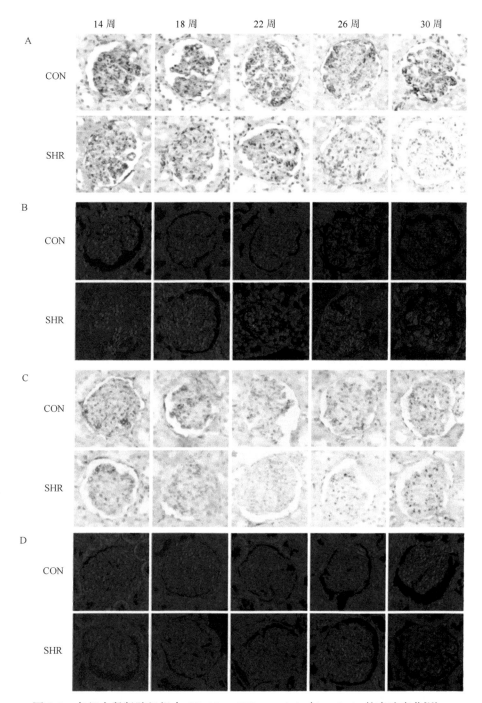

图 2-8　各组大鼠肾脏组织中 CD-31、vWF、nephrin 与 podocin 的表达变化[19]

A. 免疫组化检测各组大鼠肾脏组织中 CD-31 的表达变化；B. 免疫荧光检测各组大鼠肾脏组织中 vWF 的表达变化；C.免疫组化检测各组大鼠肾脏组织中 nephrin 的表达变化；D. 免疫荧光检测各组大鼠肾脏组织中 podocin 的表达变化。所有图片放大 400×

参 考 文 献

[1]　林炳承. 微纳流控芯片实验室. 北京: 科学出版社, 2013.

[2]　Esch M B, King T L, Shuler M L. The role of body-on-a-chip devices in drug and toxicity studies. Annual Review of Biomedical Engineering, 2011, 13: 55-72.

[3]　Huh D, Matthews B D, Mammoto A, Montoya-Zavala M, Hsin H Y, Ingber D E. Reconstituting organ-level lung functions on a chip. Science, 2010, 328(5986): 1662-1668.

[4]　NIH, DARPA and FDA Collaborate To Develop Cutting-edge Technologies To Predict Drug Safety. 2011.

[5]　Webtin Fabre. Proceedings of Fast Congress. Boston, 2014.

[6]　Ye N N, Qin J H, Shi W W, Liu X, Lin B C. Cell-based high content screening using an integrated microfluidic device. Lab on a Chip, 2007, 7(12): 1696-1704.

[7]　Liu T J, Lin B C, Qin J H. Carcinoma-associated fibroblasts promoted tumor spheroid invasion on a microfluidic 3D co-culture device. Lab on a Chip, 2010, 10(13): 1671-1677.

[8]　Li Y C, Qin J H, Lin B C, Zhang W G. The effects of insulin-like growth factor-1 and basic fibroblast growth factor on the proliferation of chondrocytes embedded in the collagen gel using an integrated microfluidic device. Tissue Engineering Part C—Methods, 2010, 16(6): 1267-1275.

[9]　Ma B, Zhang G H, Qin J H, Lin B C. Characterization of drug metabolites and cytotoxicity assay simultaneously using an integrated microfluidic device. Lab on a Chip, 2009, 9(2): 232-238.

[10]　Lin B C. Proceedings of the Xiangshan Conferences. 2010.

[11]　Zheng W F, Jiang B, Wang D, Zhang W, Wang Z, Jiang X Y. A microfluidic flow-stretch chip for investigating blood vessel biomechanics. Lab on a Chip, 2012, 12(18): 3441-3450.

[12]　Ito Y, Nakamura S, Sugimoto N, Shigemori T, Kato Y, Ohno M, Sakuma S, Ito K, Kumon H, Hirose H, Okamoto H, Nogawa M, Iwasaki M, Kihara S, Fujio K, Matsumoto T, Higashi N, Hashimoto K, Sawaguchi A, Harimoto K-I, Nakagawa M, Yamamoto T, Handa M, Watanabe N, Nishi E, Arai F, Nishimura S, Eto K. Turbulence activates platelet biogenesis to enable clinical scale production. Cell, 2018, 174(3): 636-648.

[13]　Rossi G, Manfrin A, Lutolf M P. Progress and potential in organoid research. Nature Reviews Genetics, 2018, 19(11): 671-687.

[14]　van der Helm M W, Henry O Y F, Bein A, Hamkins-Indik T, Cronce M J, Leineweber W D, Odijk M, van der Meer A D, Eijkel J C T, Ingber D E, van den Berg A, Segerink L I. Non-invasive sensing of transepithelial barrier function and tissue differentiation in organs-on-chips using impedance spectroscopy. Lab on a Chip, 2019.

[15]　Bavli D, Prill S, Ezra E, Levy G, Cohen M, Vinken M, Vanfleteren J, Jaeger M, Nahmias Y. Real-time monitoring of metabolic function in liver-on-chip microdevices tracks the dynamics of mitochondrial dysfunction. Proceedings of the National Academy of Sciences, 2016, 113:E2231-E2240.

[16]　FDA Signs Collaborative Agreement with Emulate Inc. to Use Organs-on-Chips Technology as a Toxicology Testing Platform for Understanding How Products Affect Human Health and Safety. 2017.

[17]　Sébastien C, Marjorie V. The promise of solve one of the phamaceutical industry's major hurdles. Organs-on-Chips, 2017.

[18]　林炳承. 微流控芯片的研究及产业化. 分析化学, 2016, 44: 9.

[19]　Zhou M Y, Zhang X L, Wen X Y, Wu T H, Wang W D, Yang M Z, Wang J, Fang M, Lin B C, Lin H L. Development of a functional glomerulus at the organ level on a chip to mimic hypertensive nephropathy. Scientific Reports, 2016, 6.

第3章 器官芯片检测技术

检测是所有的生物医学研究中至关重要的一步，自微流控芯片问世以来，检测器和检测方法的研究一直是人们关注的热点。器官芯片的研究以传统微流控芯片研究为基础，因此器官芯片的一些常规检测方法也必然和微流控芯片的相应检测方法有一定的相关性。

以微流控芯片为平台进行的各种化学和生物学操作，比如分子的反应、分离，细胞的培养、裂解等通常都发生在微米量级尺寸的微结构中，这同传统意义上宏观的类似操作有很大差别。因此，微流控芯片研究对检测器的要求也较传统检测器更高，主要体现在以下三个方面：

一是灵敏度高。在微流控芯片运行过程中，可供检测物质聚集的体积微小（微升、纳升甚至皮升级），且检测的区域一般也非常小，这就要求检测器应具有更高的检测灵敏度。

二是响应速度快。由于芯片微通道尺寸较小，许多混合反应及分离过程往往在很短时间内（秒级甚至更短）即可完成，因此要求检测器具有更快的响应速度。

三是体积小。芯片实验室的最终目的是将尽可能多的功能单元集成在同一块微芯片上，因此，要求作为输出终端的检测器具有较小的体积，最好能直接集成在芯片上。

3.1 器官芯片检测的一般方法

由于器官芯片技术沿袭了微流控芯片的技术特点，因此微流控芯片上的相关检测方法在器官芯片上也多有应用。迄今为止，已发展出十几种微流控芯片检测技术，大体上根据检测方式的不同，微流控芯片检测器一般可分为四大类，即光学检测器、电化学检测器、质谱检测器和其他检测器。其中以光学检测法和电化学检测法应用最为广泛。如图 3-1 所示。

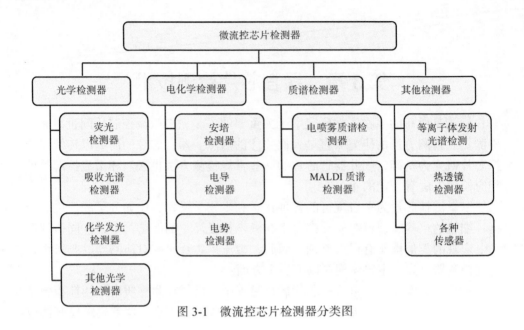

图 3-1　微流控芯片检测器分类图

3.1.1　光学检测器

光学检测器可以分为激光诱导荧光[1]、紫外吸收[2]、化学发光[3]等检测方式。

激光诱导荧光（laser induced fluorescence，LIF）是目前最灵敏的检测方法之一，其检测限一般可达到 $10^{-9} \sim 10^{-13}$ mol/L，对某些荧光效率高的物质，通过采用光子计数、双光子激发等技术甚至可达到单分子检测。由于微流控芯片的研究对象一般多为具有荧光官能团或可衍生产生荧光的核酸、蛋白质、氨基酸等生化样品，所以激光诱导荧光检测是至今为止使用最早、应用最广泛的光学检测手段。许多化合物可以吸收一定波长的光，使原子中的某些电子从基态的最低振动能级跃迁到较高电子能态的某些振动能级。随后，由于电子在分子中的碰撞，损失一定能量而无辐射地下降到第一电子激发态的最低振动能级，再弛豫回到基态中的不同振动能级，同时发射出比吸收光频率低的光，即为荧光。当采用特定频率的激光作为激发光源时，会大大提高产生荧光的强度从而增加检测的灵敏度，这种方式即为激光诱导荧光。常规荧光检测器采用正交型光路设计以降低背景干扰，但对于微小尺度的微流控芯片来说则多采用共聚焦型光路设计。由激光器发射出的激光经滤波后被分色镜反射，再由一显微镜物镜聚焦到芯片微通道中，以激发检测物质产生出荧光；荧光由同一物镜所收集，透过二色分光镜后由发射光滤光片滤去杂色光，最后进入光电倍增管（PMT）或电感耦合器（CCD）中检测[1]。

激光诱导荧光检测法灵敏度高，适合于芯片微通道内各种对象的高灵敏度检测，但是很多物质没有荧光性质，需要使用荧光标记，在很多实验中由于不能确保标记上染料物质后被测物质的性质是否发生变化，直接影响实验结果的可信度，凡此种种使激光诱导荧光检测器的应用受到一定限制。相比较而言，紫外吸收检测器则没有这层顾虑，紫外吸收检测器是一种通用型光学检测器。微流控芯片系统中由于芯片微通道一般仅为数十微米甚至几微米，其可提供的吸收光程有限，再加上紫外吸收对芯片的材料有一定要求，因此现阶段紫外吸收光谱法在微流控芯片检测中的应用还远不如高效液相色谱和毛细管电泳广泛。但作为一种普遍使用的检测方法，紫外吸收光谱法在微流控芯片研究领域应能发挥更为重要的作用。

芯片紫外吸收光谱检测存在的主要问题是检测灵敏度低，难以满足低浓度生化样品的检测要求。解决的办法除了优化检测器光路之外，更多的则应该是就芯片本身来考虑，其主要方法是使用紫外吸收小的石英等为芯片材料，尽可能增加吸收光程，进行样品预富集等。具体说明如下：①芯片材料：常用的玻璃、塑料等芯片材料对紫外光都有较大的吸收，不适宜用于紫外检测，反之，石英、PDMS 等紫外吸收小的芯片材料则是较为合适的选择。严格意义上来说 PDMS 在紫外区尤其是远紫外区有较强的吸收，所以在使用中应该尽可能降低 PDMS 的厚度，以减小其对光的吸收。石英芯片则采用 HF 低温键合技术，设计局部加压模具，以大幅度降低石英芯片制作难度和成本。这两种芯片在使用中均取得了较好的结果[4, 5]。②吸收光程：根据紫外吸收朗伯-比尔定律，吸光度同吸收光程成正比，对于高浓度样品使用普通尺度的芯片就可以满足检测要求，但对于低浓度样品则必须设计和制作长光程结构的芯片。现阶段微流控芯片通道深度一般在 15~30 μm，在垂直于芯片通道方向很难实现长光程检测，而在水平方向则容易得多。光在芯片内的水平入射和出射是实现水平方向吸收光度检测的关键问题。最常用的方法是用光纤耦合芯片通道两侧刻蚀的波导管来实现[6, 7]。入射光经光纤耦合到芯片平面波导管，然后轴向入射到"Z"型流通池，透射光经平面波导，再透过光纤引入检测器，采用这种芯片结构增长了吸收光程[8]。另外也有通过检测窗的多级反射来增加检测光程的[9]。③样品富集：在芯片上增加样品富集单元，大幅度增加最终流经检测池的样品浓度，也可提高紫外检测的灵敏度。

化学发光是物质在进行化学反应过程中伴随的一种光辐射现象[3]。化学发光检测法是公认的高灵敏度检测方法之一，其检测灵敏度可以和激光诱导荧光相媲美。与其他光学检测方法相比，化学发光检测最大的优势在于其不需要光源，仪器设备简单，更容易实现微型化和集成化，因此更适合用作微流控芯片的检测装置。化学发光是分子发光光谱分析法的一种，是通过检测发光强度来确定待测物含量的一种痕量分析方法。其机理是基态分子吸收化学反应中释放的能量，跃迁至激发态，处于激发态的分子以光辐射的形式返回基态，从而产生发光现象。微流控芯片化学发光单点检测实现起来比较简单，一般方法是将光电检测器直接置于反应通道的下方，因其不需要复杂的光路系统，因此大多由研究者自行搭建而成。阵列微流控芯片的发展对设计具备多通道同时检测能力的化学发光检测器提出了要求，与 LIF 相比，构建多通道化学发光检测器更为容易，可采用单点扫描和 CCD 成像等。

3.1.2　电化学检测器

电化学检测是通过电极将溶液中待测物的化学信号转变成电信号以实现对待测组分检测的一种分析测试方法。电化学检测的主要优势是灵敏度高、选择性好、体积小、装置简单、成本低廉，它的兼容性也不错，而且适合微型化和集成化。根据电化学检测原理的不同，微流控芯片电化学检测可以分为三种检测方法，即安培法[10]、电导法和电势法。

安培检测法的原理是在工作电极上施加一个恒定的电极电位以引起待测物质在工作电极上发生氧化还原反应，同时输出在氧化还原过程中产生的电流，其输出的电流与待测物质的浓度成正比[11]。

电导检测法是根据主体溶液与被测物区带溶液电导率的差别而进行定量的检测方法，被测物的浓度可以对应于电导率的变化。电导法适于检测无机离子、氨基酸等物质，其中以对无机离子的研究较多，检出限一般可达到 $10^{-6} \sim 10^{-8}$ mol/L。电导检测法根据检测电极是否同溶液接触可以分为接触式电导检测法和非接触式电导检测法[12]。接触式电导检测根据电极放置位置的不同又可分为柱端检测和在柱检测两种，柱端检测是将一个电极直接放置在通道出口处，而另一电极则放在距第一个电极很近的位置；在柱检测是在芯片的分离通道上钻出微孔，将两电极放入。现在大部分接触式电导检测的研究工作都是基于在柱检测方式，这主要是因为在柱检测具有制作简便，可实现多个电导检测器同时检测等优点。在微流控芯片检测中，非接触式电导检测法就是将检测用电极直接放置在具有分离通道的芯片外表面，以此对分析物进行检测。该类检测方法的热点问题集中在检测系统设计的优化上。

电势检测法是利用半透膜两侧因不同的离子活度产生电势差而实现检测的方式，分析物通过一个具有离子选择性的半透膜（即离子选择性电极），在电极外部和内部的溶液由于活度的不同会出现电位差异，这个电位差异将被记录。需要提及的是电势检测法建立在离子选择性膜的基础上，具有专一性，而芯片电泳中通常涉及分离、检测多种物质，同时背景溶液在电极上不能具有响应，所以这种检测方法在芯片上的应用不多。

复合式电化学检测法是将多种电化学检测方式联合使用以充分发挥每种检测方式的优点，相互补充，实现更多被分离物的同时检测。

3.1.3　质谱检测器

质谱（MS）检测是使试样中各组分在离子源中发生电离，生成不同荷质比的带正电荷的离子，经加速电场的作用，形成离子束，进入质量分析器，并在质量分析器中，再利用电场和磁场使离子发生相反的速度色散，将它们分别聚焦从而确定其质量的一种分析方法。

质谱检测的优势体现在其能够提供试样组分中生物大分子的基本结构和定量信息[13]，对涉及蛋白质组学的研究具有难以替代的作用。

微流控芯片质谱检测的难点是芯片与质谱接口的问题[14]。

3.1.4　其他检测器

1. 热透镜检测器

两束同轴激光经过光学显微镜照射于样品溶液后，共焦区域的样品溶液因吸收其中一束激光（激发光）能量而温度升高，折射率随之改变，进而形成类似于光学透镜的液体凹透镜。另一束激光（探测光）通过该液体凹透镜后焦距被延长，发散轨迹变窄，探测物镜检测到的光强将增大。通过固定激发光强度，测定探测光强度的变化可间接检测样品溶液的浓度，利用该原理的检测技术即为热透镜显微镜（TLM）[15]。

热透镜显微镜的优点在于其的高灵敏度和普适性，检测物质并不需要具有某些特定性质，比如荧光、电化学活性等。当然，这一点也造成热透镜显微镜不具有选择性，它无法分辨不同被分析物质所引起的温度和光强的变化，因而不能用于复杂体系的研究。另外，热透镜显微镜仪器过于精密和复杂，价格昂贵，普通实验室无法自行搭建，因此大大制约了其在检测领域的应用。

2. 生物传感器检测

传感器是测量系统中的一种前置部件，它将输入变量转换成可供测量的信号。传感器种类很多，大体可分为物理、化学、生物传感器等。生物传感器是指用固定化的生物体成分（如酶、抗原、抗体、激素、细胞、细胞器、组织等）或生物体本身作为信号感受部分的传感器[16-18]。在生物传感器中报道最多的是DNA 传感器，它是以 DNA 为敏感元件，通过信号转换器将 DNA 与 DNA、DNA 与 RNA 或 DNA 与其他有机、无机离子之间作用所产生的生物学信号转变为可检测信号（光、电、声等）。除 DNA 传感器外，细胞传感器也是近年研究的热点，它可以以活细胞作为研究对象，定性或定量地检测目标细胞的基本功能信息；或利用活细胞作为敏感元件，定性或定量地检测被分析物的性质。近年来，生物传感器作为一种检测途径，由于其专一、快速、易于微型化和自动化等特点，已经越来越多地受到微流控芯片研究人员的关注，并开始被用作微流控芯片系统中的检测单元。同时随着微加工技术和纳米技术的进步，未来的生物传感器将趋于微型化，逐步向体内检测，在线检测的方向发展；同时也将愈加趋于和微流控芯片融为一体，成为微芯片系统的重要组成部分。

3.1.5　各种检测方法的主要优缺点

现将上述各种检测方法的主要优缺点列于表 3-1。

表 3-1　各种检测方法一览

主要检测方法	优点	不足
激光诱导荧光检测	检测灵敏度高，尤其是对于某些荧光效率高的物质可达到单分子检测	分析物需要具有荧光或含有可通过衍生反应得到荧光信号的官能团；荧光标记有可能会造成分析物生化学活性的改变，影响结果的可信度
紫外吸收光谱检测	是一种通用型光学检测器，分析物质无须衍生或标记	灵敏度低，对芯片材质、芯片结构有特殊要求；石英芯片制造工艺复杂，价格偏高
化学发光检测	检测灵敏度高，同其他光学检测器相比不需要光源，仪器设备简单，更易实现微型化和集成化	对检测池的设计有特殊要求，要求化学发光试剂和被测物质高效混合、充分反应。另外要考虑反应本身对芯片的影响，如反应体系伴随有气体的释放，有些体系需要在非水溶剂中进行
电化学检测	灵敏度高，选择性好，体积小，装置简单，成本低，可以与微加工技术兼容，具有微型化和集成化的前景	被检测物质需要有电化学活性（安培检测），重现性较差
质谱检测	能够提供试样组分中生物大分子的基本结构和定量信息，在涉及蛋白质组学研究中有着难以替代的作用	现行仪器体积庞大，价格昂贵，不符合芯片微型化的特点，只能用于芯片外检测；芯片同质谱的接口仍然是发展的重点与难点
等离子体发射光谱检测	是无机分析领域最灵敏的检测方法，同芯片结合是解决环境分析中诸如元素形态分析等难点课题的突破口	等离子体同芯片的接口问题影响分离与检测
热透镜检测	灵敏度高，通用型强，被分析物无须任何衍生或标记	仪器精密、复杂，价格昂贵；不具有选择性，不能分辨不同分析物所引起的温度光强变化，不能用于复杂体系的分析
传感器	种类多，具有专一、快速、易于微型化和自动化的特点	部分生物传感器使用寿命偏短

3.1.6　器官芯片一般性检测方法应用示例

现以一多传感器联用方法为例，说明一般性检测方法在器官芯片中的应用。器官芯片的运行及应用需要各种分析技术的整合。目前器官芯片检测的瓶颈在于如何实现多指标的自动、连续监测，实现器官芯片与检测技术一体化。

这种一体化将有助于更深入地了解药物代谢动力学，用于评价其器官毒性等生理指标。

为解决上述难题，哈佛医学院的 Zhang 等[19]采用模块化集成传感器的方法，构建了新型的带有多功能嵌入式传感器的器官芯片，包括生物物理传感器用于监测酸碱度、氧气、温度等，电化学免疫传感器用于监测蛋白标志物如谷胱甘肽-S-转移酶、肌酸激酶同工酶等以及便携式的光学显微镜用于监测类器官的形貌。上述检测系统可以通过计算机操控，连续自动运行五天以上。他们在这套带有集成式传感器的器官芯片平台上，实现了常见药物如乙酰氨基酚、阿霉素对于人源肝癌组织的杀伤性以及对正常心肌组织副作用的实时监控，其中包括肝-心脏器官芯片和肝癌-心脏器官芯片系统，如图 3-2 所示。

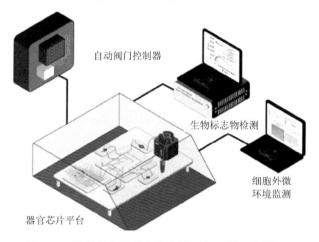

图 3-2　带有多功能嵌入式传感器的器官芯片[19]

3.2　器官芯片检测中的跨上皮/内皮电阻法

3.2.1　跨上皮/内皮电阻（TEER）

跨上皮/内皮电阻（transepithelial/transendothelial electrical resistance，TEER）是一种被广泛接受的定量测定内皮单层细胞和上皮单层细胞培养模型中紧密连接动力学的测量技术，也是在评估药物或化学品输运之前检测细胞屏障完整性的有力指标。TEER 通常基于测量欧姆电阻或跨宽频谱的阻抗，采用的是已经商用的测量仪器，并可用自定义的微流控系统作出报告，特别是，还可以在没有细胞损伤的情况下实时进行。TEER 是器官芯片领域一种很有特色的检测手段，已被广泛应用于血-脑屏障（BBB）、胃肠道（GI）模型和肺模型等芯片模型。

3.2.2　TEER 测定方法

TEER 测定方法主要分为欧姆定律方法和阻抗谱与拟合算法相结合方法两种。

欧姆定律方法用欧姆法测量细胞单层的电阻,是对势垒完整性的定量测量。Srinivasan 等[20]测量 TEER 的经典装置,如图 3-3 所示,在半透滤器插入物上培养细胞单层,顶端(或上部)和基底(或下部)隔室有隔板。为了进行电测量,使用两个电极,一个放置在上室,另一个放在下室,电极被单层细胞隔开。理论上,可以通过在电极上施加直流电压测量产生的电流来确定欧姆电阻,因为根据欧姆定律,电阻是电压和电流的比值。然而,直流电流会破坏电池和电极。为此,通常采用方波交流电(AC)电压信号,比如,在广泛使用的商用 TEER 测量系统(EVOM, Sarasota, FL)中,用频率为 12.5 Hz 的交流方波,以避免对电极和细胞层产生任何充电效应。EVOM 系统的测量范围为 1~9999 Ω,分辨率为 1 Ω,采用 STX 2/“筷子”电极对。电极对的每根棒(宽 4 mm,厚 1 mm)包含一个用于测量电压的银/氯化银颗粒和一个用于通过电流的银电极。测量过程包括只测量半透膜(无细胞)的空白电阻和测量半透膜上跨细胞层的电阻。

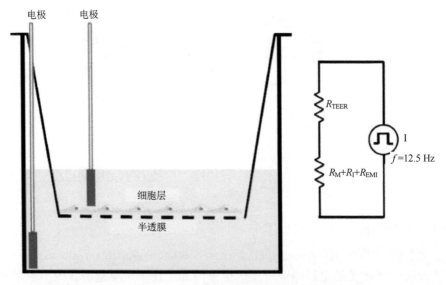

图 3-3　用“筷子”电极测量跨上皮/内皮电阻(TEER)。总电阻包括细胞层 R_{TEER} 的欧姆电阻、细胞培养基 R_M、半透膜插入 R_I 和电极介质界面 R_{EMI}[20]

该方法用一对电极,分别插入半透膜分隔的腔室的上下两部分,并施加一定电压、一定频率的正弦交流电,首先测定无细胞带有培养液模型的对照组电阻值 R(BLANK),再测量培养液中培养有单层细胞的实验组电阻值 R(TOTAL),通过公式 R(TISSUE) $= R$(TOTAL) $- R$(BLANK)计算单层

细胞电阻值 R（TISSUE）。电阻值与组织面积密切相关，一般 TEER 值用公式
TEER（REPORTED）= R（TISSUE）（Ω）× M（AREA）（cm^2）计算。

　　阻抗谱与拟合算法相结合的方法比传统的 DC/单频交流测量系统能更准确
地表示 TEER 值。阻抗谱是通过应用小幅度交流激励信号进行扫频，并测量产
生电流的幅相响应来实现的。跨宽频谱的阻抗测量，而不是直流/单频交流 TEER
测量，可以提供有关电池层电容的附加信息。德国 cellZcope，Nano Analytics 公
司开发了一种自动测量系统，用于测量在标准细胞培养的透膜上形成的各种屏
障上细胞的跨上皮/内皮阻抗，对所测阻抗谱进行等效电路分析，得到可用于表
征蜂窝势垒特性的电参数[21]。图 3-4A 说明基于阻抗谱与拟合算法的 TEER 概
念，图 3-4B 则说明阻抗的组成。

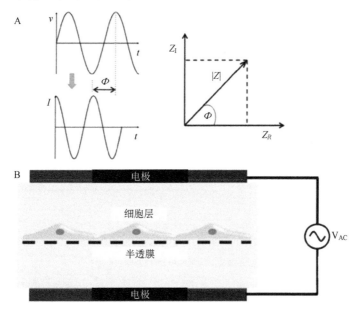

图 3-4　基于阻抗谱与拟合算法的 TEER 概念（A）和阻抗的组成（B）[22]

　　图 3-5A 为一个典型的等效电路图，可用于分析细胞系统的阻抗谱。在这个
电路中，电流既可以通过细胞之间的连接也可以通过细胞的细胞膜。前者的紧
密连接蛋白有助于等效电路中的欧姆电阻（R_{TEER}），而后者的每个脂质双电层
都会产生一个由欧姆电阻（$R_{membrane}$）和电容（C_C）组成的并行电路。除这些因
素外，还要考虑细胞培养液的阻值和测量电极的电容。膜电阻值很高，会使电
流大部分流过电容器，因此可以作个近似，把膜电阻忽略，而脂质双电层可以
用 C_C 来表示。基于这一近似，等效电路图可进一步简化，如图 3-5B 所示，所
观察到的阻抗谱将具有图 3-5C 所示的非线性频率依赖性[21]。

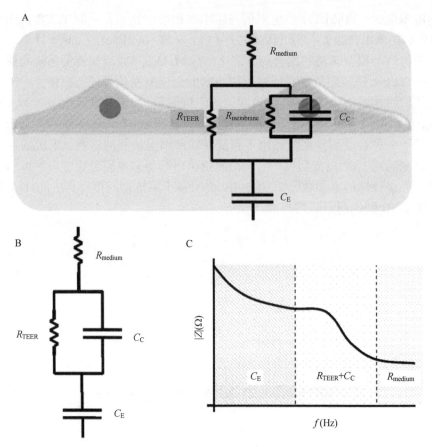

图 3-5　A. 一个典型的等效电路图，可用于分析细胞系统的阻抗谱；B. 简化等效电路；C. 具有不同频率依赖区域的典型阻抗谱[21]

3.2.3　TEER 测定的应用

TEER 的测定已在器官芯片中得到了很多应用，其中尤以血-脑屏障、肠道屏障等更为普遍，下面先择要略作说明。

1. 血-脑屏障

血-脑屏障（BBB）是循环系统与中枢神经系统之间的一个活跃界面，它限制了不同物质在两室间的自由流动，对维持中枢神经系统内的稳态起着至关重要的作用。图 3-6 显示了 BBB 模型各个组成的原理图。在生理上，BBB 由复杂的血管内皮细胞组成，由于物理和生化屏障的结合，这些内皮细胞与其他内皮细胞非常不同。BBB 内皮细胞被基底板和星形细胞周围血管端足包围，星形胶质细胞提供与神经元的细胞联系。BBB 内皮细胞的特点是连接紧密，缺乏开口，并有极小的小泡[23]。

　　BBB 的主要成分及其功能的详细信息已有文献详细说明[24-26]，BBB 具有载体和屏障的双重功能。血-脑屏障的屏障功能是限制潜在有毒或有害物质从血液到大脑的输运。载体功能允许选择性地将营养物质输送到大脑，并从围绕中枢神经系统组织的脑脊髓液中去除代谢物。作为潜在神经治疗药物（500~1000 Da）的小脂可溶性化合物（1000 Da）通常含有基因、重组蛋白，98%以上由蛋白质和多肽组成，需要开发能够模拟体内屏障特性的 BBB 体外模型，评估潜在的神经治疗药物穿过血-脑屏障的可能性。

　　本书第 4 章脑芯片中有较多篇幅介绍血-脑屏障芯片模型的构建，其中 Shuler 等诱导人多能干细胞（hiPSC）获得脑微血管内皮细胞，并将其与无泵微流体平台多孔膜两侧的大鼠原代细胞共培养多达 10 天。他们通过连续测量和体内类似的跨上皮/内皮电阻（TEER）证明这种微流体血-脑屏障模型能很好实现屏障的完整性。按照他们的测量，在第 3 天，芯片上 TEER 水平可以达到 4000 $\Omega \cdot cm^2$ 以上，并且在 2000 $\Omega \cdot cm^2$ 以上维持了 10 天，而这是已报道的在微流体模型中最高的持续 TEER 值[27]。

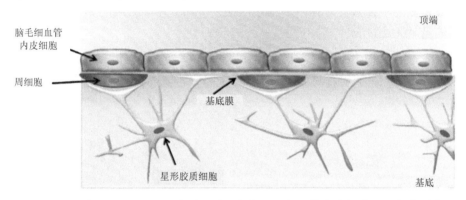

图 3-6　血-脑屏障的原理图，显示各种组成，包括脑毛细血管内皮细胞、基底膜、周细胞和星形胶质细胞[23]

2. 胃肠道模型

　　在药物给药途径中，口服给药通常是首选的，因为它可减少感染或疼痛，也能避免其他侵入途径，无须医务人员协助，对患者友好。然而，口服药物需要通过肠道膜的转运，这是一个复杂的动态过程，包括化合物平行通过几条途径。肠道黏膜的特点是存在绒毛，它是营养和药物吸收重要的功能单元。黏膜由上皮层、固有层和黏膜肌层组成。图 3-7[28]是胃肠道（GI）模型的各个组成部分示意，上皮层被认为是胃肠道药物渗透的限制障碍，因此最感兴趣。口服营养物质或药物的生物利用度取决于胃肠道屏障功能的质量，是一个重要的决定因素，特别是在研究物质通过紧密连接做被动输运时。紧密连接复合物限制了物质通过上皮细胞间脱细胞间隙的被动扩散，这一过程在病变的上皮组织中可能受到损害。主动转运机制使物质能够通过上皮细胞的细胞体传递。在建立胃肠道组织的屏障功能以模拟人体健康或疾病的情况下，可以更好地研究主动和被动输运。

在本书的第 9 章中，我们介绍了 D. Ingber 等研发的人肠芯片，他们施加循环力学应变来模拟肠道蠕动，并使用跨膜电阻仪测量跨上皮/内皮电阻（TEER），通过染色紧密连接蛋白来评估人肠上皮细胞单层的完整性，测量氨肽酶的活性，细胞表观渗透率以及微生物 β-半乳糖苷酶活性；研究培养的微生物和细胞的形貌并对所获得数据进行统计分析。结果发现，当将 Caco-2 细胞在具有流动和循环应变的肠芯片中培养较长时间后，原始平面的柱状上皮细胞自发生长形成起伏和褶皱。当通过免疫荧光共聚焦显微镜分析垂直切片时，发现这些褶皱显示为正常肠绒毛的形态，而这些绒毛结构的上皮细胞对黏蛋白染色呈阳性。在这个体外模型中观察到的绒毛形成的时间也与在体内观察到的绒毛更新的时间一致。相反，在静止系统中，上皮细胞在相同条件下共培养的第一天 TEER 就发生耗散，并且由于细胞的死亡，和上皮细胞单层完全分离，48 小时后测量就无法进行[29]。

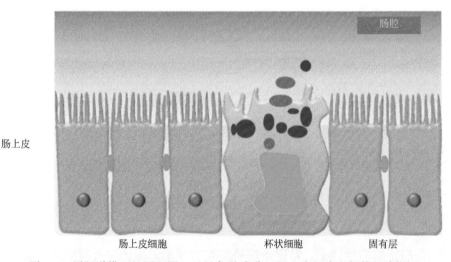

图 3-7 胃肠道模型的原理图，显示各种成分，肠上皮细胞和杯状细胞[28]

3. 其他的体外屏障模型

除了前面部分描述的屏障模型之外，还有其他的体外屏障模型已经被开发用来预测药物的转运，包括肺[30]、胎盘[31]、鼻[32]、阴道[33]和眼[34]等。

已知在体内环境下兔血-脑屏障的 TEER 值为 5900 $\Omega \cdot cm^2$；而在模拟体内环境建立的体外模型的 TEER 值为 4000 $\Omega \cdot cm^2$；还有研究者分别测定了体内环

境下胃黏膜、结肠、小肠的 TEER 值，分别是 2000 $\Omega\cdot cm^2$、300~400 $\Omega\cdot cm^2$、50~100 $\Omega\cdot cm^2$，而体外模拟的条件下所测 TEER 值与体内环境下相差不远。另外体内环境下肺气管和支气管上皮的 TEER 值分别为 700~1200 $\Omega\cdot cm^2$，而体外模拟情况下 TEER 值为（766 ± 154）$\Omega\cdot cm^2$。报道的人血管上皮血细胞的 TEER 值有多种，体外培养的环境下 TEER 值稳定在 500 $\Omega\cdot cm^2$。原代大鼠肺泡 II 型细胞的 TEER 值会稳定在 2000 $\Omega\cdot cm^2$，人肺静脉内皮细胞的体外培养条件下 TEER 值约在 1000~2000 $\Omega\cdot cm^2$。

3.2.4　TEER 电极和器官芯片的集成

现有的测量 TEER 的商用系统主要局限于静态和宏观的细胞环境。其中，STX^2/"筷子"型电极不适合与芯片系统集成，因为小细胞培养区以及在同一位置电极固定不牢时测量值可能波动。将固定化的 TEER 电极直接集成到芯片模型中，并与细胞单层相邻，不仅可以降低细胞培养液中电阻的贡献，而且可以降低任何电极运动产生的信号噪声。电极的尺寸可以根据系统内微通道的尺寸进行缩放。与传统的培养系统相比，在基于芯片的系统中，TEER 可以实现比表面积小得多的测量。然而，使用自定义设计和嵌入的 TEER 电极，在测量过程中确保跨细胞单层的均匀电流密度是很重要的。电流密度的不均匀性是导致 TEER 值不稳定的原因之一。这些芯片的电极设计过程可以与电模拟和建模相结合，以保证电流密度的均匀性。器官芯片还具有在生理相关的流体流动条件下研究细胞的优势，因为这些条件往往会对某些细胞类型产生机械传导效应。例如，已知肾脏中的许多转运过程都受到流体流动和剪切应力的调节。体外芯片还能精确控制生理应力、化学信号以及细胞与细胞间的相互作用，同时还能减少试剂消耗。

3.2.5　关于 TEER 测定研究的一些阶段性看法

TEER 检测是一种有价值的无创技术，可用于定量测定细胞在其生长和分化过程中的屏障完整性。它可以在药物开发的早期阶段为药物毒性和通透性预测提供极好的高通量和低成本的工具，无论所涉及的器官芯片是独立的，还是集成有 TEER 的。已经有一些案例说明在可控条件下，对在半通透支架上生长的许多由固定细胞组成的体外细胞模型进行研究可用于药物的渗透性和吸收的评价。这些研究能否成功地预测药物吸收取决于体外模型能否模拟体内屏障所产生的药物吸收过程的复杂性。基于阻抗谱的 TEER 测量更可靠，与欧姆定律方法相比，它提供了更多关于细胞的信息。尽管 TEER 测量系统已有独立的商用装置，但更好的办法是将 TEER 测量系统集成到基于芯片的设备中，以便在不破坏细胞培养环境的情况下对孵化器内的细胞进行持续的无创监测。可用商用装置测量不同类型细胞的 TEER 值，并用定制的微流控系统提供报告，在文献上也已给出了同一类型细胞各种 TEER 值。值得注意的是，各种因素，比如电极的选择和使用、测量过程中温度的控制、培养基配方、细胞培养周期和模型中所用细胞的通道数等，都会对 TEER 值产生影响，精确控制每个变量比较困难，但是需要根据目标要求对所有这些变量进行优化。TEER 值已被证明是细胞屏障完整性的简单而快速的指标，然而，要对不同实验室报告的 TEER 结果进行有意义的比较，则不仅要比较这些数值，还要考虑到影响 TEER 的所有上述因素。此外，在报告 TEER 值时，实验室应提供所列出的变量和进行 TEER 测量的确切条件。与 TEER 测量有关的体外模型的目的应该是模拟在体内条件下观察到的 TEER 值，如果所测得的 TEER 值远高于或低于体内值，都可能导致在评估药物或化学品的输运时得出不正确的结论。

3.3　器官芯片微环境检测和单细胞分析

3.3.1　微环境

任何事物都不是孤立存在的，细胞、组织、肿瘤或器官概莫能外。环境，很多情况下是微环境，对主体行为的影响举足轻重。所谓细胞微环境是指能对细胞产生影响的周围结构和成分，主要包括生物微环境（比如附近的同种或异种细胞、细胞外基质、细胞外囊泡、各种分泌蛋白、结合在胞外基质上的各种生长因子和细胞因子以及金属离子等）和物理微环境（温度以及作用在细胞上的各种物理力等）。这些因素的协同作用构建了内稳态的微环境，实现细胞、组织、器官功能的正常运转。

稳定的细胞微环境是细胞执行增殖、分化、代谢等各种功能的重要条件。细胞与其微环境密不可分：微环境的成分可反映组成微环境的细胞的状态，同时微环境也直接决定细胞个体的功能状态（如微环境中的炎症因子可诱导细胞发生病变）。对于干细胞而言，这些邻近组织细胞及其分泌的各种因子在正常情况下可抑制干细胞的分化，在组织细胞受损时，这类抑制因子减少，而坏死细胞释放的物质可能诱导干细胞的分化来修复组织的损伤。

肿瘤微环境是指肿瘤的发生和转移时肿瘤细胞所处的内外环境。它不仅包括肿瘤所在组织的结构以及相应的功能和代谢，而且亦包括肿瘤细胞自身的核和胞质等内在环境。肿瘤细胞可以通过自分泌和旁分泌，改变和维持自身生存和发展的条件，促进肿瘤的生长和发展。全身和局部组织亦可通过代谢、分泌、免疫、结构和功能的改变，限制和影响肿瘤的发生和发展。

在某种意义上，肿瘤被看成是器官。当然地，器官也有微环境。器官微环境的核心组成是单个细胞，对单个细胞的分析是器官微环境检测的根本。

3.3.2　单细胞分析

1. 概述

细胞是生命存在的基本单位，探索生命健康与疾病常需要以细胞研究为基础。由于细胞与细胞之间存在差异，群体细胞的研究结果只能得到一群细胞的统计平均值，这往往会掩盖个体差异信息。对更全面地了解细胞以服务人类健康研究而言，单细胞分析就显得尤为重要。单细胞分析是对多细胞组织中单个细胞进行分析的方法的统称，它是由分析化学、生物学和医学工程相互渗透发展而形成的跨学科前沿领域[35-37]。单细胞分析可以降低生物检测噪声，清晰展现每个细胞的状态、细胞个体之间的差异及联系等群体细胞研究方法无法分辨的信息，因此更加深入、全面地了解目标器官的微环境，这不仅可以提供许多新的生物学信息，解决目前困扰生命科学发展的关键科学问题——细胞功能异质性，也将对诸如个体化医疗、精准医学等人类疾病的诊断、治疗和药物开发等关键问题产生十分重要的影响[38]。近年来，单细胞分析工具的研发迅猛发展，其强大的功能已经引起越来越多的重视，2016 年，*Nature Methods* 已将单细胞组学分析技术列为最值得关注的八大生物医药技术之一[39]，一些能够对单细胞进行分子水平全面分析的技术已经出现并被广泛应用。比如，液滴测序（DropSeq）革命性地实现了数以万计的单细胞 RNA 测序样本自动化处理[40]；单细胞抗体条形码芯片（single cell barcode microchip，SCBC）可以实现同一单细胞大量（>40）分泌蛋白指标或磷酸化蛋白指标的分析[41, 42]；质谱流式细胞仪（Cy-TOF）可以实现大量（>30）细胞表面蛋白的平行分析[43]等，这些单细胞分析工具的出现不仅加深了人们对于单个细胞分子层面的认识，同时也在逐渐融入临床服务，开始实现个体化的精准医疗。例如，耶鲁大学 Rong Fan 课题组开发的单细胞抗体条形码芯片成功应用于肿瘤免疫治疗药品开发中，对 CAR-T（chimeric antigen receptor T-Cell immunotherapy，嵌合抗原受体 T 细胞免疫疗法）细胞药品进行安全性及有效性的个体性评价[44]。斯坦福大学的 Gary Nolan 课题组利用质谱流式细胞仪对经过髋关节置换手术的中老年患者手术后 24 小时内的血样进行了单细胞分析，发现其中存在的一小群免疫细胞的活性水平变化可以为预测患者的康复期提供有力的线索[45]。

单细胞分析工具可根据测量分析物来进行分组，例如基因组、转录组、蛋白质组或以代谢组为基础的办法，或它们的组合。器官芯片主要的发展方向体现在高通量药物筛选和体外（*ex vivo*）组织的生物功能研究，因此器官芯片结合最新的单细胞分析手段，使研究者们能够在更高维度分析细胞的差异，更深层面上了解器官芯片的微环境，并根据分析结果筛选出潜在的药物靶点进行临床研究之前的药物测试（pre-clinical drug tests），具有十分广阔的应用前景。

2. 单细胞 mRNA 测序

耶鲁大学 Xiao 等在体外重建的三维微血管芯片中，观察到原代脑癌细胞（primary patient-derived cells）在微血管周围的运动和分布，并通过单细胞测序找到了与癌细胞血管分布倾向相关的基因谱（gene expression profile）[46]，实现了器官芯片和单细胞 mRNA 测序检测手段的结合。胶质母细胞瘤（Glioblastoma Multiforme）是高度异质性肿瘤，患者平均生存周期只有 15 个月，多数患者死于癌细胞在脑部多处扩散[47]。尽管世界卫生组织（WHO）致力于癌症的病理和基因分型[48]，但目前并没有合适的体外模型能够实时观察单个癌细胞的扩散和迁徙方式，也缺乏胶质母细胞瘤基因分型高度异质性在脑癌恶化过程中的表型差异研究。研究者们将来源于 10 个不同患者的胶质母细胞瘤细胞和脐带静脉上皮细胞（human umbilical vein endothelial cells）均匀混合于纤维蛋白水凝胶（fibrin gel）中。使用流体在微流芯片上两侧的管道中灌注后，大约 3~4 天，上皮细胞能自发形成微血管网络，而癌细胞则分布在血管周围。实时影像显示有小部分癌细胞能够沿着微血管爬行，并且表面粗糙，布满小泡（micro vesicles）。为了进一步探究不同患者癌细胞在血管外周分布差异的本质原因，对来源于 10 个患者的 21750 个癌细胞进行了单细胞 mRNA 测序。结果显示，有四个基因（*PDGFRA, C1GALT1, THY1, MKI67*）的 mRNA 表达与沿血管分布频率正相关。这是首次观察到胶质母细胞瘤原代癌细胞在体外的微血管周围运动，并结合单细胞分析筛选出与癌细胞运动迁移的相关基因，为未来的靶向治疗提供了线索，如图 3-8 所示。

3. 单细胞的分泌蛋白以及细胞外囊泡

分泌蛋白以及细胞外囊泡作为多细胞组织中细胞之间相互交流以协同完成生物学功能的必需手段，引起研究者的广泛重视。分泌蛋白（包括细胞因子、趋化因子、生长因子等）是指在细胞内合成后，分泌到细胞外起作用的蛋白质。分泌蛋白的分析检测在生物医学很多方面均有十分重要的应用，如判断机体免疫功能、疾病诊断、病程观察、疗效判断及细胞因子治疗监测等[49]。细胞外囊泡（extracellular vesicle, EV）是指从细胞膜上脱落或者由细胞分泌的双层膜结构的囊泡状小体，基于其生物发生、大小和生物物理性质，可以进一步分类为外泌体、微泡等[50]。2013 年的诺贝尔生理学或医学奖即授予了发现细胞囊泡运输调控机制的三位科学家。细胞外囊泡广泛存在于细胞培养上清中，携带有细胞来源相关的多种蛋白质、脂类、DNA、mRNA、miRNA 等并参与细胞间通信、信息传递。在单细胞水平实现分泌蛋白、外囊泡的多参数、高通量的分析，有助于深入理解细胞通信的异质性以及器官功能的协同组织。

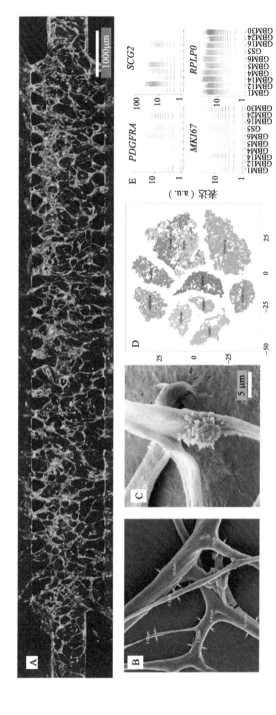

图 3-8　A. 完整的血管芯片扫描图。微血管网络为绿色，癌细胞为红色；B. 扫描电子显微镜下的微血管网络；C. 黏附在微血管（绿色）上的脑癌细胞（蓝紫色）；D. 使用 21750 个单细胞 mRNA 数据进行的无监督聚类的 tSNE 降维分析；E. mRNA 表达量在不同患者样本中的表达差异，*RPLP0* 为管家基因[47]

虽然利用单细胞分析工具对细胞微环境进行解析已经在生物医学研究中获得了广泛的重视，但目前在器官芯片领域，尚未见相关研究，其中的困难在于相关分析工具的缺乏及其与器官芯片的集成。单细胞分析中一个值得关注的平台是单细胞抗体条形码阵列芯片[51, 52]，该芯片通过高密度空间分辨抗体阵列用于多指标检测，通过高密度微孔阵列用于单细胞捕获，创造性地将空间分辨和荧光光谱分辨结合起来，可实现对数以千计的活体单细胞所分泌的蛋白、外囊泡分别进行同时检测。例如最近，大连化学物理研究所陆瑶研究组与大连医科大学刘婷姣研究组合作，利用抗体条形码阵列微流控芯片，实现了高通量同一单细胞来源的多种外囊泡的免疫分型；并将其应用于口腔鳞癌细胞系及多例口腔鳞癌患者手术组织样本原代细胞中，初步发现了肿瘤转移相关的外囊泡亚群；还实现了对同一单细胞的分泌蛋白与外囊泡的多指标、并行分析，发现蛋白与外囊泡的分泌由不同的细胞亚群来主导[52]。该工作提供了一种单细胞外囊泡多指标检测的研究工具并探讨了其潜在的基础、临床应用价值，如图 3-9 所示。

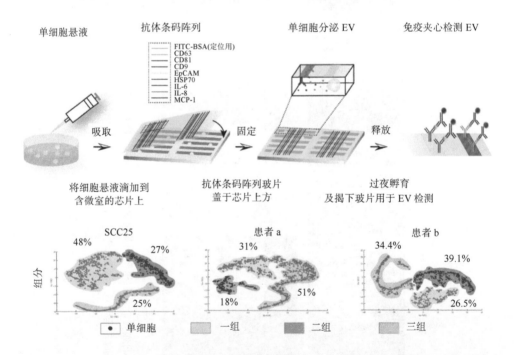

图 3-9 单细胞外囊泡的多指标分析工作流程示意图及可视化聚类分析口腔鳞癌细胞系及肿瘤患者样本的功能亚群[52]

单细胞抗体条形码阵列芯片作为一种功能强大的细胞微环境、细胞通信单细胞分析工具，实现了对数以千计的活体单细胞所分泌的 42 种蛋白分子分别进行同时检测[41]、单细胞外囊泡免疫分型[52]、单细胞-单细胞自分泌/旁分泌分析[53, 54]、单细胞分泌蛋白动态分析[55]、单细胞三维培养/分析[56]等诸多应用,有可能在未来与器官芯片结合,实现器官芯片微环境、细胞通信的单细胞分析。

4. 单细胞表面牵引力

单细胞分析中一些特有的检测手段对于器官芯片微环境的研究也具有重要的意义,其中之一是牵引力显微成像(traction force microscopy,TFM)[57]。当单个细胞受到如药物或者信号因子刺激,抑或迁移的时候,细胞骨架会发生变化,造成细胞变形,从而导致细胞表面牵引力(traction force)的变化,这种牵引力的变化可以通过测量细胞外基质中的荧光小球的位移(displacement)来测定。譬如,一种常见的测量方法是将单个细胞包埋在混有直径 1~2 μm 荧光小球的细胞外基质中,然后给予细胞外部以化学刺激,利用共聚焦显微镜连续监测细胞外基质中荧光小球位置的变化,再通过特定的算法,计算出细胞表面牵引力的变化,最终推测出外源化合物或细胞外基质与细胞相互作用的机理,譬如药物的药理或者毒理。

参 考 文 献

[1] Shen Z, Liu X J, Long Z C, Liu D Y, Ye N N, Qin J H, Dai Z P, Lin B C. Parallel analysis of biomolecules on a microfabricated capillary array chip. Electrophoresis, 2006, 27(5-6): 1084-1092.

[2] Uchiyama K, Nakajima H, Hobo T. Detection method for microchip separations. Analytical and Bioanalytical Chemistry, 2004, 379(3): 375-382.

[3] Huang X Y, Ren J C. On-line chemiluminescence detection for isoelectric focusing of heme proteins on microchips. Electrophoresis, 2005, 26(19): 3595-3601.

[4] 林炳承, 王刚, 周小棉, 等. 一种微流控芯片: 中国. 200520088915.9. 2005.

[5] 戴忠鹏, 马波, 林炳承. 一种用于石英微流控芯片的常温快速键合方法及加压模具: 200510046835.1. 2005.

[6] Duggan M P, McCreedy T, Aylott J W. A non-invasive analysis method for on-chip spectrophotometric detection using liquid-core waveguiding within a 3D architecture. Analyst, 2003, 128(11): 1336-1340.

[7] Mogensen K B, El-Ali J, Wolff A, Kutter J P. Integration of polymer waveguides for optical detection in microfabricated chemical analysis systems. Applied Optics, 2003, 42(19): 4072-4079.

[8] Petersen N J, Mogensen K B, Kutter J P. Performance of an in-plane detection cell with integrated waveguides for UV/Vis absorbance measurements on microfluidic separation devices. Electrophoresis, 2002, 23(20): 3528-3536.

[9] Salimi-Moosavi H, Jiang Y T, Lester L, McKinnon G, Harrison D J. A multireflection cell for enhanced absorbance detection in microchip-based capillary electrophoresis devices. Electrophoresis, 2000, 21(7): 1291-1299.

[10] Dawoud A A, Kawaguchi T, Jankowiak R. In-channel modification of electrochemical detector for the detection of bio-targets on microchip. Electrochemistry Communications, 2007, 9(7): 1536-1541.

[11] Lindsay S, Vazquez T, Egatz-Gomez A, Loyprasert S, Garcia A A, Wang J. Discrete microfluidics with electrochemical detection. Analyst, 2007, 132(5): 412-416.

[12] Pumera M, Wang J, Opekar F, Jelinek I, Feldman J, Lowe H, Hardt S. Contactless conductivity detector for microchip capillary electrophoresis. Analytical Chemistry, 2002, 74(9): 1968-1971.

[13] Sung W C, Huang S Y, Liao P C, Lee G B, Li C W, Chen S H. Poly(dimethylsiloxane)-based microfluidic device with electrospray ionization-mass spectrometry interface for protein identification. Electrophoresis, 2003, 24(21): 3648-3654.

[14] Wang Y X, Zhou Y, Balgley B M, Cooper J W, Lee C S, DeVoe D L. Electrospray interfacing of polymer microfluidics to MALDI-MS. Electrophoresis, 2005, 26(19): 3631-3640.

[15] Kitamori T, Tokeshi M, Hibara A, Sato K. Thermal lens microscopy and microchip chemistry. Analytical Chemistry, 2004, 76(3): 52a-60a.

[16] Fan C H, Plaxco K W, Heeger A J. Electrochemical interrogation of conformational changes as a reagentless method for the sequence-specific detection of DNA. Proceedings of the National Academy of Sciences of the United States of America, 2003, 100(16): 9134-9137.

[17] Hayashi K, Iwasaki Y, Kurita R, Sunagawa K, Niwa O. On-line microfluidic sensor integrated with a micro array electrode and enzyme-modified pre-reactor for the real-time monitoring of blood catecholamine. Electrochemistry Communications, 2003, 5(12): 1037-1042.

[18] Morin F, Nishimura N, Griscom L, LePioufle B, Fujita H, Takamura Y, Tamiya E. Constraining the connectivity of neuronal networks cultured on microelectrode arrays with microfluidic techniques: A step towards neuron-based functional chips. Biosensors & Bioelectronics, 2006, 21(7): 1093-1100.

[19] Zhang Y S, Aleman J, Shin S R, Kilic T, Kim D, Shaegh S A M, Massa S, Riahi R, Chae S, Hu N, Avci H, Zhang W, Silvestri A, Nezhad A S, Manbohi A, De Ferrari F, Polini A, Calzone G, Shaikh N, Alerasool P, Budina E, Kang J, Bhise N, Ribas J, Pourmand A, Skardal A, Shupe T, Bishop C E, Dokmeci M R, Atala A, Khademhosseini A. Multisensor-integrated organs-on-chips platform for automated and continual in situ monitoring of organoid behaviors. Proceedings of the National Academy of Sciences of the United States of America, 2017, 114(12):E2293-E2302.

[20] Srinivasan B, Kolli A R, Esch M B, Abaci H E, Shuler M L, Hickman J J. TEER measurement techniques for in vitro barrier model systems. Jala, 2015, 20(2): 107-126.

[21] Benson K, Cramer S , Galla H J. Impedance-based cell monitoring: barrier properties and beyond. Fluids Barriers CNS, 2013, 10(1): 5.

[22] Douville N J, Tung Y C, Li R, Wang J D, El-Sayed M E H, Takayama S. Fabrication of two-layered channel system with embedded electrodes to measure resistance across epithelial and endothelial barriers. Analytical Chemistry, 2010, 82(6): 2505-2511.

[23] Wong A D, Ye M, Levy A F, Rothstein J D, Bergles D E, Searson P C. The blood-brain barrier: An engineering perspective. Front Neuroeng, 2013, 6:7.

[24] Hawkins R A, O'Kane R L, Simpson I A, Vina J R. Structure of the blood-brain barrier and its role in the transport of amino acids. Journal of Nutrition, 2006, 136(1): 218s-226s.

[25] Prabhakarpandian B, Shen M C, Nichols J B, Mills I R, Sidoryk-Wegrzynowicz M, Aschner M, Pant K. SyM-BBB: A microfluidic blood brain barrier model. Lab on a Chip, 2013, 13(6): 1093-1101.

[26] Wilhelm I, Fazakas C, Krizbai I A. *In vitro* models of the blood-brain barrier. Acta Neurobiologiae Experimentalis, 2011, 71(1): 113-128.

[27] Wang Y I, Abaci H E, Shuler M L. Microfluidic blood-brain barrier model provides *in vivo*-like barrier properties for drug permeability screening. Biotechnology and Bioengineering, 2017, 114(1): 184-194.

[28] Powell D W. Barrier function of epithelia. American Journal of Physiology, 1981, 241(4):G275-G288.

[29] Kim H J, Huh D, Hamilton G, Ingber D E. Human gut-on-a-chip inhabited by microbial flora that experiences intestinal peristalsis-like motions and flow. Lab on a Chip, 2012, 12(12): 2165-2174.

[30] Hollenhorst M I, Richter K , Fronius M. Ion transport by pulmonary epithelia. Journal of Biomedicine and Biotechnology, 2011.

[31] Levkovitz R, Zaretsky U, Gordon Z, Jaffa A J, Elad D. *In vitro* simulation of placental transport: Part I. Biological model of the placental barrier. Placenta, 2013, 34(8): 699-707.

[32] Agu R U, Dang H V, Jorissen M, Willems T, Kinget R, Verbeke N. Nasal absorption enhancement strategies for therapeutic peptides: An *in vitro* study using cultured human nasal epithelium. International Journal of Pharmaceutics, 2002, 237(1-2): 179-191.

[33] Gorodeski G I. The cultured human cervical epithelium a new model for studying paracellular transport. Journal of the Society for Gynecologic Investigation, 1996, 3(5): 267-280.

[34] O'Sullivan N L, Baylor A E, Montgomery P C. Development of immortalized rat conjunctival epithelial cell lines: An *in vitro* model to examine transepithelial antigen delivery. Experimental Eye Research, 2007, 84(2): 323-331.

[35] Fu Y S, Li C M, Lu S J, Zhou W X, Tang F C, Xie X S, Huang Y Y. Uniform and accurate single-cell sequencing based on emulsion whole-genome amplification. Proceedings of the National Academy of Sciences of the United States of America, 2015, 112(38): 11923-11928.

[36] Guan Z C, Jia S S, Zhu Z, Zhang M X, Yang C J. Facile and rapid generation of large-scale microcollagen gel array for long-term single-cell 3D culture and cell proliferation heterogeneity analysis. Analytical Chemistry, 2014, 86(5): 2789-2797.

[37] Yuan G C, Cai L, Elowitz M, Enver T, Fan G P, Guo G J, Irizarry R, Kharchenko P, Kim J, Orkin S, Quackenbush J, Saadatpour A, Schroeder T, Shivdasani R, Tirosh I. Challenges and emerging directions in single-cell analysis. Genome Biology, 2017, 18.

[38] Chattopadhyay P K, Gierahn T M, Roederer M, Love J C. Single-cell technologies for monitoring immune systems. Nature Immunology, 2014, 15(2): 128-135.

[39] Nawy T. How single cells do it. Nature Methods, 2017, 14(1): 33.

[40] Macosko E Z, Basu A, Satija R, Nemesh J, Shekhar K, Goldman M, Tirosh I, Bialas A R, Kamitaki N, Martersteck E M, Trombetta J J, Weitz D A, Sanes J R, Shalek A K, Regev A, McCarroll S A. Highly parallel genome-wide expression profiling of individual cells using nanoliter droplets. Cell, 2015, 161(5): 1202-1214.

[41] Lu Y, Xue Q, Eisele M R, Sulistijo E S, Brower K, Han L, Amir E D, Pe'er D, Miller-Jensen K, Fan R. Highly multiplexed profiling of single-cell effector functions reveals deep functional heterogeneity in response to pathogenic ligands. Proceedings of the National Academy of Sciences of the United States of America, 2015, 112(7):E607-E615.

[42] Shi Q H, Qin L D, Wei W, Geng F, Fan R, Shin Y S, Guo D L, Hood L, Mischel P S , Heath J R. Single-cell proteomic chip for profiling intracellular signaling pathways in single tumor cells. Proceedings of the National Academy of Sciences of the United States of America, 2012, 109(2): 419-424.

[43] Bendall S C, Simonds E F, Qiu P, Amir E A D, Krutzik P O, Finck R, Bruggner R V, Melamed R, Trejo A, Ornatsky O I, Balderas R S, Plevritis S K, Sachs K, Pe'er D, Tanner S D, Nolan G P. Single-cell mass cytometry of differential immune and drug responses across a human hematopoietic continuum. Science, 2011, 332(6030): 687-696.

[44] https://www.the-scientist.com/?articles.view/articleNo/50969/title/2017-Top-10-Innovations/.

[45] Gaudilliere B, Fragiadakis G K, Bruggner R V, Nicolau M, Finck R, Tingle M, Silva J, Ganio E A, Yeh C G, Maloney W J, Huddleston J I, Goodman S B, Davis M M, Bendall S C, Fantl W J, Angst M S, Nolan G P. Clinical recovery from surgery correlates with single-cell immune signatures. Science Translational Medicine, 2014, 6(255).

[46] Xiao Y K D, Dura B, Zhang K, Yan R C, Li H M ,Han E, Ip J, Zou P, Liu J, Chen A T, Vortmeyer A O, Zhou J B, Fan R. *Ex vivo* dynamics of human glioblastoma cells in a microvasculature-on-a-chip system correlates with tumor heterogeneity and subtypes. Advanced Science, 2019:1801531.

[47] Weller M, Cloughesy T, Perry J R, Wick W. Standards of care for treatment of recurrent glioblastoma—Are we there yet? Neuro-Oncology, 2013, 15(1): 4-27.

[48] Touat M, Idbaih A, Sanson M, Ligon K L. Glioblastoma targeted therapy: Updated approaches from recent biological insights. Annals of Oncology, 2017, 28(7): 1457-1472.

[49] Rothenberg E V. Cell lineage regulators in B and T cell development. Nature Immunology, 2007, 8(5): 441-444.

[50] El Andaloussi S, Maeger I, Breakefield X O, Wood M J A. Extracellular vesicles: Biology and emerging therapeutic opportunities. Nature Reviews Drug Discovery, 2013, 12(5): 348-358.

[51] Ma C, Fan R, Ahmad H, Shi Q H, Comin-Anduix B, Chodon T, Koya R C, Liu C C, Kwong G A, Radu C G, Ribas A, Heath J R. A clinical microchip for evaluation of single immune cells reveals high functional heterogeneity in phenotypically similar T cells. Nature Medicine, 2011, 17(6): 738-U133.

[52] Ji Y H, Qi D Y, Li L M, Su H R, Li X J, Luo Y, Sun B, Zhang F Y, Lin B C, Liu T J , Lu Y. Multiplexed profiling of single-cell extracellular vesicles secretion. Proceedings of the National Academy of Sciences of the United States of America, 2019.

[53] Elitas M, Brower K, Lu Y, Chen J J, Fan R. A microchip platform for interrogating tumor-macrophage paracrine signaling at the single-cell level. Lab on a Chip, 2014, 14(18): 3582-3588.

[54] Xue Q, Lu Y, Eisele M R, Sulistijo E S, Khan N, Fan R , Miller-Jensen K. Analysis of single-cell cytokine secretion reveals a role for paracrine signaling in coordinating macrophage responses to TLR4 stimulation. Science Signaling, 2015, 8(381).

[55] Chen Z, Lu Y, Zhang K, Xiao Y, Lu J, Fan R. Multiplexed, sequential secretion analysis of the same single cells reveals distinct effector response dynamics dependent on the initial basal state. Advanced Science, 2019:1801361.

[56] Bai R H, Li L M, Liu M M, Yan S Q, Miao C Y, Li R J, Luo Y, Liu T J, Lin B C, Ji Y B, Lu Y. Paper-based 3D scaffold for multiplexed single cell secretomic analysis. Analytical Chemistry, 2018, 90(9): 5825-5832.

[57] Munevar S, Wang Y L, Dembo M. Traction force microscopy of migrating normal and H-ras transformed 3T3 fibroblasts. Biophysical Journal, 2001, 80(4): 1744-1757.

第4章 脑 芯 片

4.1 脑和血-脑屏障概况

大脑是高等动物中枢神经系统的重要组成部分，位于颅腔内部，主管感觉和运动。人体大脑是极为复杂的电化学耦联器官，它是全身感知、运动、本能直觉与情感、认知和行为等五大方面及 55 种具体功能全部信息控制的最高中枢，当然也是调节机体活动的最高中枢。大脑神经元细胞体集中的结构称为灰质，由于其位于表层，又称为皮质；不含神经元细胞体但含大量神经纤维的结构称为白质。大脑皮质的神经元是多级神经元，按照细胞形态可以分为锥体细胞、颗粒细胞和梭形细胞，分层排列。大脑皮质内的各种神经元构成了极其复杂的局部环路，主要在于传入和传出神经活动。大脑神经控制异常是很多其他系统疾病产生与发展的主要原因，大脑疾病（包括 13 种常见神经疾患和 9 种重要精神疾患）的疾病总负担占整个人类疾病总负担的 23.2%。大脑的保护和修复研究亟待加强。

血-脑屏障（blood-brain barrier, BBB）是神经血管单位（neurovascular unit, NVU）的一部分，作为中枢神经系统的毛细血管与神经组织之间的屏障，主要由高度专门化的内皮细胞组成，兼有基膜和神经胶质膜，内衬大脑毛细血管并覆盖星形细胞足突，形成动态的物理和代谢屏障，严格调控血液和大脑之间的分子交换。毛细血管的内皮细胞是血-脑屏障的主要结构，其细胞间形成的紧密连接，可以阻止血液中某些物质，如潜在的有害毒素和微生物进入神经组织，同时能选择性让营养物质和代谢产物顺利通过，以维持内环境的相对稳定。但是，这种屏障的双重作用可能会使大脑疾病的治疗变得困难，因为一些潜在的治疗药物难以跨越屏障，研究人员也往往难以预测哪些药物可以通过这些屏障。

血-脑屏障中治疗性候选药物的脑渗透不足是大部分中枢神经系统（CNS）疾病（包括颅脑肿瘤、中风、自闭症和阿尔茨海默病）药物开发失败的主要原因。大多数已公布的血-脑屏障体外模型是基于透孔培养系统的，然而，透孔模型中流体与细胞体积比较大以及流体所处的静态条件导致细胞周围的生物化学梯度既不可控又不稳定，因此限制了对血-脑屏障的体内代谢及对其表型的模拟。在神经保护性血-脑屏障上有效递送治疗剂仍然是中枢神经系统药物开发的难点。血-脑屏障的高仿真度体外模型可以促进靶向脑候选药物的有效早期筛选。

4.2　早期的血-脑屏障芯片研究

由于血-脑屏障在大脑中所显示的结构和功能上的特殊性，脑器官芯片的早期研究多围绕着血-脑屏障展开。关于血-脑屏障芯片的基本想法是，利用生物工程的方法构建模型，模拟血-脑屏障及微环境，测试化合物穿过血-脑屏障的能力。一般做法是，取成人成体细胞获得诱导多能干细胞（iPSC），并用诱导多能干细胞在芯片上分化出各种类型的脑细胞和血管，把这些脑细胞添加到一个营养丰富的支架中，让它们形成复杂分层的组织，该组织完整地包含了神经结构和血管，而其他的诱导多能干细胞则可发育进入细胞，形成微小血管，再用一层膜把脑细胞和血管隔开，起到血-脑屏障的作用。这样的模型可被用来预测毒素对大脑发育的潜在影响，并在实验室环境下进行初步测试。另外该芯片还将被用于加速新药的测试和批准，最终更快地为患者提供更多的服务。

如前文提及，血-脑屏障是人脑的一种特殊组织结构，可将外周血与中枢神经系统分开，从而维持脑内平衡。血-脑屏障的通透性由脑内皮细胞调控，主要表现为调节血液到大脑的选择性输送。内皮层对于防止有毒物质进入大脑至关重要，与神经血管单位的其他细胞如星形胶质细胞的相互作用增强了屏障的紧密性，因此大部分药物不能通过血-脑屏障。血-脑屏障的破坏涉及许多神经退行性疾病，如阿尔茨海默病、帕金森病和多发性硬化症等。因此，建立一个结构完全的血-脑屏障模型，对药物评估及神经退行性疾病中血-脑屏障伤害的研究至关重要。体内模型是研究血-脑屏障的首选，但是受困于资源稀缺、昂贵且存在医学伦理问题。体外模型则相对简单且环境可控，是很好的选择。如今，大多数体外血-脑屏障模型依然是在静态透孔分析中进行的，不能添加剪切应力来模拟血流，因此难以满足实际需求。剪切应力对内皮细胞生理和紧密连接的形成具有重要意义。可通过测量跨上皮/内皮电阻（TEER）及紧密连接蛋白（ZO-1）染色分析屏障紧密度，比如将细胞暴露于流体剪切应力中形成屏障，并且在一个单一装置中添加肿瘤坏死因子 α（TNF-α）刺激，在生物化学水平研究屏障功能。

基于微流控芯片的血-脑屏障模型早已引起学术界的广泛关注。2013 年 A. van den Berg 等[1]已研制过一种小型芯片血-脑屏障模型。该模型由 PDMS 制成的双层器件构成，在两者之间具有培养 hCMEC/D3 细胞的多孔膜并以此分离顶部和底部通道。他们将惰性铂（Pt）电极集成，用于跨上皮/内皮电阻测量，还使横截面积比传统布氏金属制品小 4~40 倍，以减少细胞的数量，并降低动态实验中需要的培养基和药物的量。研究人员将细胞在单一装置中暴露于流体剪切应力中，并添加 TNF-α 刺激，分别从力学和生物化学上调节屏障功能。该装置通过测量 TEER 证明 hCMEC / D3 细胞可以在微流体装置中培养长达 7 天，细胞间的 TEER 与已建立的透孔分析相当。此外，研究人员发现剪切应力正面影响屏障的紧密性。这种模拟血-脑屏障的微流控平台非常适合详细研究屏障功能和评估药物输送，以最终获得对神经退行性疾病治疗的更多见解。

同样是在 2013 年，Prabhakarpandian 等[2]开发了另一种基于微流体的血-脑屏障模型，它由一次性光学透明的塑料微流控芯片组成，芯片包含可实现微循环的大小两个腔室，腔室的顶端和基底外侧有并排的间隔，既简化了制造，又便于与标准仪器集成。实验中内皮细胞接种于顶端侧，而底端外侧则用于支持神经元细胞和培养基，将大鼠脑内皮细胞系置于 ACM 培养基中灌流培养，该培养基同时具有星形胶质细胞的培养条件。该微流体血-脑屏障模型成功实现了转运蛋白测定。

4.3 一种典型的微流控血-脑屏障芯片

相对而言，Michael L. Shuler 等的工作则要更新一些[3]。他们在近期开发了一种能长时间模拟体内血-脑屏障的微流体血-脑屏障模型，这种模型允许在再循环灌注下进行可靠的体外药物渗透性研究。

4.3.1 模型的构建

模型的具体结构如图 4-1 所示。

Shuler 等诱导人多能干细胞（hiPSC）获得脑微血管内皮细胞，并将其与无泵微流体平台多孔膜两侧的大鼠原代细胞共培养多达 10 天之久。微流体系统是基于血液在人脑组织中停留的时间设计的，允许在没有泵或外管的情况下以和生理状态相仿的灌注速率进行中等程度的再循环，同时使剪切应力最小，以测试微流体血-脑屏障模型中是否需要剪切应力复制体内的屏障特性。他们通过连续测量和体内类似的 TEER 证明这种微流体血-脑屏障模型能很好实现屏障的完整性。按照他们的测量，在第 3 天，芯片上 TEER 水平可以达到 4000 $\Omega\cdot cm^2$ 以上，并且在 2000 $\Omega\cdot cm^2$ 以上维持了 10 天，而这是已报道的在微流体模型中最高的持续 TEER 值。他们还评估了微流体血-脑屏障模型用于研究大分子（FITC-葡聚糖）和模型药物（咖啡因、西咪替丁和多柔比星）的渗透能力。他们的结果表明，使用这一模型测量的渗透性系数与体内值相当。这种微流体血-脑屏障模型可贴切模拟生理血-脑屏障功能，将成为筛选药物的有价值的工具。如果这种微流体平台设计能够与其他器官模块整合，则可模拟多器官相互作用对药物的响应。

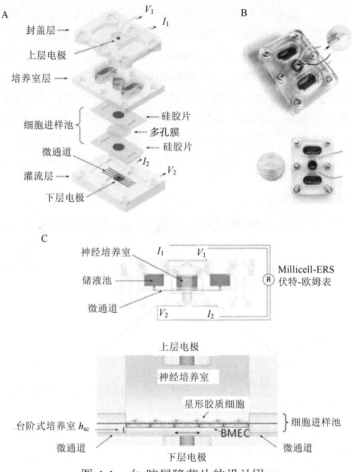

图 4-1 血-脑屏障芯片的设计[3]

A. 微流控平台的多层分解示意图。该装置由一个细胞进样区和三个 3D 打印的塑料层组成：（i）底部灌注层，包含微通道和下层电极；（ii）中间层，形成储液层和神经元微室；（iii）顶部盖层，顶部电极覆盖神经元微室使储液池蒸发最小。细胞进样层由两张硅胶片构成，中间为多孔聚碳酸酯膜，组装在底部和中间层之间。B. 装配好的芯片，分有盖和无盖两种。用红色染料显示微通道、神经元微室和储液池。C. 侧面显示流体流经途径、连接到 Millicell-ERS 伏特-欧姆表和血-脑屏障共培养方向的电极布线。除了细胞和多孔膜外，显示横截面的放大面板上标有刻度。引入了一个高度为 h_{sc} 的台阶室，以减小脑微血管内皮细胞（BMEC）表面的振动剪切应力

这种微流体血-脑屏障系统的具体设计和操作如下所述。血-脑屏障微流体芯片是一个集成平台，可用于长期维持药物渗透性研究。将血-脑屏障微流体芯片置于一个倾斜的摇摆平台上，使重力驱动的流体通过微通道递送至腔室，并通过周期性地反转倾斜方向在两个储液器之间形成再循环，这样，不需要外部泵和管道，就可在单个摇摆平台上并行运行 6~12 个血-脑屏障微流体芯片单元，运行时间超过 10 天，并没有出现气泡引发的故障。为了实际模拟血-脑屏障接口处的输运，把设计的神经元微室和微通道内的灌注速率按比例缩小，使其与

成人体内的组织体积和血流速度相同，以达到与体内相同的停留时间。这种基于停留时间的设计为未来将血-脑屏障微流体芯片与其他器官模块进行整合以构建多器官单一芯片并最终完成人体芯片系统奠定基础。

实际上，为寻求剪切应力的流体动力学最优化，这类器官芯片的设计需要经过一系列力学计算。在这里，由重力引起的往复流动和摇摆平台的周期性重新定向使得介质在腔侧产生再循环，而且使脑微血管内皮细胞（BMEC）暴露于振荡剪切应力（OSS）之中，为此，他们设计了一个"阶梯室"，以尽量减少壁剪切应力的大小，同时提供相同的所需流量。脑微血管内皮细胞所在的多孔膜在流体输送通道平面上方升高了台阶室的高度 h_{sc}（图4-1C）。对流体速度随 h_{sc} 变化的有限元分析表明，当 h_{sc} 范围超越 0 至 0.5 mm 之间时，所得流速仅有±2%的变化，台阶室的引入对整个流体动力学阻力几乎没有影响，因此仍然能够保持所需的灌注速率。同时，脑微血管内皮细胞承受的剪切应力的平均值和最大值随着 h_{sc} 的增加而急剧下降（图4-2A 和 B）。靠近入口和出口到微通道的区域承受了最高的剪切应力，而中心区域则显示出均匀的低剪切应力模式（图4-2A）。

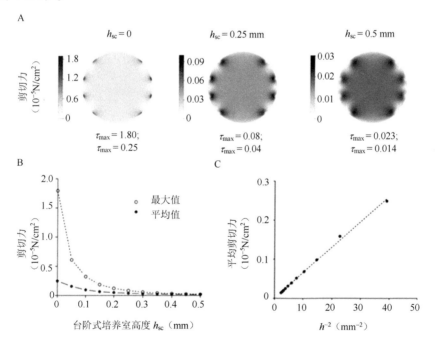

图 4-2　脑微血管内皮细胞（BMEC）表面剪切力的模拟结果[3]

A. 最强的脑微血管内皮细胞壁剪切力在微通道的进出口附近产生，而中心附近的剪切力水平相对较低；A, B. 剪切力的平均值和最高值都随在台阶室的高度 h_{sc} 从 0 到 0.5 mm 降低时减少；C. 平均剪切力水平和台阶室的高度 h_{sc} 的平方成正相关

4.3.2　在芯片上建立和维护屏障的完整性

　　血-脑屏障表型的一个突出特点是 BMEC 间存在特殊的紧密连接。为了获得具有血-脑屏障特性的高仿真的人脑微血管内皮细胞，Shuler 等采用偏向自发分化的方法将人诱导多能干细胞（hiPSC）导向神经外胚层，并在选择性基质上纯化血-脑屏障内皮细胞群，使所产生的内皮细胞对星形细胞有反应并获得血-脑屏障的实质性特征。在此基础上，他们研究了紧密连接（TJ）蛋白的表达以分析血-脑屏障芯片模型的仿真程度。第 3 天的荧光图像显示紧密连接蛋白 claudin-5（红色）和 ZO-1（绿色）完全覆盖了 BMEC 的周围，表明在芯片上第 3 天即形成良好的紧密连接，并且这种连续的细胞-细胞接触在血-脑屏障芯片模型上至少持续到第 10 天。

　　血-脑屏障芯片完整性的标志是上面观察到的紧密连接网络是否具有高 TEER 值。在与星形胶质细胞共培养 12 h 后，测量的 TEER 值为（55±6）$\Omega \cdot cm^2$。TEER 曲线在芯片的前 48 h 内达到（4399±242）$\Omega \cdot cm^2$ 的峰值，增加了近 80 倍，表明脑微血管内皮细胞与其他细胞接触加速。然后，芯片上的 TEER 一直维持在高水平（图 4-3B，蓝色）。相比之下，脑微血管内皮细胞单一培养的 TEER 仅达到（368±60）$\Omega \cdot cm^2$ 的峰值（图 4-3B，绿色），而单独培养的星形胶质细胞的 TEER 随培养时间的增加虽略有增加，但从未达到 15 $\Omega \cdot cm^2$（图 4-3B，红色），这些结果表明，该血-脑屏障芯片模型中建立了一个类似于体内的屏障紧密度并保持很长时间。

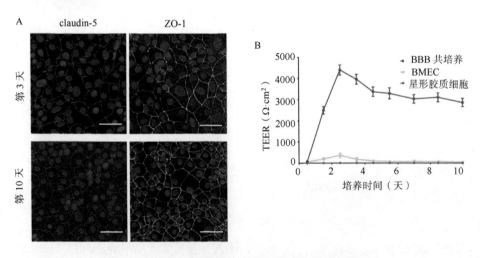

图 4-3　芯片上血-脑屏障完整性的建立和维护[3]

A. hiPSC 来源的脑微血管内皮细胞（BMEC）和星形胶质细胞的芯片共培养，并利用免疫染色鉴定紧密连接蛋白 ZO-1 和 claudin-5 的表达。图为第 3 天和第 10 天的 claudin-5（红色）和 ZO-1（绿色）的代表性荧光图像。标尺 50 μm。B. 血-脑屏障芯片上的 TEER 值在 2~3 天内显著增加，并在高水平上维持 10 天。对照组为单独培养的脑微血管内皮细胞（绿色）和星形胶质细胞（红色）

4.3.3 荧光示踪剂和药物的选择性渗透

接下来 Shuler 等用 FITC-葡聚糖示踪剂和代表不同渗透性及转运机制的小分子药物来评估血-脑屏障芯片模型的屏障功能，发现单独的基质涂层多孔聚碳酸酯膜对 4~70 kDa FITC-葡聚糖具有高度渗透性，而构建在膜上的血-脑屏障构建体几乎不能透过那些大的示踪分子。他们测得的血-脑屏障芯片渗透性的数量级与 FITC-葡聚糖的斯托克斯半径成反比，当相应的斯托克斯半径从 1.4 nm（4 kDa）增加到 6 nm（70 kDa）时，FITC-葡聚糖的渗透性降低了近 90%。而对于亲水性非离子型示踪剂的选择性研究显示，在相邻的内皮细胞之间形成了紧密连接。FITC-葡聚糖超低的渗透性与尺寸相关，进一步证实了该芯片模型中血-脑屏障的完整性。在此基础上，他们进一步检查了这一血-脑屏障模型对咖啡因、西咪替丁和多柔比星等三种小分子药物的渗透性，发现咖啡因在体内能快速通过血-脑屏障；西咪替丁，一种 H2-受体拮抗剂，在血-脑屏障中表现出中等渗透性；而一种广泛用于治疗多种不同肿瘤的抗肿瘤药物多柔比星，则有低得多的渗透性。这些结果均与体内情况非常相似。将血-脑屏障芯片对各种大小的荧光示踪剂和三种小分子药物的渗透性加以总结，并与来自啮齿动物原位脑灌注研究的体内渗透性数据进行比较后发现，这一模型建立了类似体内的高选择性屏障。

4.3.4 动态流动条件对脑微血管内皮细胞形态和屏障性能的影响

用血-脑屏障芯片模型还可研究流动条件对脑微血管内皮细胞中肌动蛋白丝形成和细胞骨架组织的影响。使用鬼笔环肽荧光染料标记肌动蛋白丝的分布，但结果没有观察到特定流向或方向的倾向，这样的结果应是由于这一系统中的剪切应力的强度较低以及脑微血管内皮细胞对剪切应力的响应明显。即使在更高的剪切应力下，在脑微血管内皮细胞中也观察到类似的肌动蛋白丝的组织模式。

血-脑屏障芯片模型多考虑引入流体剪切力这一元素，但通过本研究中的芯片并没有发现剪切应力对于建立体内屏障的必要性。因此，本研究中微流体平台的设计主要考虑提供与生理状态一致的灌注，同时将细胞表面的剪切应力最小化。模型证明，使用 hiPSC 诱导的脑微血管内皮细胞构建的微流体血-脑屏障芯片模型能够在没有单向层流剪切应力的情况下，建立和维持类似体内的屏障紧密度和化合物渗透性。模型还证明，高 TEER 水平可以在芯片上持续至少 10 天，这比其他微型血-脑屏障芯片模型和使用相同细胞源的静态透孔模型更长。一种可能的原因是在静态培养井中氧气和营养物质输运以及废物清除都受到限制，而连续灌流提供了足够的养分和废物交换。

4.3.5 微流体芯片模型相对于传统模型的优越性

再作一下分析就不难看出微流体模型相对于传统模型的优越性。传统的血-

脑屏障体外模型是基于透孔培养系统的，细胞培养皿平台内设置多种神经血管细胞使共培养变得简单，可以实现中等程度通量的渗透性筛选。然而，透孔模型中液体与细胞体积较大，静态条件又会导致细胞周围的生物化学梯度既不可控又不稳定。Michael L. Shuler 等开发的这种微流体血-脑屏障模型能长时间模拟体内血-脑屏障特性，并允许在再循环灌注下进行可靠的体外药物渗透性研究。这个微流体系统是基于血液在人脑组织中的停留时间设计的，允许在没有泵或外管的情况下以与生理状态类似的灌注速率进行中等程度再循环，同时使剪切应力最小化，以测试微流体血-脑屏障模型中是否需要剪切应力用于构建类似的体内屏障。这种微流体血-脑屏障模型实现了明显的屏障完整性。另外，这一模型采用了来源于人诱导多能干细胞的人脑微血管内皮细胞。微流体平台由一个细胞进样池和一个微流体外壳组成，通过这个微流体外壳可以在传统培养皿设置中制备血-脑屏障构建体，从而确保高效的细胞接种，并使搅动最小化。微流体外壳设计可提供连续灌注，同时使壁的剪切应力最小，它还涉及用于在线高 TEER 监测的集成电极。该模型运行和人类大脑中的血液停留时间相匹配，允许营养物质和外源物质在血-脑屏障上实现生理学意义上的实际输运，而不需要外部泵或管道。这个模型还可以很容易地进一步和其他多芯片器件平台集成。

4.4　专设神经通道引入神经细胞的血-脑屏障芯片

血-脑屏障（BBB）是神经血管单位（NVU）的一部分，以血管、星形胶质细胞和神经元的复合物的形式存在。在结构上，血-脑屏障通过与锚定在相邻毛细血管壁的基底层中的星形细胞末梢直接接触。在界面处，许多转运通道蛋白（例如水通道蛋白）能够促进星形细胞末端和毛细血管网络之间的交换。由于星形胶质细胞和毛细血管网络之间有复杂的输运通道网络，血-脑屏障选择性地限制了大脑和其他循环系统之间的血液结合底物的交换，它是靶向大脑的药理活性物质的主要障碍，因此也成了大量有关药物输运的研究关键。已有的一些血-脑屏障平台不能像体内那样在星形胶质细胞和血管网络之间产生直接界面，没有表现出血管网络特有的低渗透性，无法独立治疗血管网络的内外腔损伤。因此，神经细胞的引入方式，值得关注。

差不多在 Shuler 等提出血-脑屏障芯片的同一个时间段，Seokyoung Bang 等[4]构建了另一种新型的三维血-脑屏障平台。他们采用两个独立的微通道系统，分别模拟内部和外部血管微环境。这里，被称为血管通道（VC）和神经通道（NC）的两种介质微通道彼此独立地提供它们各自的共培养组织，并且可以分别作为血-脑屏障的内部和外部的微环境，血管通道连接血管网的内腔，而神经通道则提供直接连接血管网的神经细胞。由该平台产生的血管网络通道（VNC）显示出神经和血管组织之间的直接接触以及体内血-脑屏障的相应的低渗透性特征

（图 4-4A），表明双通道共培养方法在血管中具有广泛的应用价值，有利于神经组织网络的构建。这样一个能够产生三维血-脑屏障的微流体平台在体外呈现血-脑屏障的结构和功能特性，产生的血管网络由完整的单层毛细血管构成，并以类似于神经血管单位（NVU）的方式直接接触星形胶质细胞。

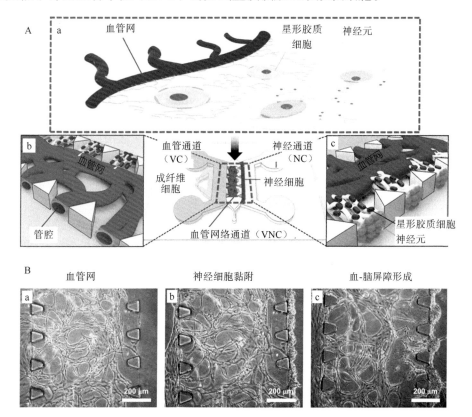

图 4-4　包括血-脑屏障的微流控神经血管单位（NVU）平台[4]

A. 神经血管单元是一个具有高度选择性和可渗透特性的血-脑屏障，由毛细血管和星形胶质细胞组成。星形胶质细胞通过细胞末端直接与毛细血管相连，将神经元锚定在血管网络上。与血-脑屏障相邻的是由突触神经网络组成的神经网络（a）。体外三维神经血管单位平台的构建。平台包括一个由工程血-脑屏障共培养的星形胶质细胞整合而成的血管网络和一个神经元网络"内部"的血-脑屏障。首先在专用血管网络通道（VNC）中生成血管网络组件，血管通道连接血管网的内腔，神经细胞被置于新生血管网络的神经通道侧（b，c）。B. 平台的生成过程。按照血管生成流程在 3 天内形成可灌注血管网络，血管网的管腔此时尚未对血管通道开放（a）。新分离的神经元和星形胶质细胞的悬浮液滴加到血管网络通道的神经通道侧，将该细胞悬液加到神经通道并使装置倾斜，使神经元和星形胶质细胞流向血管网络通道柱，并使它们在血管网络通道/神经通道边界柱上停留（b）。培养液从血管通道和神经通道分别提供，在 5~7 天内形成血-脑屏障组织（c）

　　为了在血管和神经区域产生类似的体外微环境条件，他们以三维血-脑屏障微流控芯片为平台，以血管-星形细胞接触面积和血管网络渗透性作为衡量体外共培养条件下培养基是否合适的指标，对培养基在神经细胞培养中的作用作了细致的考察，确定了适合所使用的不同类型细胞的培养基组成，同时也考察了培养液在与血管和神经细胞共培养中的作用及其对渗透性的影响等。

他们采用该器官芯片考察了培养基对血-脑屏障的影响。在血管通道和神经通道加入相同的培养基（包括内皮细胞生长培养基、神经细胞培养基、二者 1：1 混合物），或分别在血管通道加入内皮细胞生长培养基，在神经通道加入神经细胞培养基，实验结果显示两侧通道内分别使用内皮细胞培养基和神经细胞培养基可以保持最佳的细胞活性，降低内皮细胞与神经细胞之间的渗透性，该渗透性与体内血-脑屏障的渗透性接近。

这项研究提出了一个有两个独立微通道的结构，能够产生三维血-脑屏障微流体，该平台在体外呈现血-脑屏障的结构和功能特性，产生的血管网络由完整并具有渗透性的单层毛细血管构成，以类似于神经血管单位的方式直接接触星形胶质细胞。因此，这一研究中的细胞培养程序模拟了体内脑的发育，在神经元接种之前产生了血管。由这一平台产生的血管网络通道（VNC）显示出神经和血管组织之间的直接接触以及体内血-脑屏障相应的低渗透性特征，表明双通道共培养方法在血管和神经组织网络建设中会有广泛的应用。

与仅用一种培养基提供的共培养相比，内皮细胞和神经细胞共培养，并分别采用合适的培养基，有可能获得更好的屏障特性和活力。这种微流体血-脑屏障模型可以模拟神经血管单位（NVU）的血管周围网络形态和突触结构特征，也可以用于筛选神经退行性疾病中的靶向药物。

4.5　炎症刺激下的血-脑屏障模型

4.5.1　炎症刺激下的血-脑屏障模型的构建步骤

E. Ingber 等[5]在微流体芯片中放置一种带有中空管腔的圆柱形胶原凝胶，在凝胶内表面培养原代人脑微血管内皮细胞，使流动介质流经内腔，对人血-脑屏障进行三维工程化构建。

三维人血-脑屏障芯片的构建按下述步骤进行。加工一块宽度、高度和长度分别为 1 mm、1 mm 和 20 mm 微流控芯片，随后采用软光刻法制备微流控模具。使用 PDMS 作为芯片材料。在模压后的 PDMS 上开出直径为 1.5 mm 的进气口和出气口，利用等离子体封接技术将该装置键合到 100 μm 的纺丝膜上，然后将表面压合在一起。在 80℃下烘烤 18 h 后，再用 50 W 氧气等离子体处理 30 s，并立即将 10%（体积分数）的 3-氨基丙基-三甲氧基硅烷填充到 100%乙醇中，在室温下孵育 15 min。先用 100%乙醇，再用水和乙醇冲洗装置，然后在 80℃下干燥 2 h。随后，用 2.5%戊二醛填充器件，使表面进一步功能化。用去离子水和乙醇完全冲洗 15 min 后，在 80℃下烘焙 2 h，戊二醛固定后形成的席夫碱稳定，无须进一步还原，如表面蛋白共轭法所示。

在此基础上，他们用黏性指进法在胶原凝胶中生成腔体，实现了三维凝胶中的细胞培养。因为难以用周围的固态 ECM 凝胶将电极放置在内皮细胞的相对侧上，又难以确保给定器件几何上均匀的电场，这一装置不能通过测量 TEER 来评估三维人血-脑屏障芯片的屏障功能，作为替代方案，他们评估了小分子（3 kDa）荧光葡聚糖的渗透系数。

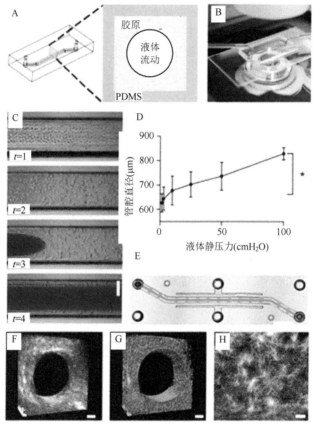

图 4-5　采用压力驱动黏性指进法在三维血-脑屏障芯片中生成柱状胶原凝胶[5]

A. 用于生成血-脑屏障芯片的 PDMS 结构原理图（左），以及通过该芯片显示含有黏滞"手指"和中央腔体的胶原凝胶 PDMS 通道横截面的图示（右）。B. 倒置显微镜上三维血-脑屏障芯片的照片。C. 指进法操作前微通道的图像（$t=1$）、注入含有分散的人星形胶质细胞的中性胶原凝胶（$t=2$）、在静水压驱动下注入低黏度液体（染色蓝色），在凝胶中心开始形成"手指"（$t=3$），并最终形成一个连续的空心圆柱形腔（$t=4$）。从 $t=1$ 到 $t=4$ 的时间进程取决于操作者，但通常小于 30 s（标尺=500 μm）。D. 驱动指进过程的静水压力与管腔直径之间的相关性。E. 体式显微镜芯片成像。F~H. 整个装置的低放大率显微照片，内有充满蓝色液体的腔体

　　他们分别在周围胶原凝胶里存在（或不存在）原代人脑内皮细胞、周细胞或星形胶质细胞的情况下，研究这种简化的人血-脑屏障芯片模型的识别能力，以及这些细胞对神经炎症反应的不同贡献。这种人三维血-脑屏障芯片具有类似于其他用非人细胞构建的体外血-脑屏障模型中可以观察到的屏障通透性，并且当用炎性触发剂和肿瘤坏死因子 α（TNF-α）刺激时，根据星形胶质细胞或周细胞的存在，可以观察到粒细胞集落刺激因子（G-CSF）和白细胞介素-6（IL-6）

的不同分泌谱。重要的是，在三维血-脑屏障芯片中检测到的这些细胞的应答水平要显著大于在静态 TrxWar 板中共培养相同细胞时所反映的水平。因此，鉴于已有报道称 G-CSF 和 IL-6 在体内具有重要的神经保护和神经激活作用，这种三维血-脑屏障芯片可能提供一种研究人神经血管功能和炎症的新方法，并可识别不同个体细胞的生理贡献。采用压力驱动黏性指进法在三维血-脑屏障芯片中生成柱状胶原凝胶的过程示意如图 4-5 所示。图 4-6 为人脑微血管内皮细胞、周细胞和星形胶质细胞在三维血-脑屏障芯片中的共培养芯片模型。

内皮细胞　　　内皮细胞+周细胞　　　内皮细胞+星形胶质细胞

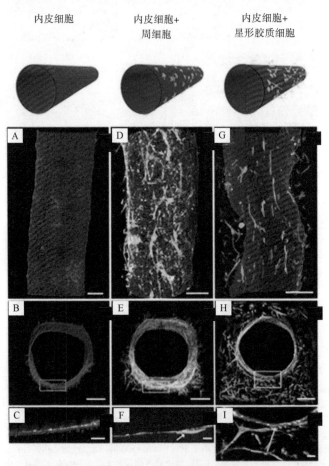

图 4-6　人脑微血管内皮细胞、周细胞和星形胶质细胞三维共培养芯片模型[5]

三组实验装置填充三维血管结构的细胞示意如图 4-6 顶部（A，D，G）显示，（B，E，H）和（C，F，I）为从底部或高处观察到并显示在横截面（A，D，G）的荧光共聚焦显微照片。A~C 为荧光显微镜显示脑微血管内皮细胞在三维血-脑屏障芯片中的分布，D~F 为内皮细胞预先在中央腔凝胶表面沉积后的脑周细胞，G~I 为在周围的凝胶中嵌入的脑星形胶质细胞。箭头表示内皮细胞与周细胞（F）或星形胶质细胞。A，B，D，E，G，H 标尺为 200 μm；C，F，I 标尺为 30 μm

4.5.2 局部或全身性炎症刺激下的血-脑屏障模型

血-脑屏障的炎性反应是脑部疾病的重要组成部分。了解血-脑屏障对炎症刺激的反应对于理解炎症刺激对大脑的影响至关重要。实际上，血-脑屏障是神经炎症得以抑制的关键因素，正是由于血-脑屏障的过滤，大脑才能对外界的影响做出反应。这里，先以脂多糖模拟的系统感染和细胞因子混合物导致的局部或全身性炎症为例，作一说明。当然，需要注意的是，这种互动不是静态的，它随着时间的推移而演变。虽然目前的模型提供了关于细胞因子刺激血-脑屏障和大脑之间相互作用的宝贵信息，但这些方法（无论是在体内还是在体外）往往只是这一复杂相互作用网的瞬间缚获。Jacquelyn A. Brown 等[6]利用微流控器官芯片和代谢组学的新进展研究炎症和血-脑屏障的复杂关系，包括炎症对体内外血-脑屏障功能的影响，以及这些反应和修复机制的代谢结果。在这一研究中，他们构建了一种新型的微流控双腔器官芯片，如图 4-7 所示。装置的神经血管单元（NVU）是一个由 PDMS 构建的两室系统，并由孔径为 $0.2~\mu m$ 的聚碳酸酯膜分隔，每个腔室都有各自用于灌注的入口和出口。灌注可以在任何方向上进行，因此进入室中的细胞可以通过重力诱导黏附到多孔膜的一侧，再将装置倒置则可在另一侧种植不同类型的细胞，不同的细胞可以彼此以不同的方式生长。底部/血管室的容积为 $2.9~\mu l$，室间有均匀的剪切力，而顶部/脑室容积为 $18~\mu l$。顶部灌注层贴着脑室并可做少量的培养液交换而不将剪切应力引入神经元、胶原内培养的星形胶质细胞，以及黏附于屏障的星形胶质细胞和周细胞。让神经血管单元与小体积细胞因子检测质谱分析相结合，以研究血-脑屏障对神经炎症的两种不同但相互重叠的驱动因素：脂多糖和细胞因子混合液 IL-1β、TNF-α 和 MCP 1、MCP2 的反应。

在这项研究中，他们发现：①在最初脂多糖暴露下，血-脑屏障如预期的那样受到损害，通透性增加，连接紧密度减少，但随着时间的推移，屏障至少能够部分得到恢复；②细胞因子混合物也会导致屏障功能的丧失；③从这种有时间依赖性的细胞因子激活中，可以获得血-脑屏障模型的大脑和血管的代谢特征曲线；④可以通过代谢物分析来确定炎症反应的关键途径。他们的这些发现提供了新的数据，使人们能够研究炎症刺激对血脑屏障破坏、细胞因子激活和代谢通路改变的最初影响，这些影响在炎症持续期间驱动屏障作出响应，实现功能恢复。

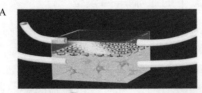

胶质细胞　神经元　周细胞　内皮细胞

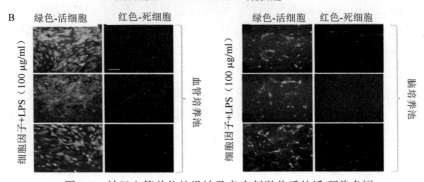

图 4-7　神经血管单位的设计及炎症刺激前后的活/死染色[6]

A. 神经血管单位和包含在其中细胞的示意。B. 在 100 μg/ml TNF-α、IL-1β 和 MCP 1、MCP2 的细胞因子混合物的刺激下，血管腔室及脑腔室的细胞活性检测。标尺为 200 μm

4.6　三维脑芯片上的阿尔茨海默病模型

除了血-脑屏障外，如何建立一些重要的脑部疾病体外模型也引起了人们越来越多的关注，其中特别是神经退行性疾病，比如阿尔茨海默病等。Sang-Hoon Lee 等[7]开发了基于三维神经球蛋白的微流控芯片，通过提供在脑的间质空间中容易观察到的流体恒定流动，尽可能接近地模拟脑内微环境。

阿尔茨海默病（AD）是一种严重的脑部疾病，也是社会成本最高的疾病之一，由于其严重性，已有很多研究谈及各种化合物对这一疾病发病机理的影响并开展了相应的临床试验。其中，淀粉样蛋白-β 的积累被广泛认为是致病的主要原因之一，也已用动物模型和其他体外模型进行了涉及大脑神经元与淀粉样蛋白相关机制的各种研究。迄今为止，大多数神经系统疾病的体外研究存在着两个方面的缺陷，一是细胞培养是二维的，缺乏各个方向上的细胞-细胞接触和相互作用，二是忽视组织间液的流动，实际上，在体内的脑组织中，组织间液起着传递营养物质使之通过脑组织并清除代谢废物的关键作用，此外，大脑中的间质流动也影响非突触神经元之间的细胞间通信。显然，旨在更好地反映体内大脑微环境的体外模型不应忽视三维细胞构筑和间液流动。

Lee 等将凹微孔阵列与渗透微泵系统相结合，开发了一种具有间液水平流动的微流控三维脑芯片，并用这种芯片研究了流动对三维微球体神经组织的影响。渗透微泵系统提供的流量约为 0.15 µl/min，与间液流量相当。为了研究流动效应，他们制备了两种类型的脑模型：静态模型（没有流动培养的神经球蛋白）和动态模型（有流动培养的神经球蛋白），分别在两种模型中研究神经球蛋白的大小和神经球蛋白之间对神经网络形成的影响。为了证明该系统用于神经疾病研究的体外脑模型的潜力，他们模拟体内微环境间质水平的流动，开展了淀粉样蛋白-β 对体外间质血流培养的三维神经球蛋白影响的测试，对正常的和有阿尔茨海默病的大脑作了初步模拟。

为了确定间质水平的流动对神经微球的影响，他们研究了存在或不存在流动时神经微球大小分布，在两个不同的模型系统[静态无流动模型（Ⅰ组）和动态慢流模型（Ⅱ组）]中培养神经微球，两组培养的神经微球大小分布的时间进程如图 4-8 所示。在接种后的前 3 天，静态（Ⅰ组）和动态（Ⅱ组）条件下培养的神经微球的大小由于细胞-细胞相互作用的聚集而下降，但在培养过程中的所有点上，动态组中的神经球蛋白均比静态组中相应的神经球蛋白大，并且在第 4 天到第 10 天之间明显增大，而静态组中的神经微球体的尺寸在第 3 天到第 10 天保持不变。这是因为间质水平的流动能加速神经细胞向成熟神经元的分化，并伴随有神经突生成，神经突生长和突触发生的过程，增加了神经球蛋白的体积。同样，如图 4-8C 所示，动态组在 450 nm 处的吸光度从第 1 天到第 10 天均逐渐增加，而静态组仅在第 4 天稍微增加，此后一直下降。

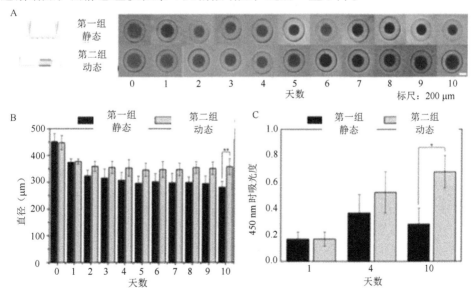

图 4-8 动态和静态培养的神经微球大小分布的时间进程[7]

A. 从第 0 天到第 10 天，Ⅰ组和Ⅱ组神经球蛋白的每日光学图像；B. Ⅰ组和Ⅱ组神经微球随时间变化的尺寸分布成像；C. 第 1 天，第 4 天和第 10 天通过 CCK-8 法定量测定Ⅰ组和Ⅱ组的细胞活性

他们还发现，间质流能够增强突触形成，并通过提供连续的营养，增强细胞因子和氧气的输运促进复杂强大的神经网络的形成和发展，此外，间质流动还能增强神经祖细胞分化成神经元，如图4-9所示。

为了研究淀粉样蛋白-β影响神经微球的形成过程，研究人员在静态条件下和动态条件下分别添加淀粉样蛋白-β培养神经微球（ⅠA组和ⅡA组），并用无淀粉样蛋白-β培养基培养的神经微球（Ⅰ组和Ⅱ组）作为对照，考察淀粉样蛋白-β的神经毒性。为了评估神经微球中淀粉样蛋白-β的存在、分布及对神经微球生存的影响，作了一系列的染色处理。结果表明，无论是否存在流动，淀粉样蛋白-β处理组中的死细胞对应的红色荧光强度都较高，ⅠA组和ⅡA组的活细胞百分比分别低于Ⅰ组和Ⅱ组，ⅠA组和ⅡA组神经网络的破坏程度高于Ⅰ组和Ⅱ组。这些数据表明，淀粉样蛋白-β的神经毒性作用降低了细胞活力，破坏了神经网络，引起突触功能障碍，并降低了神经微球的巢蛋白表达。

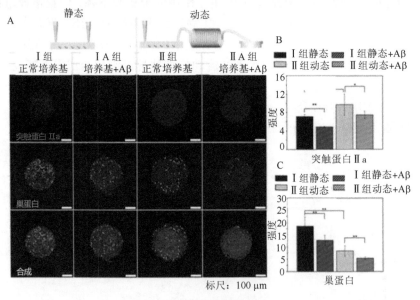

图4-9 间质流动的影响[7]

A. Ⅰ组（静态，正常培养基），ⅠA组[静态，培养基+淀粉样蛋白-β（Aβ）]，Ⅱ组（动态，正常培养基）和ⅡA组（动态，培养基+Aβ）针对突触标记物突触蛋白ⅡA（红色）和神经祖细胞/干细胞标记物巢蛋白（绿色）免疫染色；B和C. 免疫荧光图像的荧光强度量化分析

这样，Lee等将凹微孔阵列与渗透微泵系统相结合，开发了一个具有三维细胞构造和间质流特征的微流控大脑芯片。三维培养对于建立正常的细胞间接触和相互作用必不可少，间质流通则提供含有营养和氧气的培养基的连续补充，不仅在营养物质输送和代谢废物清除方面发挥重要作用，而且在神经分化和形态变化中也举足轻重。他们发现，在动态条件下培养的神经微球比在静态条件下培养的神经微球更大并且有助于建立更强健的神经网络。同时发现，可以用

该系统来研究淀粉样蛋白-β 的神经毒性作用，证明淀粉样蛋白-β 的存在确实会降低细胞活力，增加神经损伤，引发突触功能障碍，而这些都是阿尔茨海默病的病理生理学特征。这种基于三维培养的微流控芯片提供的体内微环境模拟有可能用来作为一种体外的脑病理模型。

4.7 大脑芯片的一些其他应用

人类的大脑结构复杂精致，功能多元强大。相比之下，人类对于大脑的研究则处于一个非常初级的阶段，基于微流控芯片的研究更是刚刚起步，无论是上述的血-脑屏障还是神经退行性疾病，都只是脑芯片应用的冰山一角。下面再介绍其他一些应用案例，作为补充。

4.7.1 小鼠脑源性神经营养因子的超灵敏检测微流控芯片平台

Hwang 等[8]用微流控大脑芯片检测了脑源性神经营养因子。他们在 PDMS 的微流控芯片上涂布含有脑源性神经营养因子（brain-derived neurotrophic factor，BDNF）抗体的交指型微电极（IME）生物传感器，用于检测动物大脑中的神经营养因子。

BDNF 是一种神经营养信号分子，与神经元生长，发育期间突触成熟，突触可塑性和轴突靶向等因素相关，会影响到多种精神障碍，如重度抑郁症、焦虑症、双相情感障碍以及暴露于压力条件下的其他精神障碍等。因此，精确监测脑脊液（CSF）中 BDNF 的含量有可能成为制定诸如阿尔茨海默病和帕金森病等神经退行性精神疾病诊断和治疗策略的重要参考依据。

这种基于微流控芯片的传感器可以检测液体样品中低浓度的 BDNF，并有很好的敏感性。使用这种生物传感器，每 10 分钟在有紧张条件反射的自由移动小鼠的海马中取脑脊液，经微透析测试，可以检测到记忆认知后 BDNF 的显著增加。

用于 BDNF 检测的交指型微电极传感器和用于样品输送的 PDMS 微流体通道芯片如图 4-10A 所示构建。交指型微电极芯片有 4 个微电极，微电极由二氧化硅层上的钛/铂电极组成，电极宽度 5 μm，间隙宽度 5 μm，长度 300 μm，总共 30 对，分析每个芯片的样品体积消耗约为 9 μl。图 4-10B 显示交指型微电极的样品扫描电子显微镜图像，图 4-10C 为基于交指型微电极芯片的 BDNF 检测系统的感测方案，在两个电极之间的 SiO_2 表面上固定有用于 BDNF 的抗体。依次使用 3-氨丙基三乙氧基硅烷，聚乙烯吡咯烷酮-醛和戊二醛处理交指型微电极，然后，将抗体固定在修饰底物的醛基上，用抗体对交指型微电极传感器进行功能化。当样品加载时，受体功能化的交指型微电极（阻抗传感器）的阻抗增加，和结合的靶分子（在这种情况下为 BDNF）的量对应。使用两个金属电极连接交指型微电极芯片的电化学阻抗谱仪（图 4-10D）测量阻抗的实际变化（ΔZ），并将其表示为标准化阻抗变化（$\Delta Z/Z_0$）（图 4-10C）。阻抗变化表示归结为与固定的抗脑源性神经营养因子抗体结合的 BDNF 的附加电阻和电容（图 4-10E，F）。

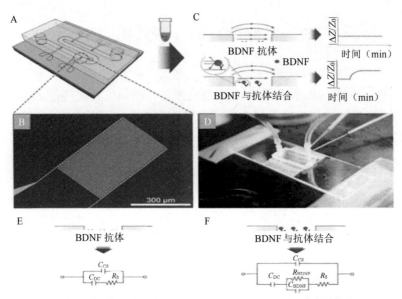

图 4-10　使用交指型微电极的 BDNF 检测系统原理图[8]

A. PDMS 芯片上 4 对交指型微电极用于微透析样品体积消耗的最小化；B. 交指型微电极的扫描电子显微镜图像；C. 由 BDNF 因子与其抗体相互作用引起的阻抗变化的说明；D. PDMS 微流体通道内 BDNF 检测和定量；E. 100 Hz 下交指型微电极的简化等效电路用于 BDNF 因子与其抗体相互检测；F. 用于 BDNF 因子与其抗体相互检测

　　Hwang 等评估了用于 BDNF 检测的交指型微电极传感器的动态范围，将含有不同浓度（10 fg/ml 到 10 ng/ml）的 BDNF 溶液注射到交指型微电极芯片中，使 BDNF 与其抗体作用 20 min 后，逐一测出不同浓度的 BDNF 的阻抗变化，并根据频率显示出不同的响应，最后得到传感器的动态范围。使用同样的方法，评估了微电极传感器的灵敏度和选择性，如图 4-11 所示。结果表明，基于线性回归分析（图 4-11B），BDNF 浓度与归一化阻抗变化之间呈线性相关，R^2 = 0.9865，即阻抗总变化的 98%可以通过 BDNF 浓度和阻抗变化之间的线性关系来解释，同时，由于在微透析期间发生稀释，所以观察到 BDNF 的浓度比小鼠 CSF 中典型的 BDNF 浓度低大约 100 倍，这种传感器平台还对 BDNF 显示了很高的选择性。

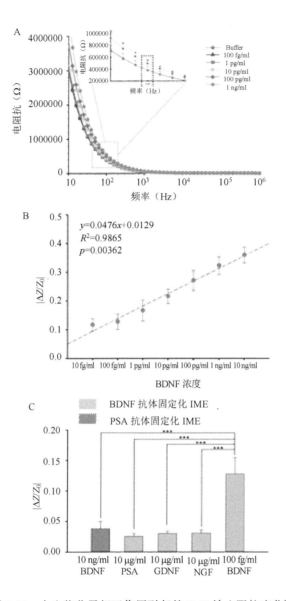

图 4-11 由生物分子相互作用引起的 IME 输入阻抗变化[8]

A. 在 10 Hz 至 1 MHz 的不同频率下各种 BDNF 浓度（100 fg/ml 至 1 ng/ml）的阻抗谱。B. 对于微透析样品（$n = 5$），交指型微电极传感器的 BDNF 灵敏度范围为 10 fg / mL 至 10 ng/ml。阻抗变化与 BDNF 浓度呈线性关系。所示的线性方程（x 的单位为 fg/ml），变异系数 R^2 和概率值（p）代表线性回归分析的输出。C. BDNF 相互作用引起的 IME 输入阻抗变化（$n = 5$）。BDNF 相互作用引起的 IME 输入阻抗变化比其他生物分子（单向 ANOVA 和 Tukey 检验）更大

4.7.2 人神经干细胞功能性神经元分化的模拟

干细胞旁分泌信号被认为是干细胞介导的组织再生的重要机制。从移植的

间充质干细胞产生明显的旁分泌信号可以促进组织再生,并通过激活宿主组织中的内源性细胞诱导缺陷组织的功能恢复。因此,研究这些旁分泌信号的空间和时间调控模式,对增强 MSC 治疗中脑内源性神经干细胞(NSCs)或祖细胞的存活,增殖和分化的旁分泌作用至关重要。

迄今为止,大多数关于神经元分化的旁分泌信号传导的研究都依赖于基于二维透孔的共培养系统或条件培养基。这些常规培养系统已被广泛用于研究一种细胞类型分泌的可溶性分子对另一种细胞的作用,而两种细胞并没有任何直接接触。在透孔系统中提供三维干细胞生态位的力学和生理特性也有困难,条件培养基中生长因子的质量和数量会根据细胞密度和生长情况而变化,这可能导致包含在条件培养基中的生长因子的变化,使得在研究旁分泌信号传导的实验中难以证实条件培养基的一致性。此外,条件培养基实验不能提供两种细胞类型之间的双向信号。也就是说,现行干细胞旁分泌信号的研究所依赖二维透孔系统或条件培养基培养都不能提供最佳培养微环境以阐明体外旁分泌信号的影响。

Seung-Woo Cho 等[9]以对人体 MSC 体内旁分泌信号的研究为基础,模拟微流体阵列平台内的三维细胞外基质中人 NSC 的功能性神经元分化。为了扩增旁分泌信号,他们使用阳离子聚合物纳米颗粒改造人 NSC 使其过表达神经胶质细胞衍生的神经营养因子。在三维细胞外基质水凝胶中培养人 NSC 以填充微流体装置的中央通道,而把过表达人 MSC 的神经胶质细胞衍生的神经营养因子置于中央通道两侧的通道中培养。这种设计可以模仿大脑中人 MSC 和内源性人 NSC 之间的旁分泌信号传导。在三维微流体系统中,人 NSC 与过表达人 MSC 的神经胶质细胞衍生的神经营养因子(GDNF-hMSC)共培养可减少人 NSC 的神经胶质分化,同时使分化为神经元细胞的显著增强,包括多巴胺能神经元。在神经营养因子存在下分化的人 NSC 产生的神经元细胞展现出功能性神经元样电生理学特征,而这种神经营养因子是从在过表达人 MSC 的神经胶质细胞产生的。用缺氧缺血性脑三维微流体阵列装置可以提供有效的共培养平台,并且提供来自移植干细胞旁分泌信号的微环境以控制体内的内源性神经元行为。

4.7.3 通过微流体大脑模型建立和捕捉神经通路

哺乳动物大脑的信息处理电路由神经元之间的突触连接形成。了解这些突触电路发展的过程可能会对中枢神经系统疾病的病理生理学提供新的见解。已知许多信号连接在轴突导向和靶向中很是重要,轴突通路的激活在脑回路的发育中起着重要的作用,同时活动的异常模式在神经疾病的发病机制中举足轻重。了解神经活动与突触发生之间的关系,对于深入了解大脑及其病理的正常发展非常重要。

电路通信的研究通常需要对确定神经通路中的一个或多个组件进行长时间操纵。各种体内研究已经积累了大量的信息,然而,体内实验仍存在方法学上的局限性，主要涉及整个网络选择的限制。这种限制可以用体外培养系统克服，比如，有可能对神经元网络活性中的慢性药理学进行控制。L. Yarmush 等[10]专注于设计体外模型，以捕捉哺乳动物的一些复杂的脑通路，且用通路组件做简单的实验操作。这样的平台将弥补电路到电路轴突通路的体内研究空缺，检测它们的活性以及它们在发育中的作用。

在由微通道相互连接的隔室中，进行脑切片的器官型培养的研究结果表明，皮层和海马体的共培养通过微通道延伸轴突形成功能连接。通过记录共培养中的同步神经活动，并展示组成部件中活性的选择性药理操作，这一平台能够对器官培养中的突触前和突触后神经元进行慢性且有空间限制的实验操作，对研究者寻求了解神经通路的发展，可塑性和病理研究方面提供帮助。

参 考 文 献

[1] Griep L M, Wolbers F, de Wagenaar B, ter Braak P M, Weksler B B, Romero I A, Couraud P O, Vermes I, van der Meer A D, van den Berg A. BBB on chip: Microfluidic platform to mechanically and biochemically modulate blood-brain barrier function. Biomedical Microdevices, 2013, 15(1): 145-150.

[2] Prabhakarpandian B, Shen M C, Nichols J B, Mills I R, Sidoryk-Wegrzynowicz M, Aschner M, Pant K. SyM-BBB: A microfluidic blood brain barrier model. Lab on a Chip, 2013, 13(6): 1093-1101.

[3] Wang Y I, Abaci H E, Shuler M L. Microfluidic blood-brain barrier model provides *in vivo*-like barrier properties for drug permeability screening. Biotechnology and Bioengineering, 2017, 114(1): 184-194.

[4] Bang S, Lee S R, Ko J, Son K, Tahk D, Ahn J, Im C, Jeon N L. A low permeability microfluidic blood-brain barrier platform with direct contact between perfusable vascular network and astrocytes. Scientific Reports, 2017, 7(1): 8083.

[5] Herland A, van der Meer A D, FitzGerald E A, Park T E, Sleeboom J J, Ingber D E. Distinct contributions of astrocytes and pericytes to neuroinflammation identified in a 3D human blood-brain barrier on a chip. PLoS One, 2016, 11(3):e0150360.

[6] Brown J A, Codreanu S G, Shi M, Sherrod S D, Markov D A, Neely M D, Britt C M, Hoilett O S, Reiserer R S, Samson P C, McCawley L J, Webb D J, Bowman A B, McLean J A, Wikswo J P. Metabolic consequences of inflammatory disruption of the blood-brain barrier in an organ-on-chip model of the human neurovascular unit. Journal of Neuroinflammation, 2016, 13(1): 306.

[7] Park J, Lee B K, Jeong G S, Hyun J K, Lee C J, Lee S H. Three-dimensional brain-on-a-chip with an interstitial level of flow and its application as an *in vitro* model of Alzheimer's disease. Lab on a Chip, 2015, 15(1): 141-150.

[8] Yoo Y K, Lee J, Kim J, Kim G, Kim S, Kim J, Chun H, Lee J H, Lee C J, Hwang K S. Ultra-sensitive detection of brain-derived neurotrophic factor(BDNF)in the brain of freely moving mice using an interdigitated microelectrode(IME)biosensor. Scientific Reports, 2016, 6:33694.

[9] Yang K, Park H J, Han S, Lee J, Ko E, Kim J, Lee J S, Yu J H, Song K Y, Cheong E, Cho S R, Chung S, Cho S W. Recapitulation of *in vivo*-like paracrine signals of human mesenchymal stem cells for functional neuronal differentiation of human neural stem cells in a 3D microfluidic system. Biomaterials, 2015, 63:177-188.

[10] Berdichevsky Y, Staley K J, Yarmush M L. Building and manipulating neural pathways with microfluidics. Lab on a Chip, 2010, 10(8): 999-1004.

第 5 章　心　芯　片

5.1　心　脏　概　述

　　心脏是脊椎动物身体中最重要的器官之一，主要功能是为血液流动提供动力，把血液输送至身体各个部分。人类的心脏位于胸腔中部偏左下方，体积约相当于一个拳头大小，约 250 g。女性的心脏通常要比男性的体积小且质量轻。人的心脏外形像桃子，位于横膈之上，两肺间而偏左。

　　心脏主要由心肌构成，心肌的节律性收缩能够驱动血液在循环系统内流动。心脏从内向外依次分为心内肌、心肌膜、心外膜。心内肌分为内皮、内皮下层、心内膜下层（分布有心脏传导系统）。心肌膜主要由心肌纤维构成，是心壁三层中最厚的一层，心肌纤维呈螺旋状排列，分为内纵环、中环行、外斜行三层，其间有丰富的毛细血管、淋巴和神经。心房肌纤维内含有心房钠尿肽，具有很强的利尿、排钠、扩血管、降低血压的作用。心外膜是心包膜的脏层，结构为浆膜，外表面被覆间皮，下层是薄层结缔组织。心壁内含特殊的心肌纤维组成的传导系统，包括窦房结、房室结、房室束及其各级分支，组成细胞包括三种：①起搏细胞，简称 P 细胞，位于窦房结与房室结的中心部位，细胞小，核呈梭形或多边形，是心肌兴奋的起搏点；②移行细胞，主要位于窦房结和房室结的周边以及房室束，功能是传导冲动；③Purkinje 纤维，该细胞组成房室束及其分支，功能是将冲动快速传导至心室各处，引发心肌同步收缩。

　　从结构来看，心脏由左心房、左心室、右心房、右心室四个腔室组成，其中左心室内壁最厚，这四个腔室分别是体循环、肺循环的必经之路。心脏是循环系统的中心，循环系统由血管组成，包括动脉、静脉和毛细血管。心脏受到电信号刺激，收缩肌肉壁，同时将血液注入循环系统。左右心房之间和左右心室之间均由间隔隔开，故互不相通，心房与心室之间有瓣膜，这些瓣膜使血液只能由心房流入心室，而不能倒流。心脏的作用是推动血液流动，向组织、器官提供充足的血流量，在供应氧和各种营养物质的同时带走代谢的终产物（如二氧化碳、尿素和尿酸等），使细胞维持正常的代谢和功能。

　　一颗健康的心脏以正常工作所需的速度向身体提供适量的血液。如因疾病或伤害削弱了心脏的功能，身体的器官将无法获得足够的血液用于正常工作。有些药物能改变心律，使心脏因此获得足够的血液，但科学家需要更好地预测哪些药物可能会有毒性。目前在动物模型和实验室中进行的测试并不总是准确到足以预测药物对人类的毒性，事实上，药物对心脏的毒性效应是导致新药在人体试验阶段甚至在药物上市后失效的最常见原因之一，这种"心脏毒性"药物占了市场撤出量的三分之一。

5.2 由诱导多能干细胞构建的人心脏芯片

我们早已提及，人们已能从成人供体细胞衍生的诱导多能干细胞（iPSCs）中产生心肌细胞。干细胞具有发展成为许多不同类型细胞的显著潜力，在早期生命和胚胎生长中起着重要的作用，至成人后，它的重要性主要反映在对组织的修复和维持上。理论上说，诱导多能干细胞可以产生许多种成体细胞，能够在芯片设备上形成心脏和其他类型的组织。加州大学伯克利分校的 Kevin Healy 等和 Gladstone 研究所的科学家合作，将诱导多能干细胞产生的心肌细胞整合到一块芯片上[1]。

Kevin Healy 等将物理图案刻蚀到整合有心肌细胞的芯片上，然后添加特定的化学介质，再将其用于培养人干细胞集群，改变人干细胞所接收的力学和生化信号，把它们诱导成微小的与原始跳动的心脏相似的结构。他们发现，这些干细胞会分化成不同类型的心脏细胞，包括心肌细胞，而不同的细胞则会自己构建成能跳动的心脏微室。这些结构可用于研究正常和异常的心脏发育，也可能作为器官芯片应用于药物开发。这种器官芯片模型可以利用干细胞构建跳动的心脏组织，从而创建一种系统用于模拟早期的心脏发育。

为了测试该系统作为药物筛选工具的潜力，Kevin Healy 等将 iPSCs 分化的心肌细胞暴露于可导致严重出生缺陷的药物 thalidomide 上，发现在正常的治疗剂量下，与没有暴露于 thalidomide 的心脏组织相比，这种药物可导致心脏微室发育异常，包括尺寸减小、肌肉收缩障碍和心率降低。这实际上是第一次在用诱导多能干细胞构建的心芯片上模拟药物对出生缺陷可能造成的危害，有重大的现实意义。因为每年有大量的孕妇接触对胎儿有潜在危险的药物，造成胎儿的出生缺陷风险，而最常见的出生缺陷中就包括心脏缺陷。

在研究中，他们模拟人组织，利用成人皮肤组织基因重组的干细胞，形成具有跳动功能的人心脏细胞的小腔室。然后，将未分化的干细胞放置到一个圆形图案的表面，这种密闭受限的几何图案提供了生物化学和生物物理环境，可以调节细胞的分化和生长，指导心肌分化。两周后，原来在二维表面生长的细胞，开始呈现一种三维结构，逐步形成一个能搏动的微室。由诱导多能干细胞构建的芯片提供营养和氧气来维持细胞的存活，由此产生的心脏组织甚至会有心跳，这是一种很重要的现象。特别是，当研究人员使用一位心率缓慢患者的诱导多能干细胞时，心脏芯片的"脉搏"要比健康成年人的诱导多能干细胞所

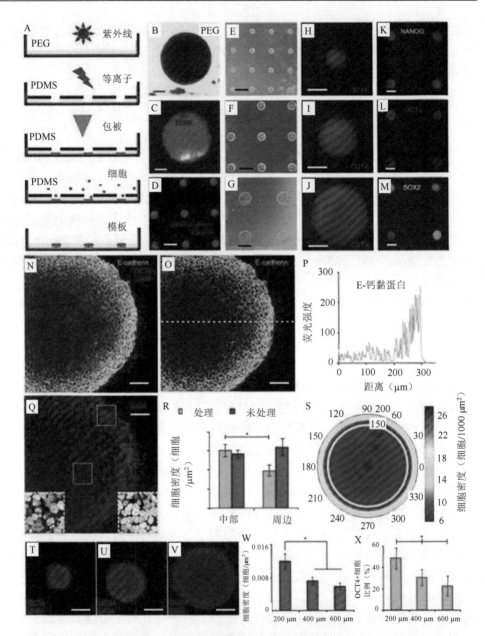

图 5-1　人多能干细胞的空间分化的图案化[1]

A. PEG 图案基片的制作工艺原理图，用 ToF-Sims 成像证实。B, C. PEG 相关峰和 TCPS 相关峰。标尺 50 μm。
D. 只有刻蚀区才能吸附牛血清白蛋白。人多能干细胞以不同直径（标尺，600 μm）（H~M）和圆圈（标尺，
200 μm）形成阵列（E~G）。经 CHIR 处理后，共聚焦图像显示（N）细胞保持了八聚体结合转录因子的表达，
与图案周长相邻，E-cadherin 表达（O, P）较高，细胞密度较高（Q, R）。标尺 50 μm。数据表示为带有误
差条的平均值，n=20。S. 400 μm 圆的细胞密度图显示，最大细胞密度发生在八聚体结合转录因子与八聚体结
合转录因子-细胞的交界处。T~V. 在所有模式下均观察到八聚体结合转录因子环。200 μm。W, X. 直径为
200 μm 的鳞片细胞密度和八聚体结合转录因子细胞密度最高，为 400~600 μm。数据表示为误差条的平均值，
n=20。采用单因素方差分析和 TUKEY 作显著性检验，对不同类型的样本进行统计学比较。*P <0.05

构建的心芯片慢，这表明心脏组织即使是在塑料中生长依然能保持一些关键特征。此外，细胞能根据其是沿着周边定位，还是生长在细胞群的中间，进行自行组织。与生长在中间的细胞相比，沿着边缘的细胞会经受更大的应力和张力，并似乎更类似于成纤维细胞，这种细胞会形成结缔组织胶原蛋白。相反，生长在中间的细胞则会发展成心肌细胞。一旦分化开始，就能观察到这样的空间组织。与周边细胞相比，中间的细胞会更快地失去八聚体结合转录因子 OCT4+和上皮钙黏蛋白 E-cadherin 的表达，这对于心脏组织的发育至关重要。通常认为这个空间分布差异性是自然发生的，而现在的体外实验证明了这个过程。

此前，这方面研究通常的做法是在培养皿或细胞培养板上模拟早期心脏发育，或解剖不同发育阶段的动物来研究器官的形成以及在形成过程中为何出错。这些系统采用的是二维而不是三维的细胞培养，所以不能预测药物会怎样影响胚胎心脏的正常三维发育。另一方面，之前所开展的心脏微组织研究，通常使用的是大鼠心肌细胞，但对于研究人类疾病而言，依托大鼠细胞构建的模型显然不尽人意。Kevin Healy 等在这项研究中使用的则是从患者身上获取的人多功能干细胞，这是一个重大的进展。

虽然这项研究关注的是心脏组织，但实际上有可能将其应用于其他器官的发育研究，因为根据人多能干细胞的一些基本原则，它们的分化是完全可以扩展到更大范围的组织类型里的。

图 5-1 着重描述了在心脏芯片研究过程中人多能干细胞的空间分化的图案化。

5.3　通过血管和肝脏相连的心脏芯片

Gordana Vunjak-Novakovic 等[2]也开发一个集成的微流体器官平台，在这一平台上，所有细胞，包括功能性内皮细胞、心肌细胞和高度保守的肝细胞，都来源于单一的人诱导多能干细胞系。他们用血管连接肝脏和心脏微型组织，还开发了一种使用小分子（用于肝细胞）和物理信号（用于心肌细胞）差异化促使细胞成熟的方法。此平台既具有人体生理学的表观功能，又能与实时生物学读数以及高通量/高含量分析兼容结合。这样一个微流体平台可形成并培养血管、心脏和肝脏微组织，以证明人诱导多能干细胞来源的微组织用于生理学和药理学研究的可行性。他们的目标是通过血管连接，建立模块化的多组织平台，并利用这些平台研究心脏、血管和肝脏微小组织对药物、生理和病理刺激的相互作用反应。

图 5-2 和图 5-3 概述了他们的进展。他们利用在多能干细胞领域的积累将干细胞定向分化为内皮细胞、心脏细胞和肝脏细胞，并使分化后的细胞发育成熟。

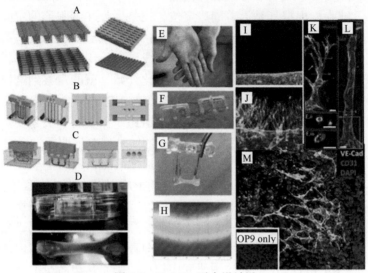

图 5-2　HeLiVa 平台设计[2]

A. 培养平台的模块化设计，具有相互连接的互锁培养室（相同的外部设计，不同的内部设计）和用于培养基灌注的微流体通道。顶部和底部平板通过连接单独的室顶部和底部形成，并且密封在一起以形成培养平台。B. 在围绕糖晶格形成的心脏微组织（其溶解以留下血管网络通道）和两个柱（用于使心脏组织受到机械应变，并通过细胞产生力作光学测量）之间的部件，也处于电刺激的两个电极之间（整排的电极共用一对电极）。C. 肝脏微组织的腔室设计，也在糖晶格周围形成（溶解以留下血管网络通道）。对于所有的腔室，均有流体入口、出口及取样的端口。D. 具有心脏微小组织的平台。E. 肝脏室。F. 糖晶格。G. 在培养 4 周后从诱导多能干细胞（iPSC）生长的收缩心脏微组织。H. 将人血管内皮干细胞培养于猪心脏组织来源的水凝胶中，诱导获得人心脏组织，图片显示印刷微电极测得的心脏组织电信号传导。I. 血管通道，通过三维打印糖基膜并由人内皮细胞包被产生。J. 内皮在管腔和间质之间形成紧密的屏障（未显示），并且在暴露于血管生成因子梯度时经历血管生成萌芽，产生新的可灌注血管网络。K. 成熟的豆芽染成豆荚青素（红色）。下面是尖细胞的横截面和茎。L. Neovessel（VE-Cad）和 CD31（合并的图像）以及 4′,6′-二氨基-2-苯基吲哚（DAPI；蓝色）染色的（M）从诱导多能干细胞衍生的内皮细胞，在 OP9 饲养层上培养

　　为建立临床相关的人体组织模型，他们力图从同一批人诱导多能干细胞中生成组织构建所需的所有细胞类型。为了能够利用分子成像和功能成像技术，研究多层次和实时的生理过程，他们将生物传感器整合到人诱导多能干细胞中，以监测培养中的特异性 c 细胞表型（例如，区分内皮细胞和心肌细胞），并读取组织细胞的功能数据。

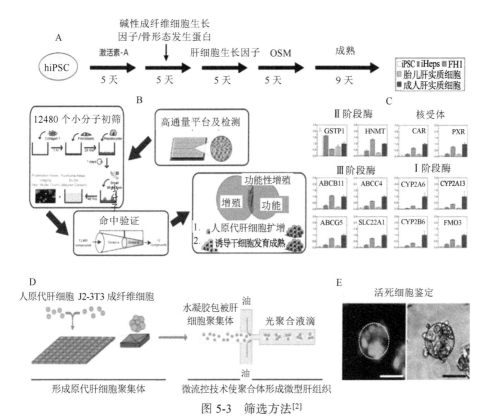

图 5-3 筛选方法[2]

A. 按肝脏发育的正常阶段（类似于与多能干细胞诱导心肌细胞相同的策略），将诱导的多能干细胞分化成肝细胞。以这种方式衍生出肝细胞的样前体细胞仍具有干细胞表型。B. 为了使细胞成熟，设计了一个小分子筛，从分化第 20 天开始处理多能诱导干细胞来源的肝细胞 9 天，发现了一些改善的多能诱导干细胞来源于成熟的肝细胞。C. 小分子筛选的结果。D. 冷冻保存的原代人肝细胞的聚集体（每个聚集体约 5 个肝细胞/5 个成纤维细胞），用微流体包裹成微液滴装置中的均匀液滴，并光聚合形成微组织。E. 肝脏微组织中的活细胞（比例尺=100 μm）

5.3.1 可灌注血管网络

Gordana 等开发了一种通用的方法，快速构建可灌注的血管网络以支持组织的三维培养。他们用三维打印方法打印出一个有机玻璃刚性网络，并利用它们的细胞相容性做成活细胞生成内皮细胞网络模板，在高压下用血液灌流细胞，产生搏动性肺动脉高压。他们在所有这些条件下，将人内皮细胞接种于这些通道，内皮细胞发育良好，表现出功能性特征。通过观察高流速下的腔内血流，证实连接紧密，还开发了一种简单的插件，驱动对血管的灌注并连接多器官系统。

5.3.2　肝微组织

　　他们一开始从冷冻保存的人肝细胞中生成肝组织，建立方法并推广到包括人诱导多能干细胞来源的肝细胞在内的多种细胞类型，也因此开发了可伸缩的组织结构控制平台。为了维持肝细胞表型，他们又将原代肝细胞与支持性 FI 细胞共培养，将这两种细胞接种到锥体细胞中。每个微孔形成的肝细胞和 FI 溴化细胞在 24 h 内形成多细胞聚集体。去除原肝细胞聚集物，将其包裹在聚乙二醇二丙烯酸酯预聚物微滴中，光聚合形成含肝细胞的水凝胶微组织。经活死染色鉴定，肝组织呈现活性，并表现出稳定的表型功能，分泌白蛋白超过 2 周。针对人诱导多能细胞来源的肝模块，他们从生长效率>90%的不同人诱导多能细胞中产生了经白蛋白和 α 1-抗胰蛋白酶免疫荧光定量的肝细胞，并鉴定了用于人肝细胞扩增和人诱导多能干细胞分化的小分子，继而，通过尿素生成、白蛋白和 α 1-抗胰蛋白酶分泌和 I 期药物代谢活性的表征，进一步验证了人诱导多能细胞来源的肝细胞。值得注意的是，这种肝组织已被成功地用于丙型肝炎感染的研究。

5.3.3　心微组织

　　Gordana 等还将人诱导多能细胞株分化为收缩性心肌细胞和 3 株人诱导多能干细胞的心肌显微组织，在系统研究了胚胎体、单分子层和假单分子层三种不同环境下的阶段性分子诱导的几种变异后，得出了选择方案，即产生 65%的不同的心肌细胞，并逐步提高到 80%以上。由此产生的人诱导多能心肌细胞虽然具有一定的功能，但仍未成熟。为了促进心肌细胞的成熟，他们采用了调节方法，建立了完整的人类胚胎干细胞心肌细胞移植方案，并将其转化为人诱导多功能 C2a 心肌细胞。在这儿电刺激可增加心肌组织收缩的强度，同时，随着刺激频率的增加，心肌组织的收缩逐渐同步，心肌组织产生的应变增加。

　　这样，他们建立了从相同的多能干细胞（使用 C2a 作为主要实验模型）诱导功能性内皮细胞，心肌细胞和高度保守的肝细胞这样细胞群体的方法，开发了使用小分子（用于肝细胞）和物理信号（用于心肌细胞）差异化的细胞成熟方法，使用一种微流体平台用于形成和培养血管，心脏和肝脏微组织，以证明由人多能干细胞诱导而来的细胞组成的微组织用于生理学和药理学研究的可行性，其目标是通过整合血管，建立模块化的多组织平台，并利用这些平台研究心脏、血管和肝脏微小组织对药物、生理和病理刺激的相互作用反应。

5.4　高通量心脏芯片

　　采用微流控器官芯片仿生体内组织、器官的行为，除了要保证模型组织的生理准确性外，还迫切需要提高芯片的性能，增加通量，因为，将器官微生理系统扩大到临床应用和毒理学研究前还面临高通量需求所带来的关键挑战。途径之一是引入可扩展的数据采集策略。为此，Kevin K. Parker 等发展了一个 24 孔板平台，同时并联了 24 个测量单元，用于更高通量地研究人类干细胞衍生的心肌组织，重现原生心室的层状结构。Johan U. Lind 等[3]将心肌细胞种植在微裂钛金薄膜相连的悬臂上，细胞产生的压力造成薄膜形变，引起检测器电流改变，在平台的每个孔中通过电子信号量化细胞跳动的力度，嵌入式柔性应变传感器可以连续且非侵入性的读取心脏组织的收缩应力和搏动速率。传感器基于微裂钛金薄膜，确保它坚固并具有高度兼容性。他们用心脏毒性药物对心脏进行 12 个完整的剂量反应研究来证明测试平台在药物毒理学上的价值，还展示了将心脏组织与内皮细胞屏障连接的能力。在这些模拟药物通过血管进入心脏肌肉组织的研究中，他们通过调节内皮细胞屏障通透性来调节心脏药物在体外反应的时间。

装置的中心部分是一个约 25 μm 厚，以多层 PDMS 为基础的悬臂梁，把组织结构控制和电子读出功能结合起来，如图 5-4 所示。在每个悬臂的表面是一个工程化的薄膜型心脏组织，其中的细胞可以来自于人多功能诱导细胞，也可以是新生大鼠心室肌细胞。在组织收缩后，下方的 PDMS 悬臂被弯曲，一个嵌入在悬臂梁中的柔性钛金薄膜应变器被拉伸。这会造成阻力增加，而增加的程度与组织收缩应力成正比；见图 5-4A 和图 5-4B。悬臂梁由高度专业化的 3D 打印设备制造，开始只是在小范围内使用，后来则尽可能考虑提高通量并使其更具有通用性。为此，他们采用序贯自旋涂覆法制备了批量的微小型悬臂梁结构，并使用 CO_2 激光切割器使悬臂梁加工更加精准。自旋涂层提供了一种简单的方法，可在微米尺度内沉积多层 PDMS，钛金薄膜应变器则采用电子束蒸发法制作。

为了更准确地描述正常心脏肌肉的层流结构和各向异性，他们使用在 500 kPa PDMS 中模压的微沟槽。沟槽屏障高 5 μm，宽 4 μm，细胞种植前用纤维连接蛋白（FN）包覆；在模制的基质上培养人多功能诱导细胞 hiPS-CM 可产生排列高度规则的肉瘤组织。他们通过间隙接口进一步实现了肉瘤组织和工程组织的电连接，工程组织因此复制了心脏肌肉的基本结构特征。

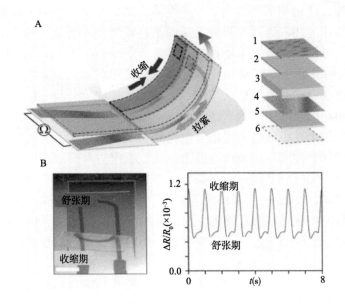

图 5-4 高通量心芯片[3]

装置的中心部分是 25 μm 厚的 PDMS 的悬臂,将组织结构的控制与收缩功能的电子读出相结合;在每个悬臂的
表面是基于人多功能诱导细胞(hiPS-CM)或新生大鼠心肌细胞(NRVM)的心脏薄膜组织,当组织收缩时,
下面的 PDMS 悬臂被弯曲,嵌入在悬臂中的柔性钛金薄膜应变器被拉紧。这会产生与组织收缩应力成正比的
增量电阻

他们把种植心肌细胞的 PDMS 悬臂分插于 24 个孔中,在孵化环境内实现
高通量数据采集(图 5-5)。

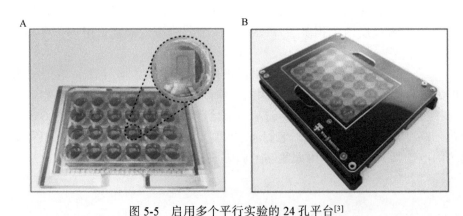

图 5-5 启用多个平行实验的 24 孔平台[3]

A. 24 孔设备示例,带聚碳酸酯多孔外壳,如悬臂插入孔中;B. 在孵化环境内用于数据采集的记录器中的 24
孔装置

5.5　功能性心脏芯片

5.5.1　具有微生理视觉特性的心脏芯片

现有的天然有机体中存在很多结构性有色材料，这些材料内部普遍存在自主调节，但对于人工制造的材料而言，颜色可变性往往需要外部刺激实现，因此发展受到限制。赵远锦等[4]在人工反蛋白石水凝胶膜上组装心肌细胞组织，研发出了一种具有自主调节功能的结构性颜色材料。心肌细胞搏动过程中细胞的伸长和收缩使底物膜的反蛋白石结构遵循相同的体积或形态变化周期，这可以从光子带隙和结构颜色同步移动观察得到。这种生物杂交结构彩色水凝胶可用于构建多种生物材料，如三维动态蝴蝶。进一步，他们将这种水凝胶集成到微流体中，开发了一个具有微生理视觉特性的心脏芯片平台，用于生物研究和药物筛选。

如图 5-6 所示，他们将生物杂化结构彩色水凝胶与平行微沟槽集成到一个微流控系统中，形成了一个芯片心脏系统。在这个心脏芯片系统中，包含有分叉的注射通道，可在生物杂交结构彩色水凝胶上为工程心肌组织提供统一的培养基或药物溶液（图 5-6A 和 B）。半固定生物杂交彩色水凝胶具有柔性和平行的微沟结构，可沿层状心肌细胞各向异性组织的方向弯曲（图 5-6C）。这一过程由布喇格扫描角的减小引起，由水凝胶通过结构着色和反射峰蓝移显示。由于不同位置的结构颜色或反射峰指纹与各向异性层流心肌细胞的收缩力相对应（如图 5-6D 和 E 所示），该集成系统可作为研究不同条件下心肌细胞及其组装组织细胞行为的功能平台。

为了证明心脏芯片系统的有效性，他们将不同浓度的异丙肾上腺素注入微流体中用以刺激心肌细胞。在正常条件下，生物杂化水凝胶的结构颜色由红色变为绿色（图 5-6D），反射峰由 608 nm 蓝移至 556 nm，而当 1 ml 异丙烯醇加入时，峰位移至 475 nm，颜色变蓝。随着异丙烯醇浓度的提高，生物杂交结构彩色凝胶反射峰的颜色变化和位移值可以进一步提高（图 5-6E 和 F）。心肌细胞的搏动频率也受到异丙肾上腺素的调节，显示出与异丙肾上腺素浓度相当的正向反应（图 5-6F）。这些结果与异丙肾上腺素在体内的实际疗效一致，可提高心脏收缩能力和心率。因此，这种生物杂交结构彩色水凝胶可用于心脏芯片系统，作为一个可视化的生物研究和药物筛选的仿生微生理平台。

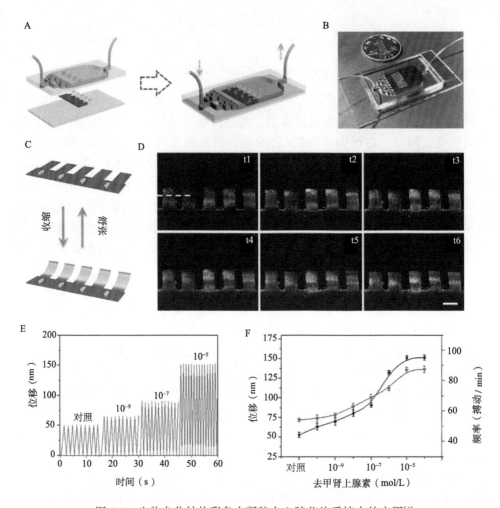

图 5-6　生物杂化结构彩色水凝胶在心脏芯片系统中的应用[4]

A. 通过将生物结构彩色水凝胶集成到分叉微流控系统中所构建心脏芯片的原理图；B. 生物杂交结构彩色水凝胶集成心脏芯片的图像；C. 芯片上的生物杂交结构彩色水凝胶的弯曲过程原理图；D. 生物杂交结构彩色水凝胶的动态光学显微镜图像，在一个心脏芯片系统中的一个心肌周期，标尺 1 mm；E. 不同浓度异丙肾上腺素处理的生物杂化结构彩色水凝胶的反射峰位移值与打浆速度之间的关系，在（D）中用虚线表示的位置（距离底部/总平行微沟状水凝胶 2/3）；F. 不同浓度异丙肾上腺素处理的生物杂交结构彩色水凝胶的平均峰位移值（左）和打浆频率（右）与弯曲过程的关系，误差条表示 SD

5.5.2　用于抗癌药物毒副作用研究的心脏芯片

　　Osamu Tabata 等[5]研制了一种微流体装置，集成了健康的人原代心肌细胞（hCMs）和肿瘤细胞（HepG2），用以研究抗癌药物阿霉素（DXR）在肿瘤（iHCC）治疗时可能产生的副作用。用于抗癌药物毒副作用研究的心脏芯片的设计如

图 5-7 所示。

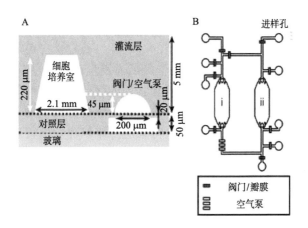

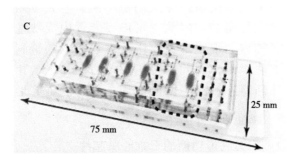

图 5-7　抗癌药物毒副作用研究的心脏芯片的设计[5]

A. 心脏-肿瘤芯片的侧视图。该装置基于聚二甲基硅氧烷（PDMS），由"灌注层"和"对照层"组成，如灰色所示。B. 一组使各种细胞培养室互连的血液循环系统，具有中等强度，集成的阀门（红色）可以精确控制流体，引入细胞/试剂。气动泵（黄色）在两个细胞培养室内提供中等强度循环（"i"和"ii"分别为肿瘤细胞 HepG2 和人原代心肌细胞 hCM）。C. 在载玻片（25 mm×75 mm）上制作的实际心脏-肿瘤芯片

　　Tabata 等采用改进的软光刻技术和数值优化模拟技术，集成了气动阀门和蠕动微泵，制作了微流控装置，在具有三套人造血液循环回路的单个装置上实现来自不同组织细胞的单独培养，微阀和微泵提供了精确的流体控制。这种心脏-肿瘤芯片可以模拟由肿瘤细胞 HepG2 产生毒性代谢物（多柔比星，DXRol）所引起的阿霉素（DXR）对心脏细胞的副作用，实现多组不同样品的系统测试，并且将多柔比星通过循环回路递送至心脏细胞。这种做法原则上可以让药物通过组织在回路循环并产生特异性代谢物，因此可以在装置内成功地评价抗癌药物对癌细胞和正常心肌细胞的细胞毒性，由此重现药物副作用。这种心脏-肿瘤芯片与传统的器官芯片/人体芯片平台相比具有很大的优势，它可以有效利用其循环回路连接不同的组织，从而相对准确地再现人体生理状况。这种把微泵集

成在芯片上，构成一个不使用外部泵的人造血管循环闭合回路系统的方法很重
要，也可以扩展到其他研究。

通常，药物在投入临床应用前采用动物试验评估药物的有效性和安全性，
但动物试验受限于它们作为人体模型的适宜性、稳定性、可靠性以及成本和伦
理等因素。尽管使用人细胞的器官对于概括人类生理状况是有很好的应用前景，
但是在研究药物的副作用时也会遇到和必要的循环系统整合等困难。要制作更
先进的人体芯片平台，需要使用更多的功能组织进行准确的药物测试，这意味
着需要在这些人体器官芯片平台上进行细胞三维培养。值得庆幸的是，微流控
技术提供了对三维细胞环境的化学和物理控制，这些优点有助于在体外营造高
度适合于细胞表达其功能的环境。

这样一个简单的体外抗肿瘤药物心脏毒副作用的概念模型，不仅允许
肿瘤细胞和心脏细胞在微流体装置中共同培养，还设置了一个人造血液闭
合循环回路，并能实现多组不同样品的系统测试。它可以让药物通过循环
回路产生组织特异性代谢物，因此，可以在装置内成功地评价抗癌药物对
癌细胞和正常心肌细胞的细胞毒性，由此重现药物的毒副作用。这在传统
的细胞培养器内无法实现，因此与传统的器官芯片平台相比显示了很大的
优势。把这种循环回路连接到不同的组织，有可能更好地再现人体不同部
位的生理状况。

5.5.3　具有实时收缩应力测量功能的三维心脏芯片

Shyni Varghese 等[6]开发了一种三维心脏微组织微流体装置，可以对实时收
缩应力实现量化检测。他们以新生小鼠心肌细胞为材料，采用 3D 技术，使装
置内细胞能作精确的空间分布，由此创建了三维心脏微组织阵列，形成一种灌
注细胞的结构，将细胞封装在可降解的明胶甲基丙烯酸酯水凝胶内，夹在两层
聚丙烯酰胺水凝胶之间，形成聚丙烯酰胺水凝胶-甲基丙烯酸酯水凝胶-聚丙烯
酰胺水凝胶结构。三层水凝胶装置具有长期心脏细胞培养和实时测量收缩应力
的能力，因此有可能开展药物（或小分子）对心脏组织短期和长期作用的研究，
从而改善目前缺乏的实时压力模型分析。聚丙烯酰胺水凝胶被用作"应力传感
器"来获得搏动心脏细胞产生的收缩应力，再将其暴露于肾上腺素（已知肾上
腺素这种神经递质可增加心脏收缩的幅度和频率）来检查心脏特异性反应，心
脏组织表现出搏动频率和应力幅度的增加，显示出该系统对肾上腺素这类外源
小分子的反应潜力，因此有可能用于小分子药物测试。这种具有实时读出功能
的 3D 心脏系统可能成为药物发现和开发的一种性价比高，吸引力大的技术平
台。当然，如采用衍生自人诱导的多能干细胞（hiPSC）的心肌细胞代替新生小
鼠心脏细胞，则有可能建成具有个体特殊性的体外 3D 心脏系统，改善现有的
心脏疾病模型，意义更大。

芯片装置的搭建过程如图 5-8 所示，由包被的心肌细胞产生的收缩应力的量化则见图 5-9。

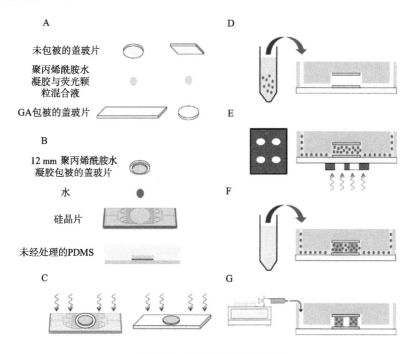

图 5-8　芯片的制造过程[6]

A. 将混有荧光纳米颗粒的前体溶液夹在常规和 GA 处理的盖玻片之间来聚合两种聚丙烯酰胺水凝胶。B. 将一小滴去离子水沉积在聚四氟乙烯涂覆的硅晶片上，然后将聚丙烯酰胺水凝胶局限在顶部的圆形盖玻片上。把含有固化剂的 PDMS 溶液（10∶1）轻轻倒在构建物上并在 37℃下固化过夜。C. 从芯片上去除附着在聚丙烯酰胺水凝胶上的 PDMS 模具，在装置的出入口处打孔，再用 UV/臭氧处理将该构建体黏合到聚丙烯酰胺水凝胶的矩形盖玻片上，注意将两层水凝胶对齐。将装置在 60℃恒温恒湿的空间内放置 1 h，然后移至 37℃室内过夜。D. 将与甲基丙烯酸凝胶，光引发剂和抗坏血酸混合的细胞注入室内。E. 在把该区域暴露于 UV 光之前，将图案化的透明光掩模放置在聚丙烯酰胺水凝胶的下面。F. 把 PBS 溶液注入装置中以除去非聚合区域中的甲基丙烯酸凝胶混合物。G. 将这个装置与一个注射泵连接，提供细胞培养所需的培养液

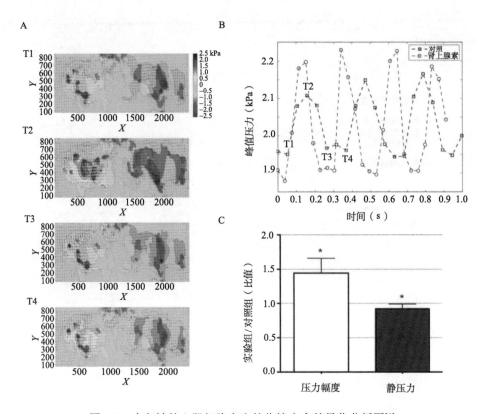

图 5-9　由包被的心肌细胞产生的收缩应力的量化分析图[6]

A. 聚丙烯酰胺水凝胶的位移，如图所示，作为矢量场，叠加在剪切应力的热图上，而此剪切应力沿着甲基丙烯酸酯水凝胶椭圆形结构主轴施加在聚丙烯酰胺水凝胶上。正应力和负应力分别指示剪切应力正反两面方向。图的 X 轴和 Y 轴表示测量的物理位置，而热图内的值则由颜色条指示。T1~T4 代表了搏动组织收缩-松弛周期的时间点，生成（A）中所示的应力热图。B. 显示了与用 T1~T4 标记的每个热图相关的峰值应力，以及作为时间函数的峰值牵引应力的代表性图示，黑色方块表明不含肾上腺素，红色圆圈则表明含有肾上腺素。峰值由使用沿着甲基丙烯酸酯水凝胶结构主轴的应力确定。C. 从多个细胞负载结构测量含和不含肾上腺素时应力幅度和静压力的比率，低于或高于 1 的值分别表示应力幅度和静压力的减小或增加，而值 1 则表示没有变化

5.5.4　可以研究力学影响的血管/心脏瓣膜的心脏芯片

Craig A. Simmons 等[7]开发了双层膜微流体装置以模拟血管/瓣膜三维环境。装置由上部和下部微通道组成，由多孔膜分隔，膜允许大分子和外渗细胞通过；同时区分异型细胞类型，维持并促进细胞类型特异性分离和分析；平台涉及多种类型细胞生理相关的空间排列以及流体在单层内皮细胞上流动，它可使异型细胞相互作用，同时保持细胞区室的多孔膜矩阵。按照要求，通道内的甲基丙烯酸酯凝胶具有 2~30 kPa 的生理弹性模量，在培养过程中 80%原代细胞至少能保持四天的活力。这一平台能调节旁分泌物相互作用以研究瓣膜内皮细胞和瓣膜间质细胞之间剪切应力。内皮细胞的存在显著抑制了间质细胞向 α-平滑肌肌

动蛋白向阳性的肌成纤维细胞的分化，当内皮细胞暴露于流动诱导的剪切应力时，这种作用增强。这种多功能的器官芯片平台在血管和瓣膜生物学研究中具有广泛的应用，可研究瓣膜内皮细胞共培养和剪应力对瓣膜间质细胞肌纤维母细胞分化的影响，并可用于生理相关的 3D 心血管微环境中的药物筛选。

在这项研究中使用了两套装置：单层微通道器件与双层膜微通道设备。单层器件用于表征水凝胶聚合条件和细胞活力。横截面尺寸为 2000 μm 宽 302 μm 高的 S 形槽道，使用标准的软光刻技术由聚二甲基硅氧烷制得。等离子体处理 PDMS 板坯和玻片使之黏结在一起形成封闭通道。双层膜微通道器件用于研究流体流动条件下的细胞-细胞相互作用（图 5-10）。制造膜器件时先用 PDMS 使用标准的光刻技术制备顶部微通道（4000 μm 宽，253 μm 高），而底部 S 形槽（宽 2000 μm，300 μm 高）则通过铝模具挤压制作而成。模具填充 PDMS，多余的 PDMS 被挤出，得到一个薄的中空平板。从标准细胞培养板中切出孔径 1 mm 的聚乙烯对苯二甲酸图案，蚀刻多孔膜插片，黏结在两个 PDMS 通道之间，而每个通道都被涂上了涂层。最后，将底部通道结合到薄的等离子体再生玻璃盖玻片上。双层膜微通道设备中的三维共聚焦透视图如图 5-11 所示。

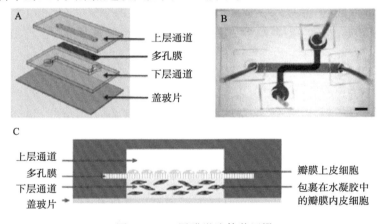

图 5-10　双层膜微流体装置[7]

示意图（A）和双层膜微流体装置的照片（B）。面板（B）中的比例尺是 5 mm。（C）显示装置中细胞空间布置的横截面示意图。在这个示意图中，细胞培养基在顶部通道中流入页面的方向

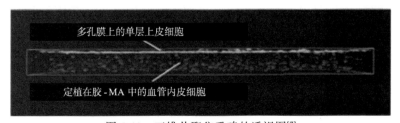

图 5-11　三维共聚焦重建的透视图[7]

展示了在共培养三天后双层膜微流体平台中荧光标记细胞的区室化和空间布置。VEC（绿色）在上通道中的多孔膜上形成单层，VIC（红色）分布在下通道中的 5%（质量体积分数）甲基丙烯酸酯水凝胶中

5.6　基于心脏芯片的病理性心脏肥大模型

5.6.1　高通量微型心脏芯片

容量超负荷是诱发心肌肥大和心衰的原因之一，临床上常见于房室瓣关闭不全，某些类型的充血性心脏病等，实验室常用大鼠动静脉造瘘模型来研究容量超负荷引起的心肌肥大。但实际上，这类大鼠模型往往难以解释容量超负荷引起心脏肥大的机制。Hesam Parsa 等[8]研究开发了一种基于气动微流控芯片的高通量微型心脏芯片，用于心脏肥大机制的高通量研究。该平台为双层装置，使用不同比例的固化剂和 PDMS 作为培养层和对照层（比例 1∶7 和 1∶15），黏合紧密，强度高达 60 kPa，可在足够长的时间内实现层与层之间的完美对齐。为了进一步加强两层之间的黏结，精确调节烘烤时间，使黏结前的控制层部分固化，以保持物理形状和初始黏结质量。与培养层对齐后，控制层在压缩下完全固化。因为 PDMS 具有透气性，37℃恒温 5%CO_2-95%空气混合物环境可以用来维持培养基的 pH 值。一共有 900 个心脏组织，每个只含有 5000 个细胞，在 1800 μm × 600 μm 的孔中培养。微流体平台和细胞所受的力学刺激分别如图 5-12 和图 5-13 所示。

5.6.2　心肌组织的形成

在三维胶原凝胶中培养的细胞形成有力学承载能力的网络。将细胞包裹在细胞外基质中的力学载荷比较理想，因为在组织中细胞和基质都承受应变，这样能显著改变基因表达谱。在图 5-12C 中，概述了单个微型生物反应器的微组织生成步骤。将细胞悬液接种到每个微型生物反应器（仅需 0.39 μl 的细胞悬浮液）后，细胞使微柱周围的水凝胶收缩，自行形成排列的组织。心肌细胞消除水分，通过重组和排列胶原纤维来重建它们的基质。这一生物反应器的设计使微组织要高出底部 220 μm。此外，随着胶原凝胶纤维在这个方向排列，可观察到微型组织自由边缘的最高张力。整个生物反应器平台（含 900 个微型生物反应器）将细胞-细胞外基质混合物放置在 PDMS 结构上，并使用透析膜将多余的细胞-细胞外基质去除，从而使细胞-细胞外基质混合物被保留在每个微型生物反应器中，因此提高了整个生物反应器平台（含 900 个微型生物反应器）的张力。为了保证微型组织的形成，在细胞-细胞外基质转移之前，通过等离子体处理使生物反应器表面具有亲水性。

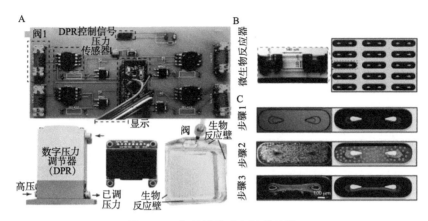

图 5-12　高通量微型心脏芯片[8]

A. 独立控制 4 个生物反应器的定制电子电路（包括数字压力调节器，显示器，4 个微型电磁阀，4 个压力传感器，4 个继电器等）。B. 用于大规模生产心脏微组织的微型生物反应器阵列平台示意图以及心脏微组织形成的横截面图。C. 各步骤示意图和图像：①微型生物反应器氧等离子体处理步骤；②混合物细胞-细胞外基质（每毫升 1200 万个细胞的胶原凝胶以 2.5 mg/ml 密度置于孔中）的加载（每孔 0.1 μl）；③柱周围的细胞-细胞外基质混合物所作的心肌细胞排列和心脏组织的成熟

5.6.3　拉伸力的表征

一个新的刺激系统可对微组织的拉伸进行表征（图 5-13）。对流道施加压力，将设备顶部的支柱推开，然后，在不同应变下，对每个微组织作力学加载。按常规方法，需要 900 个单独的数字压力器（Dprs），但他们在控制层中开发了宽度可变的流道，仅使用一个数字压力器即可将 900 个微组织中的每一个组织都置于一个独特的应变水平上，并采用有限元分析表征每个微组织的应变程度（图 5-13C）。对位移柱在一个刺激周期内的图像分析证实了仿真结果。值得注意的是，由于建模中使用的名义值与制造过程中不可避免的些微差异，模拟数据略微低于经验数据（图 5-13D）。

在这样的微流体装置上，进行数十万次的重复和超过几周的高强度心脏组织操作，诱导心肌肥大。这样一种平台可重复使用，次与次之间还具有可重现性，无论是异型的还是同型的组织都可被气动加载，并可对组织表型进行实时片上分析。这种三维心脏组织的负荷重现了天然心脏组织中的容量负荷及其相应的病理学，可通过对组织表型的片上实时分析来研究力学应激对心脏肥大的影响。

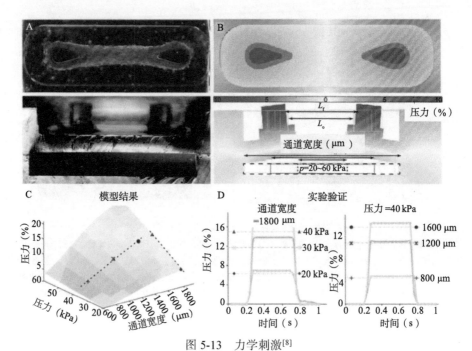

图 5-13　力学刺激[8]

A. 相位对比和在未拉伸状态的压力（顶视图和侧视图）。B. 下微反应器的模拟图像。C. 使用 COMSOL
Multiphysics 来预测应变水平作为控制层尺寸和输入压力函数的有限元分析结果。D. 两种不同通道宽度和输
入压力情况下的实验数据（每种情况 3 例）。虚线对应于 C 中的点

5.7　一种由心肌细胞驱动的微球形心脏泵

常见的微流体装置由于其系统高度集成，通常由外部能源驱动，因此难以
在体内使用。Takehiko Kitamori 等[9]构建了一个微型球状装置，类似于心脏的
泵，它无须外部能源或耦合刺激，仅通过自发收缩的心肌细胞即可驱动。该装
置由空心弹性体球（直径 5 mm，壁厚 250 μm）制成，周围包裹搏动心肌细胞
的聚合物，能产生很大的收缩能力。这一装置证实由同步搏动的心肌细胞能引
起连接到空心球的毛细管中的流体振荡，该装置可至少在系统中连续工作 5 天。
这种人造的生物混合流体泵装置仅使用化学能的电池驱动，并且采用了球体状
的最佳结构，如图 5-14 所示。预计这种设备可能会被用于很多方面，包括依靠
生化能源而不是电气接口的医疗植入设备的生物制动器。

与传统设备不同的是，泵送动作仅由来自内环境的化学能输入驱动，而不
需要任何耦合的外部能源。当然，为了模仿大多数动物的心脏，需要止回阀和
多个腔室。他们利用原位激光照相制造技术制造止回阀和室壁，在装置上填充
单体/溶剂/引发剂混合物之后，用 UV 作选择性曝光，可以将包括止回阀在内的
复杂结构集成到装置中。

微球形心脏泵至少可用于两个方向：①作为一个无电的生物制动器驱动植入微生物或生化医疗装置的流体，无须外部电源；②作为一个心血管循环系统微观模型的组件参与研究循环生理机制、病理学和发育生物学，或用作自体细胞培养患者的医疗诊断。

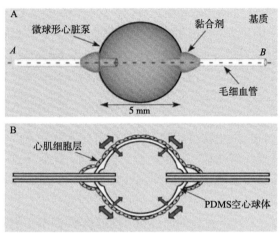

图 5-14　微球形心脏泵的设计[9]

A. 示意图（B）沿着线 *A-B* 的横截面图。将培养连续脉动细胞的心肌细胞片移动到 PDMS 弹性体空心球上并使其黏附。球体由附着的心肌细胞片的集体收缩运动拉紧，中空球室内的流体体积减小，流入连接的 Teflon 毛细管。为了检测每个腔室收缩产生的流动，使用原位显微镜在微血管中跟踪聚苯乙烯微球的运动

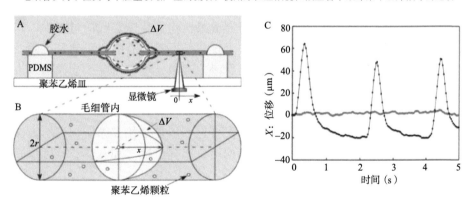

图 5-15　与泵相连毛细管中的流体驱动[9]

A. 主体；B. 直接相连毛细管内部示意图。使用聚苯乙烯跟踪粒子，并用相差显微镜直接观察毛细管中的流体运动。从视频图像测量微通道中心单一颗粒的位移（*x*），松弛过程中颗粒的位移（*t* = 0 s）被定义为 *x* = 0 mm。空心泵球的内径为 *R*；*r* 为在毛细管内径；跟踪粒子在毛细管中心的位移为 *x*。C. 在 37℃ 下，毛细管中心附近的颗粒位移时间为 5 s。浅灰色图表示在心肌细胞片层移植之前的颗粒位移，黑色图表示在移植到 PDMS 球表面之后的位移

5.8　借助于三维生物打印技术的微纤维支架心肌和心脏芯片

发展迅速的三维生物打印技术已经在组织工程等领域显示了极大的应用潜

力。它所覆盖的应用范围和器官芯片有一定的重叠之处，因此引起了在器官芯片领域从事研究和开发的人士的很大关注。大连微流控团队的罗勇课题组于 2014 年起专门组织一小支队伍，在器官芯片的框架下考虑对三维生物打印的布局，自行研发了三维生物打印机和打印墨水，并进行血管、肝脏等的打印实践，从实践中体会三维生物打印和芯片器官的功能区分，各自的特点和优势，以及互补的空间。我们将另辟一章，专门叙述三维生物打印技术对于器官芯片而言的特殊作用，在此仅以心脏芯片为例，说明两种技术在一个统一目标下的协同和互补。

由于心脏细胞的等级结构，在器官工程领域构建心脏器官模型仍然是一个巨大的挑战，而且整合血管也带来了额外的复杂性。Ali Khademhosseini 等[10]提出了一种基于三维生物打印的新型混合策略制作内皮化的心肌组织的方案。他们通过使用复合生物链，直接用生物打印的方法在微纤维水凝胶支架内打印内皮细胞，并使其逐渐向微纤维外围迁移，形成汇合的内皮层。随后在这三维内皮层上接种心肌细胞以产生能够自发跳动，同步收缩的心肌组织。进一步，将这种类器官嵌入到特别设计的被称之为灌注生物反应器的微流控芯片中，构建了用于心血管毒性评估的内皮化心肌芯片平台。他们证明了这种技术可以构建内皮心肌。

5.8.1　需求背景

微流控器官芯片（如心脏芯片）和心脏器官工程结合已得到越来越多的应用，这种复合的体外仿生模型能够研究病理学，测量心脏所受到的毒性，并开发新的治疗方法。现阶段，在将基础研究成果转化为临床实践的过程中，这种结合面临一系列需要解决的挑战。第一个挑战是，对现有的心脏器官工程及其芯片形式而言，成熟心肌细胞的自我更新潜力有限，迫切需要大规模引入人诱导多能干细胞（iPSC）技术，使其尽快在芯片平台分化为包括心肌细胞在内的多种细胞系。第二，目前，心肌细胞及其组织以自发收缩和同步收缩为特征的束状排列，使与生物相关的心脏组织的发育进一步复杂化。第三，现有方法所产生的很厚的心脏组织需要引入微血管网络，以提供氧气和营养，排除废物，并最终促进血管与宿主血管的吻合。

到目前为止，已经探索出几种方法来产生包括心内膜在内的功能组织结构。例如开发出可以自发且同步收缩的无支架多细胞心脏球体。虽然心脏球体在药物测试中发挥着重要的作用，并且由于制备方便而得到了广泛的应用，但现有的这些结构缺乏生理心肌的方向性特征，而这种特征对于维持组织工程心脏的长期功能至关重要。另一案例是，基于支架的技术为细胞黏附、分布和反应提供了理想的支撑。特别是，支架的结构可以方便地调整，而通过调整模拟体内组织的空间结构，可改善工程组织的生物相关性。比如已经证明，具有手风琴状蜂窝结构的各向异性支架可以诱导产生高取向心肌纤维。还比如，开发了一种生物导线方法诱导人多能干细胞心肌细胞的分化和排列，植入心肌细胞的微丝阵列来设计排列的心脏组织，以及用一种水凝胶底物，通过光模式改善心肌细胞的黏附和排列等。进一步还在研究将血管整合到包括心肌在内的工程组织中的各种策略等等。

生物打印技术已成为一种很有前途的技术。在三维设计中能得到几何上非常确定的结构，因此通过对组织和器官的结构模仿，能显著地提高所打印组织和器官的生理相关性。另外，传统的基于支架的方法对三维结构控制能力有限，得到的打印结果重现性偏低，三维生物打印克服了这一缺点，大幅度提高了重现性。生物打印所用的生物墨水通常是生物兼容的，允许直接包裹生物活性分子和细胞。此外，生物打印可以使基于支架方法打印或直接沉积的组织结构血管化，可引入微血管网络，以提供氧气和营养物质，去除废物，并最终促进血管与主脉管系统的吻合，使产生血管化的心脏器官具备了额外的多功能性。

5.8.2 三维生物打印和器官芯片结合

在这项工作中，Ali Khademhosseini 等提出了一种新的基于三维生物打印和器官芯片结合的混合策略，如图 5-16 所示。他们打印内皮化心肌组织，与先

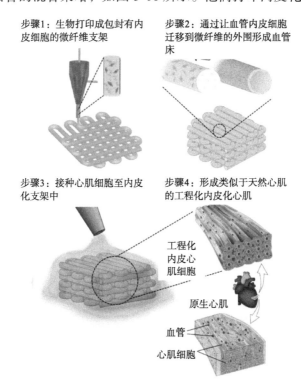

图 5-16 使用 3D 生物打印制造内皮化心肌的程序示意[10]
步骤 1：使用生物打印方法将包封有内皮细胞的复合生物材料打印成微纤维支架；步骤 2：通过让血管内皮细胞迁移到微纤维的外围形成血管床；步骤 3：将心肌细胞接种到内皮化支架的间隙中；步骤 4：在结构上类似于天然心肌的工程化内皮化心肌形成。注：先打印血管，再在血管床的间隙接种内皮心肌细胞

前开发的微流控技术结合，直接把内皮细胞包裹在生物打印的微纤维格内，让其向微纤维的边缘迁移，形成一个汇合的内皮细胞层。他们再把这种用三维生物打印的内皮细胞微纤维支架，和精确控制的各向异性微纤维宏观构架一起，植入心肌细胞，诱导心肌的形成，使这种心肌的自发收缩和同步收缩有了很大的改善。他们又在微流控芯片上设计了一种特殊的具有灌注功能的生物反应器，并把上述心肌置于其中，由此得到了一种内皮化心肌芯片平台。这种芯片平台可用于筛选药物化合物的心血管毒性，而其中的细胞也具备采用人诱导多功能衍生心肌细胞的可能性。血管生物打印的具体说明如图 5-17 所示。

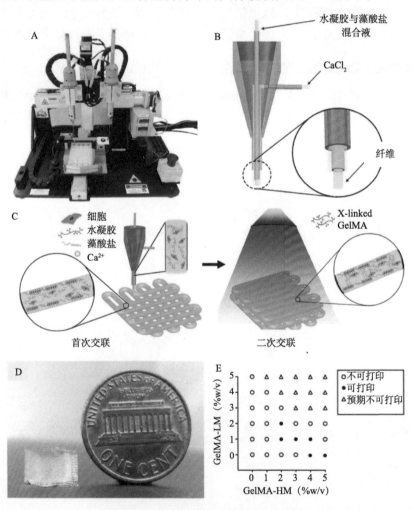

图 5-17　血管生物打印的具体说明[10]

A. 商业生物打印机的照片；B. 同心针的示意图，其中生物芯从核心递送，并让离子交联 CaCl$_2$ 溶液包裹在侧面；C. 显示两步交联过程的示意图，其中海藻酸盐组分首先通过 CaCl$_2$ 物理交联，然后使用 UV 照射使 GelMA 组分化学交联；D. 生物打印的三维微纤维支架的照片；E. 对不同浓度的 MA-HM 凝胶和 MA-LM 凝胶的可打印性和不可打印性的条件进行交联性优化分析

5.8.3　微流控生物反应器芯片上集成生物组织的打印

Ali Khademhosseini 等设计并研发了一种可密封的灌注培养微型生物反应器芯片，以支持内皮化心肌细胞的长期存活，并对活组织培养的内皮化心肌结构进行原位观察，如图 5-18A 所示。设计的芯片生物反应器由两个半室组成，包括一对由 PMMA 制成的刚性支撑物和由 PDMS 制成的两个互补的微型垫圈。两个 PMMA 层均为矩形（5 cm × 3.5 cm × 0.3 cm），每层包含四个通孔。这些孔用四套螺丝和螺母夹在中间，允许 PDMS 层的机械压缩（3 cm × 1.8 cm × 0.3 cm），以保证液压的紧密性。两个微型 PDMS 层合在一起形成生物反应器腔室，厚度为 1 mm（压缩时减小到约 0.85 mm）。生物反应器的主腔室为 7 mm × 7 mm，其中有四个支柱固定脚手架，避免可能的流动。每个生物反应器入口通道的宽度略小于出口通道的宽度（分别为 0.65 mm 和 1.3 mm），以减少灌注期间气泡形成和滞留的机会。将每个生物反应器的入口和出口与微管上的 Teflon 连接，并与一段硅酮管连接以确保在培养过程中培养基充分充氧。然后将硅胶管安装到蠕动泵上进行灌注。在硅胶管和生物反应器的入口之间连接 5 ml 容器以提供营养物质以及夹带气泡。该生物反应器的底部 PMMA 支架中心有一个圆形开口，可直接微观监测心脏组织结构的跳动行为，而无须拆卸生物反应器（图 5-18）。

接下来，Ali Khademhosseini 等探讨了将生物打印的微纤维支架用作构建心脏组织的可能性。新生大鼠心肌细胞由于其很高的实用性而被用作模型细胞，将细胞接种到置于疏水性 PDMS 表面上的生物打印的微纤维支架中。采用这样的疏水性平台以确保用于接种的细胞悬浮液可以直接铺在支架上而不扩散，从而使高密度的心肌细胞附着在支架的微纤维上。特别地，采用 3.5 mm × 5.5 mm 手脚架，并使用 5 层交织微纤维来充分重现心肌的三维性，同时使实验所需的细胞量达到最低。为了模拟内皮支架的条件，在这些实验中，没有将 HUVECs 包封在微纤维中，支架在接种之前在培养基中孵育 15 天，以进行心肌细胞单一培养的行为分析。立即接种后，测量黏附的心肌细胞密度，然后将心肌构建体培养 3 天以使心肌细胞成熟。心肌细胞均匀地附着在支架中的微纤维表面上，在相邻层中的两个交叉微纤维之间形成的连接点处留下空间。由于在种植过程中重力、扩散和毛细作用力的共同作用，心肌细胞在支架的整个厚度上黏附并铺展在微纤维的表面上。

他们使用生物打印微纤维支架的相同程序制造血管床，但是随后接种的是 hiPSC-心肌细胞而不是大鼠细胞。类似地，共培养采用由 EGM 和 RPMI / B27 的 1 ∶ 1 混合物组成的常见培养基，而不对这两种细胞类型施加任何不利影响。正如预期的那样，所产生的人内皮心肌类器官在整个支架内呈现均匀且高度同步的跳动。

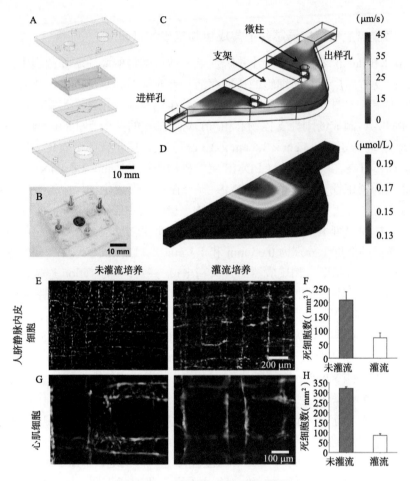

图 5-18　无须拆卸生物反应器[10]

A. 原理图显示了由 PMMA 夹的两层微流控生物反应器设计的视图；B. 植入生物打印支架的生物反应器的照片；C, D. 生物反应器室内流速和氧分布的模拟结果，流速为 50 ml/min；E, F. 活/死细胞的显微照片，在芯片生物反应器中有或没有灌注时生物打印的内皮化支架细胞发病率定量结果；G, H. 活/死显微照片和在芯片生物反应器中有或没有灌注时生物打印的心脏类器官细胞发病率定量结果

　　综上所述，Ali Khademhosseini 等提出了一种新的生物打印技术来构建内皮化心肌组织。封装在微纤维内的内皮细胞逐渐向微纤维外围迁移形成血管，当与微流体灌注生物反应器结合时，内皮心肌芯片模型可用作心血管药物筛选的平台。尽管使用新生大鼠心肌细胞作为模型细胞只是进行了概念论证，这种技术也可以发展为用诱导多能干细胞的人心肌细胞来构建内皮化的人心肌，在应用 hiPSC-心肌细胞后，这样的系统就有可能被应用于成人心脏类器官。相信通过 3D 生物打印技术和器官芯片技术结合制造内皮化器官的方法可能在再生医学、药物筛选和潜在的疾病建模中得到广泛应用。

参 考 文 献

[1] Ma Z, Wang J, Loskill P, Huebsch N, Koo S, Svedlund F L, Marks N C, Hua E W, Grigoropoulos C P, Conklin B R, Healy K E. Self-organizing human cardiac microchambers mediated by geometric confinement. Nature Communications, 2015, 6: 7413.

[2] Vunjak-Novakovic G, Bhatia S, Chen C, Hirschi K. HeLiVa platform: Integrated heart-liver-vascular systems for drug testing in human health and disease. Stem Cell Research and Therapy, 2013, 4 Suppl 1: S8.

[3] Lind J U, Yadid M, Perkins I, O'Connor B B, Eweje F, Chantre C O, Hemphill M A, Yuan H, Campbell P H, Vlassak J J, and Parker K K. Cardiac microphysiological devices with flexible thin-film sensors for higher-throughput drug screening. Lab on a Chip, 2017, 17(21): 3692-3703.

[4] Fu F F, Shang L R, Chen Z Y, Yu Y R, Zhao Y J. Bioinspired living structural color hydrogels. Science Robotics, 2018, 3(16):eaar8580.

[5] Kamei K, Kato Y, Hirai Y, Ito S, Satoh J, Oka A, Tsuchiya T, Chen Y, Tabata O. Integrated heart/cancer on a chip to reproduce the side effects of anti-cancer drugs *in vitro*. RSC Advances, 2017, 7(58): 36777-36786.

[6] Aung A, Bhullar I S, Theprungsirikul J, Davey S K, Lim H L, Chiu Y J, Ma X Y, Dewan S, Lo Y H, McCulloch A, Varghese S. 3D cardiac μtissues within a microfluidic device with real-time contractile stress readout. Lab on a Chip, 2016, 16(1): 153-162.

[7] Chen M B, Srigunapalan S, Wheeler A R, Simmons C A. A 3D microfluidic platform incorporating methacrylated gelatin hydrogels to study physiological cardiovascular cell-cell interactions. Lab on a Chip, 2013, 13(13): 2591-2598.

[8] Parsa H, Wang B Z, Vunjak-Novakovic G. A microfluidic platform for the high-throughput study of pathological cardiac hypertrophy. Lab on a Chip, 2017, 17(19): 3264-3271.

[9] Tanaka Y, Sato K, Shimizu T, Yamato M, Okano T, Kitamori T. A micro-spherical heart pump powered by cultured cardiomyocytes. Lab on a Chip, 2007, 7(2): 207-212.

[10] Zhang Y S, Arneri A, Bersini S, Shin S R, Zhu K, Goli-Malekabadi Z, Aleman J, Colosi C, Busignani F, Dell'Erba V, Bishop C, Shupe T, Demarchi D, Moretti M, Rasponi M, Dokmeci M R, Atala A, Khademhosseini A. Bioprinting 3D microfibrous scaffolds for engineering endothelialized myocardium and heart-on-a-chip. Biomaterials, 2016, 110:45-59.

第6章 肺 芯 片

6.1 肺的结构和功能

肺是人体的呼吸器官，也是人体重要的造血器官，位于胸腔，左右各一，覆盖于心之上。肺有分叶，左二右三，共五叶。肺经肺系（指气管、支气管等）与喉、鼻相连，故称喉为肺之门户，鼻为肺之外窍。中医认为，"肺为娇脏，是对肺的生理病理特征的概括。生理上，肺脏清虚而娇嫩，吸之则满，呼之则虚，为脏腑之华盖，百脉之所朝会；病理上，外感六淫之邪从皮毛或口鼻而入，常易犯肺而为病；其他脏腑病变，亦常累及于肺"。

6.1.1 气-血屏障

肺的基本功能是呼吸，即进行气体交换，气-血屏障是进行气体交互的关键结构。气-血屏障是指肺泡内氧气与肺泡隔毛细血管内血液携带二氧化碳间进行气体交换所通过的结构。它包括六层支结构：含肺表面活性物质的液体层、肺泡上皮细胞层、上皮基底膜、肺泡上皮和毛细血管之间的间隙（基质层）、毛细血管的基膜和毛细血管内皮细胞层。气-血屏障在器官芯片上的核心存在形式是气-液界面（ALI），在气-液界面培养细胞是建立功能性体外肺组织模型的必要条件。

6.1.2 导气部

从具体分类来看，肺可以分为导气部和呼吸部两部分。

导气部按大小逐级分为叶支气管、小支气管、细支气管和终末细支气管，管径愈小，结构愈趋简单。导气部的组织大致可以分为四层：①上皮层：该上皮为假复层纤毛柱状上皮，由纤毛细胞、杯状细胞、基细胞、刷细胞、小颗粒细胞和 Clara 细胞构成。纤毛细胞数量最多，游离端有密集的纤毛，纤毛向咽部定向摆动，将黏液及其黏附的尘埃和细菌等异物推向咽部，具有清除异物及净化吸入空气的作用。杯状细胞分散在纤毛细胞之间，可分泌黏液，构成黏液屏障，黏附和溶解空气中的尘埃颗粒、细菌和有害物质。基细胞位于上皮深部，是一种未分化的细胞，有增殖分化能力，可分化成纤毛细胞和杯状细胞。刷细胞是无纤毛柱状细胞，无分泌颗粒，功能尚不明确，有人认为是过渡性细胞，可分化成纤毛细胞，也有人认为刷细胞具有感受刺激的功能。小颗粒细胞又称为弥散神经内分泌细胞，细胞内含 5-羟色胺、蛙皮素、降钙素、脑啡肽等物质，调节呼吸道和血管壁平滑肌的收缩和腺体的分泌。终末细支气管上皮中的主要细胞是无纤毛的 Clara 细胞，含丰富的滑面内质网和分泌颗粒，分泌物稀薄，可降低分泌物黏稠度，利于排出；可对吸入毒物和某些药物进行生物转化和解毒，上皮损伤时分泌细胞可增殖分化成纤毛细胞。②固有层：为致密结缔组织，包含平滑肌、血管、淋巴管、淋巴细胞、浆细胞、肥大细胞等。③黏膜下层：为疏松结缔组织，包含弥散淋巴组织和淋巴小结等。④外膜：由透明软骨和疏松结缔组织组成。

6.1.3 呼吸部

肺的呼吸部可分为呼吸性细支气管、肺泡管、肺泡囊和肺泡等。呼吸性细支气管的结构与细支气管相似，联结少量肺泡，含纤毛细胞和分泌细胞，肺泡管是呼吸性支气管的分支，与大量肺泡相连，含平滑肌和弹性纤维，肺泡囊与肺泡相连。肺泡的基本组织结构包括：①肺泡上皮：由Ⅰ型和Ⅱ型肺泡细胞组成。Ⅰ型肺泡细胞扁平，参与构成血-气屏障，含吞饮小泡，协助清除微小的尘粒。Ⅱ型肺泡细胞有分化增殖为Ⅰ型肺泡细胞的能力，可产生表面活性物质，降低肺泡表面张力。②肺泡隔：是肺泡间的薄层结缔组织，内有毛细血管网与肺泡壁相贴，含丰富的弹性纤维、成纤维细胞、巨噬细胞、浆细胞、肥大细胞、淋巴管、神经纤维等，巨噬细胞源于血液中的单核细胞，有十分活跃的吞噬、免疫和产生多种生物活性物质的功能，起着重要的防御作用。③肺泡孔：相邻肺泡间通气的小孔。肺泡腔内的氧气与肺泡隔中毛细血管内血液携带的二氧化碳进行气体交换要通过气-血屏障，该屏障由肺泡表面液体层、Ⅰ型肺泡细胞及基底膜、结缔组织、毛细血管基膜及连续的内皮细胞构成，厚度一般为 0.2~0.5 μm。

体内细胞的工作和生长需要氧气。通过肺部和心脏的共同努力，细胞获得了这一至关重要的资源。在正常的一天里，一个健康的人呼吸近 25000 次。然而，对于数百万名患有肺部疾病的人来说，简单的呼吸动作都会很困难。人类有非常多的疾病起源于肺部，但大多数看似有希望治疗这些疾病的化合物在临床前或临床测试期间都因为毒性等原因遭遇失败。现行的动物试验所暴露的周期长，成本高，有物种差异和伦理困惑等问题，使科学家迫切需要寻找更合适的模型来实施动物模型的功能。基于微流控芯片的肺器官模型成为一种重要的选择。

6.2　一种典型的微流控肺芯片

Donald E. Ingber 等[1]构建了一种基于微流控芯片的多功能微装置，它再现人体肺泡-毛细血管界面气-血屏障的核心结构，显示了主要的力学特性，实现了它的关键功能，具备了作为人体肺基本功能单元的特征。

6.2.1　肺芯片的基本结构

　　肺芯片的基本结构如图 6-1A 所示,该微流控系统的核心部分包含上下两个紧密相连的微通道,由一个用聚二甲基硅氧烷(PDMS)制成的多孔柔性薄膜(10 μm)隔开,以纤维连接蛋白(或胶原蛋白)包被膜表面,然后在其上下两面分别培养人肺泡上皮细胞和人肺微血管内皮细胞,待细胞生长融合,将空气导入上室,形成气-液界面,精确模拟气-血屏障。该微装置上下通道相对独立,可分别操纵气体和流体,将气体和营养物质输送至肺泡上皮和血管内皮细胞。在正常吸气过程中,胸膜内压力降低,肺泡扩张,这会将空气吸入肺部,使肺泡上皮细胞和邻近毛细血管近端内皮细胞伸展,形成一种由压力驱动组织拉伸(图 6-1B)。为模拟该过程,肺芯片在中央核心结构的两侧有两个大的侧室,在侧室内施加真空,导致中央通道分隔上下微通道的 PDMS 薄膜弹性变形,进一步使接种于 PDMS 膜上的细胞也被拉伸,当侧室内气压回复时,PDMS 的弹性使膜连同置于其上的贴壁细胞回复到原来的状态。这样一种设计模拟了呼吸运动引起的肺泡-毛细血管界面的动态力学形变。

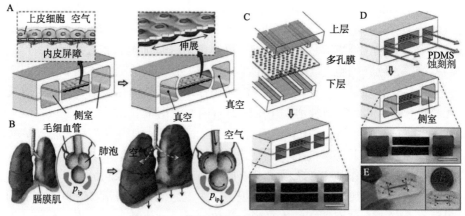

图 6-1　具有呼吸功能的人肺芯片[1]

A. 肺芯片示意图。以中央通道内的 PDMS 薄膜及其上下表面的细胞模拟气-血屏障,通过改变侧方微腔内的气压造成 PDMS 薄膜的机械伸拉,重现肺的生理性呼吸运动。B. 肺模式图。肺吸气时膈膜肌收缩导致胸膜内压力(p_{ip})降低,肺泡膨胀,肺泡-毛细血管界面出现物理伸展。C,D. 芯片制备。上下两层 PDMS 膜和中间的 PDMS 多孔薄膜(10 μm 厚)对齐后不可逆封接键合,PDMS 多孔薄膜将芯片分割为上下两部分。PDMS蚀刻剂流过两侧通道,选择性蚀刻 PDMS 薄膜形成了两个大的侧方微腔,在其内可以施加真空以引起位于中央通道内的 PDMS 薄膜机械拉伸,标尺为 200 μm。E. 肺芯片实物图

　　芯片加工采用软光刻技术结合 PDMS 化学刻蚀的方法。首先将 10 μm 厚的多孔 PDMS 薄膜(包含 10 μm 宽的五角孔)和两层含有凹槽微通道的 PDMS 膜排好并作永久键合(图 6-1C),然后在两侧通道内泵入四丁基氟化铵和 N-甲基吡咯烷酮组成的 PDMS 蚀刻液,几分钟内 PDMS 蚀刻剂完全溶解侧通道内的PDMS 薄膜,在中央通道的两侧形成两个较大的侧室(图 6-1D)。整个集成器

件的长度只有 1~2 cm，中央通道的宽度为毫米级（图 6-1E）。因此，这个芯片可以被集成到高度复杂的微型仪器中。

6.2.2 功能性肺泡-毛细血管界面构成的气-血屏障

在上述肺芯片上，人肺泡上皮细胞和微血管内皮细胞进入各自的通道时，它们附着在预先包被 ECM 的 PDMS 薄膜表面，分别形成完整的单层细胞，并表达上皮和内皮细胞连接蛋白（VE-cadherin）、封堵器蛋白（Occlupin）和血管内皮钙黏蛋白（VE-cadherin）（图 6-2A）。这些细胞在微通道内可以存活 2 周以上，肺泡上皮细胞保持在气-液界面。在上层通道中加入空气会增加肺泡上皮细胞表面活性剂的生成（图 6-2B），保持体外的薄液层稳定，就如同它在体内肺中的状态一样，从而减少了干燥现象。同时，这也伴随着组织层电阻的增加（图 6-2C）以及相对于液体培养细胞的分子屏障功能的增强（图 6-2D）。PDMS 薄膜的拉伸可以对其上的细胞产生张力，使其向施加力的方向扭曲（图 6-2E，F）。上皮屏障完整性和通透性的增加可能是气-液界面培养导致细胞间连接加强所致，也可能是肺表面活性物质影响肺泡毛细血管屏障功能的缘故。此外，

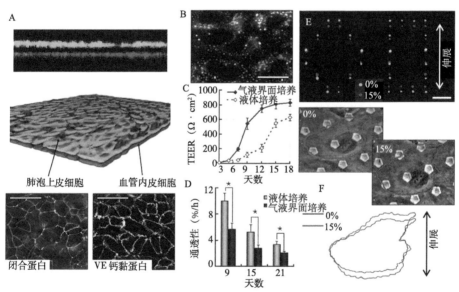

图 6-2 肺芯片的肺泡-毛细血管界面力学拉伸[1]

A. 在微流控装置内两种细胞共培养产生组织-组织界面，绿色显示为肺泡上皮细胞，红色显示为单层血管内皮细胞，两者均表达细胞间连接蛋白，并被 PDMS 膜分离。标尺 50 mm。B. 在本装置气液界面培养过程中，肺泡上皮产生表面活性剂，通过白色的荧光染料检测。标尺 25 mm。C. 气-液界面培养可导致跨膜电阻（TEER）的增加，与液体培养条件比较能产生更紧密的肺-毛细血管屏障（>800 Ω·cm²）。D. 用荧光白蛋白转运速率定量测定培养物的肺泡上皮屏障通透性，与液体培养比较有显著性差异（P<0.001）。E. 膜拉伸诱导的力学应变，拉伸后由单个荧光量子点在膜上固定的六角形和矩形图案的位移用红色和绿色显示。标尺 100 mm。F. 膜拉伸对细胞产生张力，并使其向施加力的方向扭曲，图为在施加 15% 的应变之前（蓝色）和之后（红色）的状态，如单个细胞的覆盖轮廓所示。显微照片中的五边形代表膜上的微孔。以内皮细胞为观察对象，观察细胞伸展情况

在气-液界面培养的细胞所表现的低通透性（荧光标记白蛋白为 2.1%/h）与体内观察到的低通透性（1%~2%/h）相近。虽然这一模型中肺泡上皮顶端接触的气-液界面可以模拟肺泡微环境，但这种界面在体外和体内的尺度特性是有很大不同的，因此，目前用于表征微环境的主要方式还是功能测定。这些结果表明，在这个仿生微系统中，上皮细胞不仅能长期存活，而且增加了表面活性剂的生成，增强了其结构完整性，并恢复了正常的屏障通透性。

前已提及，气-血屏障是进行气体交互的关键结构，而气-血屏障在器官芯片上的核心存在形式是气-液界面，在气-液界面培养细胞是建立功能性体外肺组织模型的必要条件。因此，寻求合适的气-液界面材料也引起广泛关注。值得注意的是，除了常用的 PDMS 外，不同类型的纸质材料也是可选方案。Babak Ziaie 等[2]使用可由激光直接处理图案的疏水纸作为一个有效的半透膜用于气-液界面细胞培养。通过选择性的 CO_2 激光辅助处理改进纸的表面性质，以创建具有亲水性区域的独特多孔基质，而这些亲水性区域可调节流体扩散和细胞附着。为了选择合适的模型，以气体渗透性和水性环境中的长期强度（湿强度）为指标，指定四种有前景的疏水性膜作相互比较，其中羊皮纸显示出最快的氧气透过率（比传统的 transwell 细胞培养膜高 3 倍），干湿抗张强度变化也最小（124 MPa 和 58 MPa，7 天后保持不变）。最终，他们以羊皮纸为材料，构建了培养单层肺上皮细胞的理想、稳健且便宜的气-液界面，提供了以高通量方式开展疾病建模和体外药物测试的有效途径（图 6-3）。

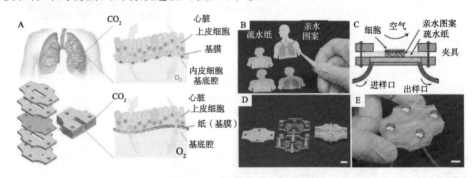

图 6-3　纸质肺芯片模型[2]

A. 呼吸道肺组织和纸质肺芯片装置。B. 液态红色染料选择性吸附在激光处理的牛皮纸上。C. 纸芯片气-液界面。D. 芯片组成。E. 芯片实物图

6.2.3　再现肺部炎症反应和纳米颗粒毒性的肺芯片

研究者在肺芯片模型上再现了更为复杂的器官水平反应，如肺部炎症。实验重现了肺泡腔内引入细菌和炎性细胞因子时所呈现的器官水平的复杂综合反应，证明了肺芯片承担复杂模拟功能的可行性。此外，在纳米毒理学研究中，该系统还能模拟纳米粒子从肺泡进入肺血管的过程，肺模拟结果显示循环力学

应变增强了上皮细胞和内皮细胞对纳米颗粒的吸收并刺激这些细胞把纳米颗粒转运到下面的微血管通道中，加重了二氧化硅纳米颗粒对肺的毒性和可能产生的炎症反应，在小鼠肺试验中可观察到生理呼吸时纳米颗粒被吸收的类似影响。这一结果很重要，因为越来越多的体内证据表明，进入肺泡空间的纳米材料具有穿越肺泡毛细血管屏障进入肺循环的能力，这种能力有可能影响其他器官并引起全身毒性。

以上是早期发表的关于器官芯片的一个很重要的工作。它表明原则上有可能在基于细胞的微流控芯片上复制器官的关键结构，重建具有重要器官功能的组织-组织界面，并模拟器官层次的以呼吸为代表的核心功能，包括其中的生理和病理反应。这将在很大程度上改变许多领域，特别是毒理学以及依赖动物测试和临床试验的药物和化妆品的开发。这样一种模拟人体呼吸功能的肺芯片也为一种新的仿生模型提供了一个很好的案例，而这种模型是化学、生物和力学等综合影响启发的结果。这种功能强大的模型系统有可能以和传统细胞培养或动物模型完全不同的方式，对完整的肺器官的各种生理过程和病理过程进行直接可视的定量分析研究，为药物筛选和毒理学应用提供了替代动物试验和临床研究的低成本方案。

6.3　亚器官级别的肺芯片

6.3.1　人肺小支气管芯片

我们可以以整个器官为对象，对以气-血界面为代表的肺芯片的主要结构和核心功能予以模拟，当然也可以瞄准器官中的某个局部，对它的结构和功能作深入研究，人肺小支气管芯片就是其中一例。Donald E. Ingber 等[3]在肺芯片研究的基础上，构建了一种人肺小支气管芯片，如图 6-4 所示。芯片包括毛细支气管上皮细胞和微血管内皮细胞，有可能在体外研究器官水平的肺病理生理学。他们把白细胞介素-13（IL-13）暴露在上皮细胞中以重现杯状细胞增生，细胞因子分泌过多和哮喘患者纤毛摆动功能下降等症状，而从慢性阻塞性肺病个体获得的上皮细胞构建了小支气管芯片则可重现疾病的特征，例如细胞因子选择性分泌过多，嗜中性粒细胞募集增加以及由于病毒和细菌感染而引起的临床症状恶化等。利用这种强大的体外模拟人类肺部炎性疾病的方法，可以检测肺血管内皮细胞和上皮细胞对细胞因子分泌的协同作用，鉴定造成疾病恶化的新生物标志物，并测量抗炎药物的反应，结果表明抗炎药物会抑制细胞因子诱导的循环中性粒细胞的运动。

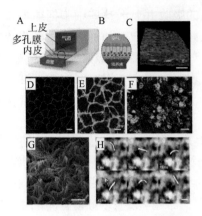

	人体呼吸道	芯片内呼吸道
细胞类型		
纤毛细胞（%）	~30	~20~30
杯状细胞（%）	~10~15	~10~20
俱乐部细胞（%）	~11~44	~25
基底细胞（%）	~6~30	~20
纤毛		
结构	9+2	9+2
长度	~6 μm	~6 μm
摆动频率	9~20 Hz	9~20 Hz
转运速度	40~150 μm/s	40~100 μm/s

图 6-4　小支气管芯片[3]

A. 小支气管芯片截面示意图。B. 芯片上形成的组织间界面，粉色为在胶原包被的多孔膜上分化的呼吸道上皮细胞，橘色为在下层提供营养的流体通道内的血管内皮细胞。C. 完全分化的复层呼吸道上皮细胞（绿色）以及膜反面的人肺微血管内皮细胞（红色）的三维重建图。蓝色为 DAPI 染色的细胞核，标尺是 30 μm。D. ZO1 染色（红）表明分化的呼吸道上皮细胞形成紧密连接，标尺是 20 μm。E. 血管内皮 EPCAM-1（绿色）染色显示形成连续性紧密连接，标尺是 20 μm。F. 健康供体来源的呼吸道上皮细胞分化成很多纤毛细胞（β-微管蛋白IV绿色标记）和杯状细胞（抗 MUC5AC 洋红色标记），标尺是 20 μm。G. 分化的气道上皮表面纤毛（蓝色）电子扫描图，标尺是 10 μm。H. 气道上皮细胞表面 100 ms 的视频连续表明纤毛摆动频率约为 10 Hz，单一纤毛在图片中白色高亮，标尺是 5 μm。表格内容是人肺支气管和芯片上支气管细胞种类和功能比较

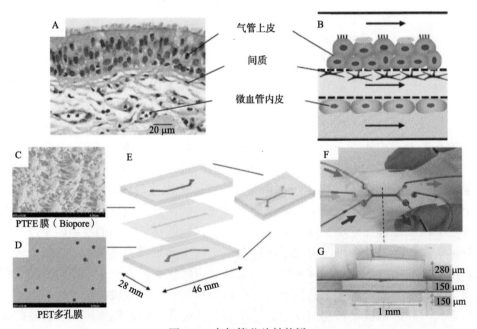

图 6-5　支气管芯片结构[4]

A. 人正常支气管组织学截面（苏木精-伊红染色），星号标记的是毛细血管。B. 支气管黏膜模型示意图，包含 3 层垂直结构，气管上皮和微血管内皮被纳米多孔膜分隔开，箭头表示流体或气体的流动方向。C. PTFE 膜电镜图。D. PET 膜的电镜图。E. 芯片分解图及示意图。F. 3 条充满染料的微流体通道实物图。G. 芯片截面的光学显微镜图像

与此相似，Sonia Grego 等[4]研发了一种使用原代细胞的人支气管仿生芯片模型，如图 6-5 所示。该模型由在气-液界面处培养的气管上皮细胞、肺成纤维细胞和微血管内皮细胞组成，分别位于三个垂直放置的单独腔室中，腔室由纳米多孔膜隔开。芯片构建过程中由重力作用提供营养，培养液能够支持所有三种人原代细胞功能性共培养。成像和通透性测量结果表明微流体装置中的气管上皮细胞显示黏膜纤毛分化和屏障功能，添加成纤维细胞和微血管内皮细胞可共培养至少 5 天。以原代细胞培养为特征的微流体气管模型提高了仿生程度，并能够提供新型疾病模型用于药物开发研究。

6.3.2 人呼吸道肌肉组织芯片

构建局部器官的另一个案例是人体呼吸道肌肉组织芯片。在开发新型抗哮喘药物过程中发现，许多先导化合物在临床前阶段显示出很大潜力，但在临床试验期间却没有表现出有效性。造成这一问题的一个重要原因是缺乏合适的人气管和人呼吸道肌肉组织相关模型，不能重建哮喘的组织水平结构和功能表型。Kevin Kit Parker 等[5]在芯片上建立人体呼吸道肌肉组织模型，通过在弹性体薄膜上构建各向异性层状支气管平滑肌组织，在体外模拟支气管的健康状态以及哮喘型支气管的收缩和扩张状态（图 6-6）。这种组织芯片作为支气管收缩的体外类似物，在对胆碱能激动剂产生响应时，肌肉层会收缩并诱导薄膜弯曲。为了模拟哮喘性炎症，他们还模拟类似于临床上哮喘患者的症状，以及动物组织研究中观察到的响应，将芯片组织暴露于白细胞介素-13（IL-13）中，使其在胆碱能激发下，产生高收缩性和松弛改变。此外，他们使用临床用的毒蕈碱拮抗剂和 β-激动剂来逆转哮喘性超收缩以扩张收缩的气管。他们还使用 HA1077，靶向 RhoA 介导的收缩，降低基底张力，防止过度收缩，并改善暴露于 IL-13 中的工程化组织的松弛。这些数据表明，有可能在芯片上构建一个模型，模拟人哮喘性肌肉组织的结构和功能特征以及这一模型对药物治疗的反应，以此来评估新药的安全性和有效性。此外，这种气管肌肉组织芯片还提供了一个重要的平台，通过在蛋白质表达、组织结构和组织功能水平评估肌肉收缩的能力，进行新治疗靶点的机制研究。

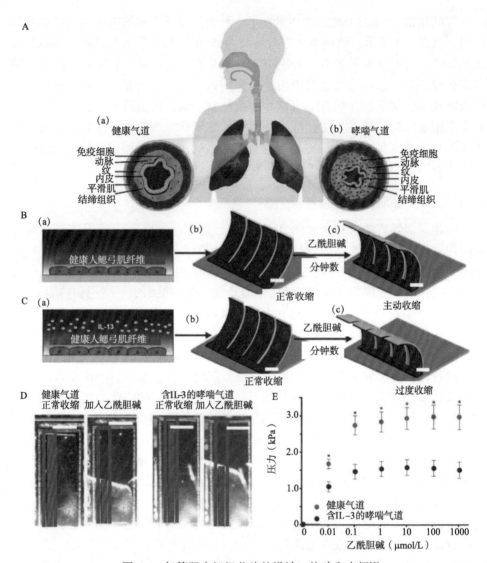

图 6-6　气管肌肉组织芯片的设计、构建和表征[5]

A. 健康和哮喘呼吸道的示意图。各向异性的肌肉薄片包围在气管周围，控制气管发声。（a）健康气管内几乎没有免疫细胞，气管通畅；（b）哮喘型气管内免疫细胞流入，结构重建，气管收缩。B. 乙酰胆碱诱导健康气管肌肉组织芯片收缩的示意图。（a）健康的支气管由薄膜上各向异性的肌肉层重建；（b）气管肌肉组织脱离；（c）注射乙酰胆碱（Ach）形成主动收缩。标尺是 2 mm。C. 乙酰胆碱诱导哮喘气管肌肉组织芯片收缩的示意图。（a）哮喘支气管的重建通过在培养液中添加白介素 13（IL-13）实现；（b）气管肌肉组织脱离；（c）注射乙酰胆碱主动收缩。标尺是 2 mm。D. 健康表型和哮喘模型的基本状态和乙酰胆碱 Ach 诱导的收缩实物图。E. 不同浓度乙酰胆碱（10 nmol/L～1 mmol/L）引起的收缩压力

6.4 肺芯片中的力学微环境

6.4.1 模拟肺泡力学微环境的微/纳米级结构

在以上各种基于微流控芯片的肺或肺组成部分的构建过程中，毛细血管内皮细胞、肺泡上皮细胞及其周边分子和膜等所提供的柔韧、能够伸展和弯曲的特性，连同流动所产生的各种物理力等所有这些因素结合所产生的生理微环境，实际上可以创造一种组织-组织界面，对细胞功能产生有力的影响，也因此有可能诱导这些细胞表现出非常类似于体内的功能。这就是本书为什么多处提及，在构建器官芯片的过程中要注意微环境，特别是其中力学微环境的影响。S. N. Ghadiali 等[6]的工作充分说明肺力学微环境和纤维结构的变化会显著改变细胞功能和损伤，并证明建立更接近于肺体内的微环境对体外模型的重要性。肺泡-毛细血管屏障由上皮细胞、内皮细胞和 ECM 组成。虽然 ECM 在几种肺部疾病

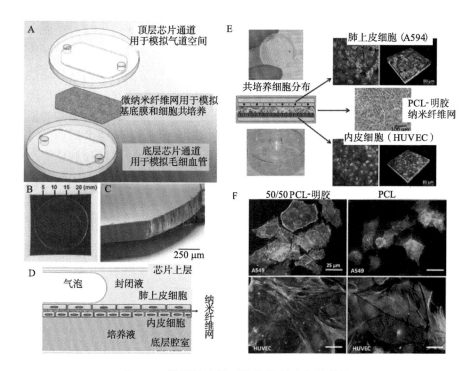

图 6-7 模拟肺泡微环境的微/纳米级结构[6]

A. 上层芯片通道模拟气管，中间纳米纤维网模拟基底膜且提供共培养条件，底层通道模拟毛细血管。B. 芯片实物图。C. 芯片制作模具上 SU8 电镜扫描图。D. 堵塞气道开放模型示意图。E. 共培养系统的细胞和纳米纤维。肺上皮细胞（A549），纳米纤维网（75/25-PCL/Gelatin），内皮细胞（HUVEC）。F. 50/50（PCL/gelatin）和 PCL 上 A549 和内皮细胞的细胞骨架结构

中被重建过，但在通气期间（纤维性肺损伤）或循环气道重新开放时，ECM 中的纤维结构和力学微环境如何影响细胞损伤尚不清楚。S. N. Ghadiali 等开发了一种模拟肺泡微环境的微/纳米级结构的新型体外平台，并利用该平台研究 ECM 微结构特性如何影响气道重新开放时的上皮细胞损伤（图 6-7）。除了上皮细胞-内皮细胞相互作用之外，该平台还考虑了基底膜的纤维形貌，使纤维的大小/直径、密度和硬度容易调节。结果表明，纤维刚度和形貌显著影响上皮细胞/内皮细胞的屏障功能，其中纤维刚度/密度增加导致细胞骨架结构改变，增加了细胞间紧密连接的形成，降低了屏障渗透性。然而，刚性/致密纤维上的细胞在气道重新开放期间也更容易受伤。这些结果表明，肺微环境的力学和结构变化可以显著改变细胞功能和损伤，并证明建立更接近于体内肺微环境的体外模型的重要性。

6.4.2　力学微环境变化对各种细胞行为的影响

微流控芯片的基本特征和最大优势是多种单元技术在由可控微量流体作用的微小平台上灵活组合、规模集成，基于微流控芯片的器官芯片技术承袭了这一优势，充分利用其对低雷诺数状态微流体的精准操控能力，深入研究处于这样一种微环境下的细胞所受的影响。Olivier T. Guenat 等[7]构建了模拟肺实质细胞微环境的肺芯片阵列，包括薄的肺泡屏障和由呼吸运动引起的三维周期性应变。受体内膈膜（主要横膈肌）的启发，他们把微膈膜用作拉伸肺泡屏障。这种设计不仅能够最大限度地重现肺实质细胞中的体内条件，而且还能使装置更坚固，操作更容易。他们提出了装置可逆结合的概念，进入膜的两侧即可方便地精确控制膜上培养细胞的密度。通过对上皮细胞和内皮细胞作共培养可以恢复肺泡屏障的功能，上皮细胞和内皮细胞在很薄的多孔可拉伸膜的每侧都形成紧密的单层。原理图和芯片实物如图 6-8 所示。

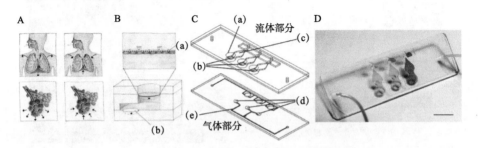

图 6-8　显示微环境的肺芯片工作原理和设计[7]

A. 体内吸气是由膈膜控制的，膈膜收缩引起肺泡的三维扩张。B.（a）体外生物人工肺泡膜；（b）微膈膜，肺泡膜的三维周期性力学应变由电动气动装置驱动的微膈膜引起，生物人工肺泡膜由薄的多孔弹性薄膜和其上种植的上皮细胞和内皮细胞组成。C. 肺芯片的主体是 25 mm×75 mm 的微芯片，它由液流部分和气动部分组成。液流部分有 3 个肺泡细胞培养池（a），多孔薄弹性膜（b）及下方的基底腔室（c）。微膈膜（d）整合在气动部分，与气动通道（e）连接。D. 基底腔室充满不同染料的芯片实物图

图 6-9 显示的结果表明，周期拉伸明显增加小分子 FITC-钠的相对输运率，显著影响上皮细胞层的渗透性特征。此外，他们还证明力应变 48 h 后，从患者体内获得的原代肺泡上皮细胞的代谢活性明显升高，IL-8 的分泌在 24 h 后即有增加趋势，在 48 h 后则升高明显。这些结果证明了这种装置的潜力，并证实了肺部研究中由呼吸引起的力应变化的重要性。

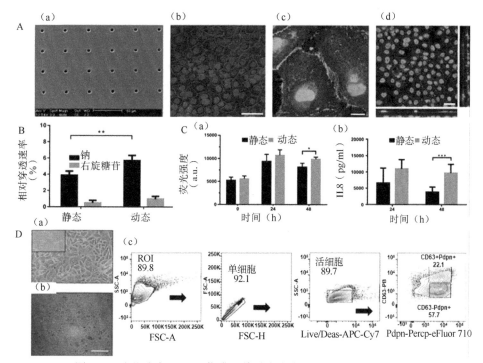

图 6-9　肺芯片中 PDMS 薄膜及其受力应变对肺上皮细胞影响[7]

A. 用于细胞培养的多孔弹性 PDMS 薄膜。（a）8 μm 孔径的 PDMS 膜电镜图；（b）肺上皮细胞（16HBE14o-）图像，红色显示紧密连接蛋白 E-cadherin，蓝色显示细胞核，可在背景中看到膜上的孔；（c）内皮细胞（HUVEC）图像，红色显示紧密连接蛋白 VE-cadherin，蓝色显示细胞核；（d）16HBE14o-和 HUVEC 共培养的共聚焦图像，红色是紧密连接蛋白 E-cadherin，绿色是紧密连接蛋白 VE-cadherin，蓝色是核，细胞与细胞间接触可透过孔观察得到。图中标尺分别是 50 μm，50 μm，20 μm 和 30 μm。B. 周期性应变对肺上皮细胞 16HBE14o-通透性的影响。物理性周期应变可明显增加小分子 FITC-钠的相对输运率（FITC-右旋糖酐没有显著性增加），周期性应变应用了 21 h，对照组是静态条件。C. 周期性应变对原代肺上皮细胞通透性的影响。（a）Alamar Blue 的荧光强度在最初的 24 h 内均有相似的增加，表明开始阶段原代肺上皮细胞的增殖不受周期性应变的影响，然而 48 h 后，应变细胞的代谢活性明显升高；（b）动态条件与静态条件下 IL-8 的分泌；24 h 后周期应变组的 IL-8 分泌有增加趋势，48 h 后明显高于静态组。D. 原代肺泡上皮细胞。（a）EpCAM+ pHPAECs 共培养的典型相位差图像；（b）EpCAM+ pHPAECs 在肺泡膜上共培养的相位差图像；（c）流式密度点表明 EpCAM+表达表面标记分子 Ⅰ 型 Pdpn-Percp-eFluor 710 和 Ⅱ 型 CD63-PB。Pdpn，足蛋白；PB，Pacific Blue；ROI，感性区间

6.5　基于肺芯片的病理模型

以上各节描述了用仿生微装置重构器官级别的肺芯片、亚器官级别的小支

气管芯片、人体呼吸道肌肉组织芯片等用以模拟人肺的基本功能，其中，重组人肺泡-毛细血管界面的微流体装置由空气层人肺上皮细胞通道和流体流动层的内皮细胞通道紧密排列而成，通过周期性力学应变模拟正常呼吸运动，作为一种生理模型，实现了人肺基本的生理功能。在此基础上，就有可能用类似的装置构建各种不同的病理模型。下面介绍几个典型的病理模型。

6.5.1　药物诱导性肺水肿

　　肺水肿（pulmonary edema）是指由于某种原因引起肺内组织液的生成和回流平衡失调，使大量组织液在短时间内不能被肺淋巴和肺静脉系统吸收，积聚在肺泡、肺间质和细小支气管内，从而造成肺通气与换气功能严重障碍。肺水肿按解剖部位分为心源性和非心源性两大类。IL-2 治疗癌症时或可在患者身上观察到药物毒性诱导的肺水肿现象。图 6-10 显示了人肺水肿微芯片模型[8]。

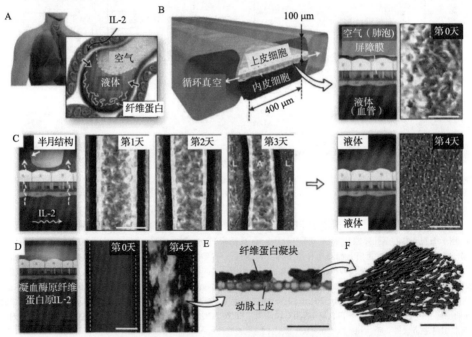

图 6-10　人肺水肿微芯片模型[8]

A. 人肺水肿模型示意图，IL-2 治疗有可能导致血管渗漏，造成肺泡内过多的液体积聚（水肿）和纤维蛋白沉积。B. 在微流控芯片上构建 IL-2 诱导的肺水肿模型，再现肺微型结构和呼吸引起的肺泡-毛细血管界面的循环力学形变。顶部"空气"部分是肺泡通道，底部"液体"部分是血管通道。C. 内皮细胞暴露于 IL-2(1000 U/ml) 导致微血管通道中的液体渗入肺泡腔（第 1~3 天）并最终充满整个气室（第 4 天）。空气（A）和液体（L）之间的弯液面在相衬图像中表现为暗带。标尺是 200 μm。D. 在白介素-2 作用 4 天内，把凝血酶原(100 μg/ml) 和荧光标记的纤维蛋白原（2 mg/ml）引入微血管通道，形成荧光纤维蛋白凝块（白色）。虚线表示通道壁，标尺是 200 μm。E. 荧光共聚焦显微镜图像显示在肺泡上皮细胞（绿色）的上表面发现（D）中的纤维蛋白沉积物（红色），标尺是 50 μm。F. 共聚焦荧光显微镜在高倍率下显视（D）和（E）中的凝块是高度纤维网状结构。图像是三个独立实验的代表，标尺是 5 μm

芯片肺水肿病理模型的研究显示，与生理呼吸运动相关的机械力在导致肺水肿的血管渗漏的发展中起关键作用，而循环免疫细胞并不是构成该疾病发展的必需因素。这些研究可能发现潜在的新疗法，包括血管生成素-1（Ang-1）和一种新的瞬时感受电位的香草酸受体 TRPV4 离子通道抑制剂（GSK2193874），这些抑制剂可能会缓解 IL-2 的致命毒性。这个肺水肿模型也可以用来定量分析肺水肿的进展过程（图 6-11）。

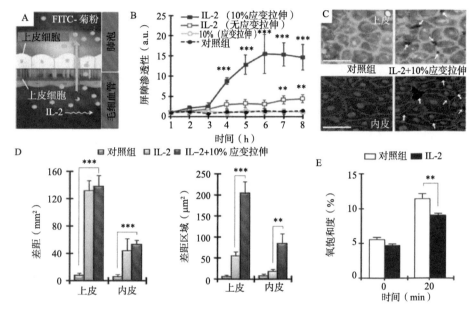

图 6-11　定量分析芯片上肺水肿进展[8]

A. 把 FITC-菊粉（绿）引入到含有 IL-2 的微血管通道中，测量肺泡-毛细管渗透性，量化屏障功能的病理性改变。B. 屏障渗透性对 IL-2 的响应，观察有没有周期性应变。误差线表示 SEM，来自三个实验的数据被归一化为均值。C. 在没有 IL-2（对照）或有 IL-2 的 10%应变拉伸作用 3 天后，上皮细胞 occludin（绿色）和血管内皮细胞钙黏蛋白（红色）的免疫染色。白色箭头表示细胞间隙，蓝色为核染色，比例尺是 30 μm。D. 通过量化细胞间隙的数量和大小来评估由 IL-2 和力学应变导致的屏障完整性损伤程度。E. 肺芯片血管通道内加入脱氧培养基，定量比较对照组和 IL-2 处理组在上皮通道中的氧气摄取。（B 和 E）数据是平均值±SEM（ n =3）。

** P <0.01，*** P <0.001（B，D 和 E）

6.5.2　人原位非小细胞肺肿瘤

病理模型的另一个案例是在肺芯片基础上构建人非小细胞肺癌（NSCLC）模型，研究特异器官微环境下的肿瘤生长、休眠以及在患者体内所观察到的酪氨酸激酶治疗反应（TKI）。特别是在使用力学驱动功能后有了一些以前未知的发现，包括肺癌细胞生长和侵袭的敏感性，以及酪氨酸激酶治疗反应与呼吸运动相关的线索，表皮生长因子受体（EGFR）和蛋白激酶引起的信号改变等。这些发现可能会有助于解释一些较重的抗药性癌症患者的临床症状，并提供一个可持续研究肿瘤休眠机制的体外模型。

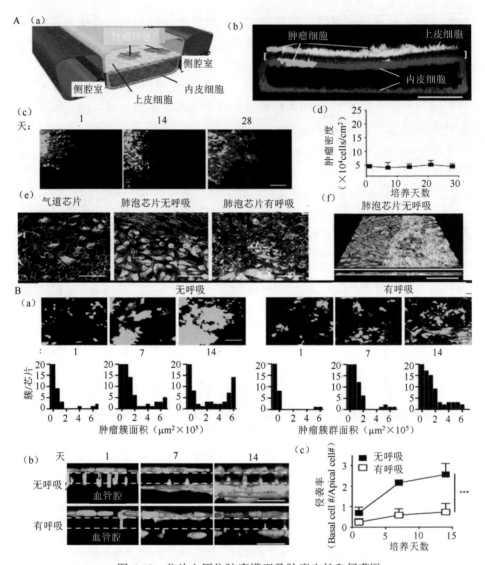

图 6-12　芯片上原位肺癌模型及肿瘤生长和侵袭[9]

A. 芯片上原位肺癌模型。（a）双通道微流控芯片的截面图，人肺上皮细胞和低密度非小细胞肺癌细胞种植在 ECM 包被的膜上，人肺微血管内皮细胞种植在下层通道的四周，形成中空腔室，两个侧腔室周期性抽吸真空，使中央通道内分隔上下通道的弹力膜节奏性变形，从而模拟肺的物理性呼吸运动；（b）共聚焦图像显示细胞分布：癌细胞（GFP，绿色）、原代肺泡上皮细胞（ZO-1，白色）、原代肺微血管内皮细胞（VE-cadherin，红色），在没有呼吸运动情况下培养 7 天后可以看到，癌细胞出现在肺泡上皮细胞层的上层、下层和多孔膜等处，部分癌细胞还出现在下层通道的内皮细胞下层，标尺 200 μm；（c）荧光图片显示，非小细胞肺癌细胞群在 1、14、28 天内种植处数量上没有明显的扩增，标尺 100 μm；（d）在完全分化的气道芯片内种植非小细胞肺癌细胞 1 个月内的密度定量分析；（e）GFP 绿色标记的肿瘤细胞与 ZO-1 白色标记的上皮细胞共培养 2 周，在有无呼吸影响下表现出不同的增长模式，标尺 50 μm；（f）无呼吸肺泡芯片的荧光共聚焦俯视图和侧视图展示了肺癌细胞（绿色）破坏了共培养上皮细胞（白色）紧密连接的连续性，标尺 100 μm。B. 机械呼吸对癌细胞生长和体外血管侵袭影响。（a）有无呼吸情况下，癌细胞在 1、7、14 天时生长情况及肿瘤簇群生长面积统计分析，标尺是 100 μm；（b）z 方向的共聚焦高倍放大图，显示了有无呼吸情况下，血管腔内侵袭的肿瘤细胞变化，标尺是 100 μm；（c）图（b）中侵袭率的数值分析

具体做法是把人非小细胞肺癌的原代细胞注射到原代肺泡上皮和小气道器官芯片模型上，建立原代肺癌芯片模型。为在类似体内的微环境中建立这样的模型，研究者将原代肺泡或小气道上皮细胞与血管内皮细胞在肺芯片内共培养，然后低密度接种人非小细胞肺癌细胞（3200 个细胞/cm^2），研究呼吸运动对肺癌细胞侵袭的影响，结果表明呼吸运动大大降低了肺癌细胞的侵袭[9]，如图 6-12 所示。

Donald E. Ingber 等展示的器官芯片细胞培养技术可用于创建非小细胞肺癌（NSCLC）的体外人原位癌模型，重建器官微环境-特异性肿瘤生长、肿瘤休眠以及在患者体内观察到的对酪氨酸激酶抑制剂（TKI）治疗的反应。该技术中使用了一些力学功能，因此揭示了先前未知的肺癌细胞生长，侵袭对与呼吸运动相关的酪氨酸激酶抑制剂治疗反应的敏感性，发现其可能通过表皮生长因子受体（EGFR）和 MET 蛋白激酶来调节信号通路。这些发现可能有助于解释癌症患者治疗中的一些重要问题，成为研究肿瘤细胞和肿瘤休眠机制的重要体外模型。

此后可以对特定器官微环境的癌症行为作重新描述，包括与在肺气道休眠相比，肿瘤细胞在肺泡微环境中的疯狂生长，以及以前只在体内才能观察到的肿瘤对酪氨酸激酶抑制剂（TKI）治疗的反应。这些研究不仅证明了在体外构建与临床相关的人体原位癌症模型的可行性，也提高了与呼吸有关的力学影响减少肺癌细胞生长和侵袭的可能性，并有可能促进针对耐药癌细胞开发第三代酪氨酸激酶抑制剂（TKI）药物。

6.5.3 巨噬细胞通过激活 NF-κB 和 STAT 3 信号促进苯并芘诱导肿瘤转化

中国科学院大连化学物理研究所微流控芯片团队原成员，大连医科大学王琪等[10]采用苯并芘（BAP）诱导的体外仿生气道芯片模型和动物模型，研究巨噬细胞在苯并芘诱导的人支气管上皮细胞恶性转化中的作用。仿生气道芯片培养结果表明，巨噬细胞通过激活 NF-κB 和 STAT 3 信号，促进苯并芘诱导的人支气管上皮细胞恶性转化，诱导细胞增殖，芯片培养集落形成和裸鼠成瘤。阻断白细胞介素（IL）-6 或肿瘤坏死因子（TNF）-α 信号传导，抑制 NF-κB、STAT 3 或 CyclinD 1 的表达，可消除巨噬细胞对气道芯片培养中恶性转化的影响。在体内，巨噬细胞在致癌物诱导的动物模型中促进肺癌的发生，同样，通过 siRNA 转染阻断 NF-κB、STAT 3 或 CyclinD 1，可降低致癌物质诱导的大鼠肿瘤发生。王琪等证明巨噬细胞在促进肺肿瘤发生中起到关键作用，巨噬细胞启动的肿瘤坏死因子-α/NF-κB/CyclinD 1 和 IL-6/STAT 3/CyclinD 1 通路是促进肺癌发生的主要途径。王琪等构建的仿生气道芯片如图 6-13 所示。

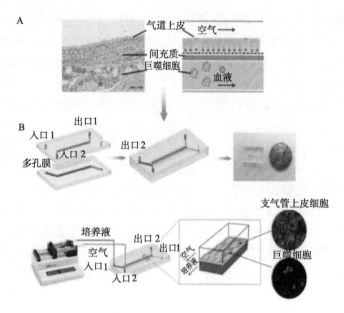

图 6-13　仿生气道芯片的图示[10]

A. 气道的结构和仿生模型，包括三个垂直隔室，两种不同类型的细胞通过多孔膜分离。B. 仿生气道芯片的配置。芯片主体由两层聚二甲基硅氧烷层和一片多孔膜组成。无菌空气和培养基分别在上、下通道流动。支气管上皮细胞生长在膜顶部，巨噬细胞生长在多孔膜的相反部位

6.5.4　肿瘤微环境的构建和人肺癌侵袭发生机制的研究

　　侵袭性伪足是由侵袭性癌细胞形成的具有基质降解活性的富含肌动蛋白的膜突起，它是肿瘤恶性侵袭的重要决定因素，也是肿瘤治疗的重要靶点。王琪等[11]构建一种可用注射泵连续补充新鲜培养基的微流控三维培养装置，模拟体内肿瘤微环境，用于研究人肺癌侵袭的发生机制。他们采用三维基质模型，研究表皮生长因子（EGF）和基质金属蛋白酶抑制剂 GM 6001 对人非小细胞肺癌 A 549 细胞内翻的影响。该装置由三个单元组成，能够对一个对照组和两个实验组的细胞同时进行 EGF 或 GM 6001 的平行预处理。采用共聚焦成像系统，进行侵袭性伪足形成和细胞外基质降解的免疫荧光分析。他们观察到 EGF 促进了 A549 细胞在 3D 基质中的内陷形成，而 GM 6001 抑制了这一过程。这些结果表明，表皮生长因子受体（EGFR）信号通路在内胚层的形成和相关的 ECM 降解活性中起着重要的作用，同时提示 MMP 抑制剂（GM 6001）可能是一种有效的治疗肿瘤侵袭内翻的药物。这一研究清楚地证明了基于微流控技术的三维培养装置为阐明肿瘤侵袭机制提供了一个实用的平台，并可用于其他抗侵袭剂的检测。装置的结构如图 6-14 所示。

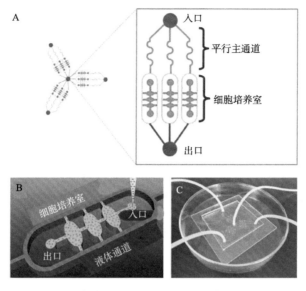

图 6-14 用于研究癌细胞在三维基质中侵袭的微流控芯片[11]

A. 微流控平台的原理图。集成微流控装置由共用一个出口的三个单元组成，每个单元包括一个入口、三个平行主通道、三个细胞培养室和一个出口。B. 一个细胞培养室的放大图解。C. 微流控系统的照片

在这一工作中，王琪等设计并研制了一种微流控三维细胞培养装置，用于研究肺癌细胞的侵袭性（图 6-14C）。为验证微流控细胞培养平台的可行性，并进行平行对照试验，他们将不同颜色的指示剂注入各组微通道。如图 6-15 所示，蓝色指示剂代表对照组，红色指示剂代表 EGF 组，绿色指示剂代表 GM 6001/EGF 组。这些指标可通过卵圆微通道均匀平行地在两侧的细胞腔内传播，不存在交叉。他们所得的结果表明，用微流控系统对 A 549 肺癌细胞株侵袭性伪足形成的检测是可行的。

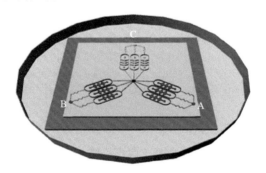

图 6-15 微流控装置中介质流动方向的图解[11]

蓝色、红色和绿色指标分别代表对照组、EGF 组和 GM 6001/EGF 组。这三种指示色从 A、B、C 分别注入微通道，它们可通过椭圆型微通道均匀且平行地分布到两侧的细胞腔内，互不交叉

6.5.5　嗜酸性粒细胞阳离子蛋白（ECP）对肺部炎症的影响

　　Cheng Hsien Liu 等[12]报告了一个仿生微系统，他们重建肺微环境，监测嗜酸性粒细胞阳离子蛋白（ECP）在肺部炎症中的作用。ECP 诱导气管上皮细胞表达 CXCL12，继而刺激外周血中的纤维细胞向上皮迁移（图 6-16）。这种双层微流体系统为灌流培养提供了一个可行平台，并且在本研究中被用于揭示上皮细胞分泌的趋化因子 CXCL12 及其受体 CXCR4 介导外周血中的纤维细胞在炎症过程中迁出血管的外渗过程。这种肺芯片微装置可被看作为一种动态 transwell 系统，能够重建血管-组织界面，用于体外测定，增强临床前研究。它不仅可以模拟 transwell 研究细胞迁移，而且还可以研究人体流动生理状态下的迁移。由于血管是身体的重要组成部分，因此这个模型提供了一个机会从体外更加真实研究人体器官的行为。

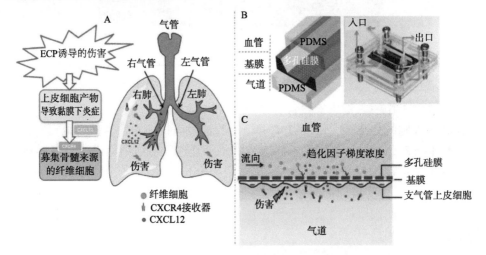

图 6-16　嗜酸性粒细胞阳离子蛋白（ECP）对肺部炎症的影响[12]

A. 肺纤维化中嗜酸性粒细胞阳离子蛋白（ECP）诱导的纤维细胞迁移预测机制。气管上皮细胞暴露于嗜酸性粒细胞阳离子蛋白（ECP）时会发生生物化学效应，释放趋化因子 CXCL12，CXCL12 扩散入血管，与纤维细胞表面的趋化因子受体 CXCR4 相互作用，促使外周血中的纤维细胞迁移到气管内。B. 多孔硅膜被三明治式夹在两条 PDMS 通道之间，上层代表血管，底层代表气管。芯片放在一个有入口和出口的芯片载体上。C. ECP 诱导的纤维细胞迁移芯片示意图

6.6　用于个体化治疗的药物敏感性测试平台

　　个体化治疗是一种很有前途的肺癌临床治疗方案，药物敏感性检测是这一方案的基础。王琪等[13]开发了一个基于微流控芯片的药物敏感性测试平台，以支持个体化治疗。他们设计了一个三维共培养药敏试验平台，将肺癌细胞株和肺癌细胞株-基质细胞株-新鲜肺癌组织细胞在连续培养基中进行三维培养，模

拟体内实际肿瘤微环境。根据芯片内的浓度梯度生成器（CGG）对细胞进行抗癌药物处理，筛选出合适的化疗方案（图6-17）。他们用这个装置成功地培养了细胞系和原代细胞，还顺利地检测了不同的抗癌药物并筛选出适当的剂量，采用单一和联合化疗方案对8名患者的药物敏感性作了测试，有望据此筛选合适的化疗方案来指导肺癌的个体化治疗。

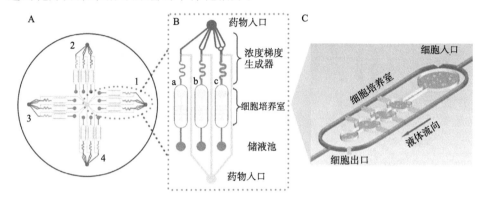

图6-17 微流控药敏试验装置原理图[13]

A. 装置由四个均匀结构单元组成，各单元之间由装置中心的一个公共储油层连接。B. 一个结构单元的放大，
包含上游 CGG 和下游平行细胞培养室。C. 三维细胞培养室放大剖面图

图6-18显示药物在不同浓度梯度下对3 D原代细胞刺激24 h后的凋亡率。显然，对不同患者而言，原代共培养的肺癌细胞对抗肿瘤药物单独使用或联合使用的反应是不同的，并且也与在细胞株中观察到的结果不同。以Ⅰ期腺癌患者为例，上述梯度浓度下顺铂单药使用时细胞凋亡率分别为 $30.85\% \pm 1.84\%$、$31.11\% \pm 2.80\%$ 和 $52.72\% \pm 7.62\%$；吉非替尼分别为 $24.38\% \pm 2.62\%$、$22.30\% \pm 1.97\%$ 和 $26.84\% \pm 5.07\%$，联合方案所得结果分别为 $39.19\% \pm 2.12\%$、$41.57\% \pm 2.38\%$ 和 $73.28\% \pm 8.86\%$。每种抗癌药物在各梯度浓度下的作用与细胞株试验相似，且具有剂量依赖性。以 IC_{50} 为例，吉非替尼的 IC_{50} 为 $9.78\ \mu m$，明显高于 SPCA-1 单培养法（$0.3\ \mu m$），表明原发癌细胞的药敏试验与癌细胞株的药敏试验有显著性差异，只有以临床标本为基础的检测才能为肺癌个体化治疗提供有意义的指导。从上述药敏试验中他们还发现，单用顺铂方案（$8\ \mu m$）和 $6\ \mu m$ 顺铂与 $0.3\ \mu m$ 吉非替尼联合方案的细胞凋亡率接近 50%（分别为 $52.72\% \pm 7.62\%$ 和 $41.57\% \pm 2.38\%$）。这两种方案可能是化疗的最佳选择。而 $8\ \mu m$ DDP 和 $0.4\ \mu m$ 吉非替尼方案，虽然凋亡率达 $73.28\% \pm 8.86\%$，但考虑到药物的毒性作用，它并不是首选的化疗方案。

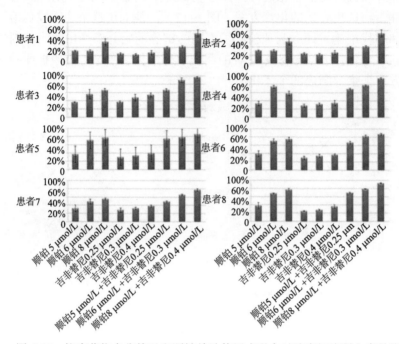

图 6-18　抗癌药物吉非替尼和顺铂单独使用或联合对肺癌细胞凋亡率的影响[13]
患者 1：ⅠA 期腺癌；患者 2：ⅠB 期鳞状细胞癌；患者 3：ⅡA 期鳞状细胞癌；患者 4：ⅡA 期鳞状细胞癌；
患者 5：ⅠA 期腺癌；患者 6：ⅠA 期腺癌；患者 7：ⅠB 期腺癌；患者 8：ⅠA 期腺癌

　　这样，王琪等建立了一种基于微流控芯片的肺癌临床个体化治疗药敏试验平台，高效、准确并具有很高通量。他们用这种装置成功地培养了新鲜组织中的细胞株或原代细胞，同时对不同抗癌药物的敏感性进行了平行测定，并对单独用药和联合用药的化疗方案作了比较，可以用于有效、准确的筛选。此外，他们也发现单肺癌细胞株、癌与基质细胞混合株和新鲜组织的药物敏感性有显著差异，其中新鲜组织的敏感性最差。

6.7　肺芯片模型和烟雾-粉尘污染

6.7.1　吸烟与小气管芯片模型

　　吸烟是肺部疾病的常见原因，也是引起慢性阻塞性肺疾病（COPD）的一种主要危险因素，但是因为患者与患者之间的个体差异，如何表征在人体生理呼吸条件下烟雾引起的损伤有一定的困难。这里介绍一种芯片气管装置，内有从正常人或 COPD 患者身上取得的人支气管上皮细胞,把这块芯片连接到仪器上，从芯片进出口"呼吸"进出的整根香烟烟雾，以在体外研究烟草烟雾诱导的病理学机制。Kambez H. Benam 等[14]用这一技术对来自同一个体的细胞对烟草烟雾的生物学响应作真正的匹配比较，并用无烟雾状态作为空白对照。这些研究可用作慢性阻塞性肺疾病特异性分子特征以及上皮细胞对电子烟产生烟雾反应等的鉴定。这里，吸烟气管芯片可以被看成是研究人肺对吸入烟雾正常和病态响应的工具，不管这种响应是分子水平、细胞水平还是组织水平的。

　　如图 6-19 所示，模拟吸烟的小型气管芯片微流控装置由四个部分连接集成：人细支气管上皮细胞芯片、烟雾发生器、微型呼吸器和一个概括人吸烟行为的控制软件。支气管芯片是一种光学透明的聚二甲基硅氧烷（PDMS）微流控细胞培养装置，大小和计算机内存棒相似，分为上下两个微通道（分别为 1 mm 高 3 mm 宽和 0.2 mm 高 3 mm 宽），中间由一层涂覆 I 型胶原的薄多孔聚酯膜（10 mm 厚，0.4 mm 孔）隔开。由健康献血者或慢性阻塞性肺疾病患者提供的原代人气管上皮细胞（hAEC）在膜顶部的气-液界面上培养 4 周，而介质则不断流过下层通道。在这些条件下，hAEC 形成了高度分化的纤毛化气道上皮细

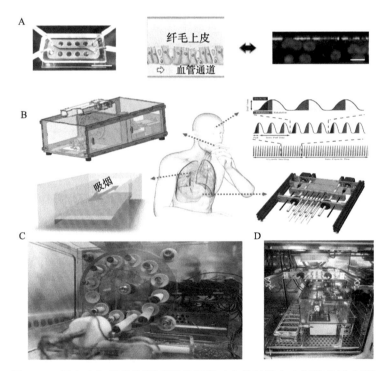

图 6-19　用人小气管芯片测试烟草烟雾对人体气管上皮细胞的影响[14]

A. 从左到右：人小气管芯片（标尺，1 cm）的照片，一张显示在上部通道分化的人上皮细胞示意图，以及在上部通道培养的上皮细胞的共聚焦荧光显微照片，显示分层细支气管的横截面。培养 4 周的上皮细胞（绿色，B 微管蛋白Ⅳ；蓝色，DAPI 染色细胞核；标尺 10 mm）。B. 吸入整个烟草烟雾在肺小气管上效果的整体示意描述。烟草被装入定制的烟草烟雾机（左上），直接在微芯片的上气管通道内吸入烟雾，（左下）。呼吸和吸烟的可调参数，包括呼吸周期、呼气时间和喘息周期等（右上），使用孵化器相连的微型呼吸组件（右下）。C. 烟雾机部件单独装载烟草的照片（左侧）。D. 装置工作照片

胞分层，完全概括活体肺小气管的形态和功能。为模拟暴露于烟草烟雾的人肺小气管，在所构建的微型呼吸器上，通过涂有上皮细胞内衬的芯片上层气道和一台可编程的烟雾发生机，循环地吸入和呼出微升级的空气，调节吸烟行为参数，如喷出烟气的时间间隔和体积，每支烟的喷烟间隔，每支烟的喷出量和香烟的数量等。对通道几何尺寸、气体体积和剪切力进行缩放以反映肺中的预期数值，然后将整个仪器置于标准的培养箱中，与芯片和控制介质灌流的蠕动泵连接。在最后的组装中，组合式微呼吸机和烟雾发生器同步工作，使新产生的整个烟草烟雾水平穿过分化的上皮细胞表面，烟雾只有在呼吸循环的吸入期才在气道芯片中吸入并在呼气阶段排出。

6.7.2　Hedgehog 信号通路抑制香烟烟雾诱导 16 HBE 细胞的恶性转化

　　Hedgehog 信号系统（HHS）在胚胎期细胞增殖和分化调控中起着重要作用。然而，对 HHS 在细胞恶性转化中的作用知之甚少。王琪[15]团队研究探讨 HHS 在人支气管上皮细胞（16 HBE）恶性转化中的作用。他们采用两种微流控芯片研究卷烟烟雾提取物（CSE）诱导的细胞恶性转化。为此研制了两种微流控芯片。芯片 A 用于确定 CSE 刺激细胞的最佳浓度，芯片 B 用于长期刺激培养细胞。如图 6-20 所示，芯片 A 包含一个浓度梯度发生器（CGG）模块，由 6 个主要通道和 18 个细胞室（直径 2 mm，高度 100 μm）组成。CGG 模块包括五级串联混合阶段。在加入 CGG 模块后，微流控芯片 A 可以通过控制通道长度和调节两种混合溶液的流速来产生 CSE 浓度梯度（理论比例 0:1:3:5:7:9）。微流控芯片 B 旨在评估长期刺激 CSE 对培养细胞的影响，如图 6-21 所示。它由四个细胞室（长 2.0 mm，宽 1 mm，高 100 μm）和一个中央通道（长 15 mm，宽 0.8 mm，高 100 μm）组成。每个细胞室与一个中央通道之间有 20 条通道（宽 30 μm，高 100 μm）。

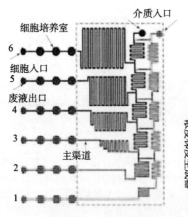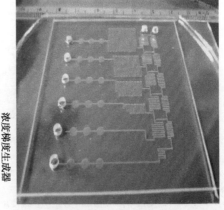

图 6-20　用于筛选最佳卷烟烟雾提取物（CSE）浓度的微流控芯片 A 的示意和结构[15]

用芯片 A 确定 CSE 浓度（左）和（右）实际芯片（6 cm×6 cm）。左侧有 18 个细胞室，用于培养细胞，并加入含 CSE 的培养基。用泵实现与新鲜介质连续交换。CGG 为浓度梯度发生器。

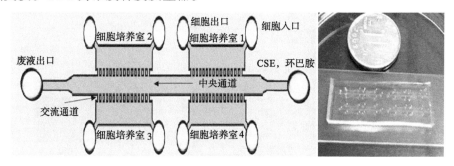

图 6-21   用于评价细胞恶性转化的微流控芯片 B 的结构[15]
用最适浓度的卷烟烟雾提取物（CSE）评价细胞的长期刺激作用。芯片 B 的总体结构为中央通道和四个单元室（左）；芯片 B 的真实图像，4.5 cm×1.5 cm（右）

将 16 HBE 细胞分别与 12.25% CSE（A 组）、12.25% CSE＋5 μmol/L 氯胺酮（B 组）或正常对照组（C 组）共培养 8 个月，建立体外肺炎症-癌变模型。将转化后的细胞接种于 20 只裸鼠体内，单独接种（1 组）或加环戊胺（2 组）进行肿瘤发生试验。Westernblot 检测 HHS 蛋白的表达。结果表明，CSE 的最佳浓度为 12.25%。HHS 蛋白在恶性转化过程中表达增加（B 组与 A 组比较，$F=7.65$，$P<0.05$）。CSE 暴露 8 个月后，细胞形态发生明显变化，使转化细胞在接种裸鼠后 40 天内生长出肿瘤。在 CSE 诱导的 16 HBE 细胞恶性转化过程中，Hedgehog 信号系统（HHS）活性升高。氯胺酮能有效抑制 HHS 蛋白的表达（C 组对 B 组，$F=6.47$，$P<0.05$），也能有效抑制裸鼠的肿瘤生长（2 组与 1 组，$t=31.59$，$P<0.01$）。

6.7.3   PM$_{2.5}$ 对人支气管上皮细胞向支气管上皮间充质转化（EMT）的影响

悬浮在空气中的颗粒物是肺癌发生的主要原因之一，常伴随着支气管上皮向支气管上皮间充质转化（EMT）的过程。微流控芯片通过提供持续的营养供应，模拟细胞环境的空间特性，从而能够对细胞的生长和功能进行综合、灵活和高通量的分析。王琪等[16]用微流控芯片研究了 PM$_{2.5}$ 对人支气管上皮（16 HBE）细胞的 EMT 过程及对肺泡巨噬细胞趋化性的影响。PM$_{2.5}$ 诱导人支气管上皮细胞 NF-κB、PI3K、Snail 和 N-cadherin 的表达，抑制 E-cadherin 水平，促进巨噬细胞趋化。王琪等的研究结果表明 PM$_{2.5}$ 通过诱导炎症途径在支气管上皮细胞中引起 EMT 过程，并揭示了 PM$_{2.5}$ 在人体中的病理作用，所用系统如图 6-22 所示。

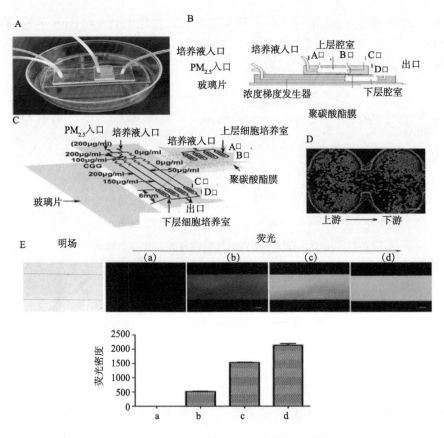

图 6-22　PM$_{2.5}$研究用的微流控芯片系统[16]

A. 芯片照片。左边两管分别用于注射介质和 PM$_{2.5}$。中间管向上层腔室提供介质，右管为出口。B. 显示系统
装配和液体流动方向的纵剖面图。C. 微流控芯片组件的拆分示意图，表明由浓度梯度发生器 CGG 所产生的
不同浓度的 PM$_{2.5}$ 和两层腔室。聚碳酸酯膜在（b）和（c）中呈黄色。D. 细胞培养室内的细胞明场照片，标
尺 100 μm。E. 微通道中不同浓度 PM$_{2.5}$ 的示意图

参 考 文 献

[1]　Huh D, Matthews B D, Mammoto A, Montoya-Zavala M, Hsin H Y, Ingber D E. Reconstituting
　　 organ-level lung functions on a chip. Science, 2010, 328(5986): 1662-1668.

[2]　Rahimi R, Htwe S S, Ochoa M, Donaldson A, Zieger M, Sood R, Tamayol A, Khademhosseini A,
　　 Ghaemmaghami A M, Ziaie B. A paper-based *in vitro* model for on-chip investigation of the human
　　 respiratory system. Lab on a Chip, 2016, 16(22): 4319-4325.

[3]　Benam K H, Villenave R, Lucchesi C, Varone A, Hubeau C, Lee H H, Alves S E, Salmon M, Ferrante T
　　 C, Weaver J C, Bahinski A, Hamilton G A, Ingber D E. Small airway-on-a-chip enables analysis of
　　 human lung inflammation and drug responses *in vitro*. Nature Methods, 2016, 13(2): 151-157.

[4]　Sellgren K L, Butala E J, Gilmour B P, Randell S H, Grego S. A biomimetic multicellular model of the
　　 airways using primary human cells. Lab on a Chip, 2014, 14(17): 3349-3358.

[5] Nesmith A P, Agarwal A, McCain M L, Parker K K. Human airway musculature on a chip: An *in vitro* model of allergic asthmatic bronchoconstriction and bronchodilation. Lab on a Chip, 2014, 14(20): 3925-3936.

[6] Higuita-Castro N, Nelson M T, Shukla V, Agudelo-Garcia P A, Zhang W, Duarte-Sanmiguel S M, Englert J A, Lannutti J J, Hansford D J, Ghadiali S N. Using a novel microfabricated model of the alveolar-capillary barrier to investigate the effect of matrix structure on atelectrauma. Scientific Reports, 2017, 7(1): 11623.

[7] Stucki A O, Stucki J D, Hall S R, Felder M, Mermoud Y, Schmid R A, Geiser T, Guenat O T. A lung-on-a-chip array with an integrated bio-inspired respiration mechanism. Lab on a Chip, 2015, 15(5): 1302-1310.

[8] Huh D, Leslie D C, Matthews B D, Fraser J P, Jurek S, Hamilton G A, Thorneloe K S, McAlexander M A, Ingber D E. A human disease model of drug toxicity-induced pulmonary edema in a lung-on-a-chip microdevice. Science Translational Medicine, 2012, 4(159): 159ra147.

[9] Hassell B A, Goyal G, Lee E, Sontheimer-Phelps A, Levy O, Chen C S, Ingber D E. Human organ chip models recapitulate orthotopic lung cancer growth, therapeutic responses, and tumor dormancy *in vitro*. Cell Reports, 2017, 21(2): 508-516.

[10] Zhang G H, Cheng Y B, Chen G D, Tang Y, Ardekani G, Rotte A, Martinka M, McElwee K, Xu X Z, Wang Q, Zhou Y W. Loss of tumor suppressors KAI1 and p27 identifies a unique subgroup of primary melanoma patients with poor prognosis. Oncotarget, 2015, 6(26): 23026-23035.

[11] Wang S, Li E, Gao Y, Wang Y, Guo Z, He J, Zhang J, Gao Z, Wang Q. Study on invadopodia formation for lung carcinoma invasion with a microfluidic 3D culture device. PLoS One, 2013, 8(2):e56448.

[12] Punde T H, Wu W H, Lien P C, Chang Y L, Kuo P H, Chang M D, Lee K Y, Huang C D, Kuo H P, Chan Y F, Shih P C, Liu C H. A biologically inspired lung-on-a-chip device for the study of protein-induced lung inflammation. Integrative Biology(Camb), 2015, 7(2): 162-169.

[13] Xu Z Y, Gao Y H, Hao Y Y, Li E C, Wang Y, Zhang J N, Wang W X, Gao Z C, Wang Q. Application of a microfluidic chip-based 3D co-culture to test drug sensitivity for individualized treatment of lung cancer. Biomaterials, 2013, 34(16): 4109-4117.

[14] Benam K H, Novak R, Nawroth J, Hirano-Kobayashi M, Ferrante T C, Choe Y, Prantil-Baun R, Weaver J C, Bahinski A, Parker K K, Ingber D E. Matched-comparative modeling of normal and diseased human airway responses using a microengineered breathing lung chip. Cell Systems, 2016, 3(5): 456-446.

[15] Pan P, Liu D W, Su L X, He H W, Wang X T, Yu C. Role of combining peripheral with sublingual perfusion on evaluating microcirculation and predicting prognosis in patients with septic shock. Chinese Medical Journal, 2018, 131(10): 1158-1166.

[16] Cui S, He Z Z, Zhu Z W, Sun Z, Xu Y T, Wang J L, Bao Y Y, Ji D Y, Liu S, Liu J T, Zhang J H, Wang Q. Microfluidic analysis of $PM_{2.5}$-induced epithelial-mesenchymal transition in human bronchial epithelial 16HBE cells. Microfluidics and Nanofluidics, 2015, 19(2): 263-272.

第7章 肝 芯 片

7.1 肝 脏 概 述

生理上，肝脏是一种以代谢为主要功能的器官，肠道消化吸收的营养物质经肝门静脉进入肝脏，血液中的糖分以糖原（肝糖）形式储存于此。当血糖浓度较低时，肝糖经分解代谢维持血糖浓度，为机体提供化学能。肝脏也能够储存和代谢脂肪，并使氨基酸脱氨基后形成含氮排泄物，此外，肝脏还能分泌消化系统中的胆汁，也承担着去氧化、分泌性蛋白质的合成、解毒等功能[1, 2]。

肝脏的基本结构功能单位是肝小叶，肝小叶整体呈正六边形结构，正六边形的中心为中央静脉，肝板和肝血窦以中央静脉为中心放射状排列[3]。肝板是由一层肝细胞排列成一层凹凸不平的板状结构，在切面上呈索状，因此也称为"肝索"；肝板间的空隙称为肝血窦；血窦内皮与肝板之间的间隙称为窦间隙，窦间隙中充满着细胞外基质和少量的肝星状细胞。此外，肝实质细胞具有极性，空间上紧邻的肝实质细胞相邻面的质膜局部凹陷成细微的管道，形成胆小管，胆小管最终汇聚成胆总管[4]。因此，中央静脉、肝板、肝血窦、窦间隙和胆小管共同构成肝小叶，在小叶内形成各自独立而又密切相关的复杂网络。肝细胞是肝脏最主要的功能细胞，具有合成蛋白质、代谢和分泌胆汁的功能。肝组织内的巨噬细胞又称库普弗细胞（Kupffer cell），具有防御功能，可以吞噬清除衰老的血细胞、血小板、NK 细胞。作为肝板与肝板之间的空隙，肝血窦也可被看成是肝脏的微环境。它由肝实质细胞和非实质细胞按照一定的结构排布组成，上层为单层薄壁的内皮层，形成紧密连接的结构，对物质具有选择性透过能力[1]。

在体内，肝脏连接着两大血管：肝动脉和门静脉。肝动脉携带来自主动脉的富氧血液，而门静脉携带富含从整个胃肠道以及脾和胰腺消化的营养物质的血液[5]。

解剖学上，肝脏内主要有四种类型的细胞[肝窦内皮细胞（LSEC），库普弗细胞（KC），肝星状细胞（HSC）和肝实质细胞（HC）]，它们存在于肝血窦内，周边有血流剪切力等微环境，并与流动的外周细胞相互作用[1]。由于极其复杂的细胞-细胞相互作用、时空构造和力学微环境，要在体外模拟体内肝窦的真实状态有一定的难度，到目前为止，科学家们能做的只能是不断地逼近。

肝脏是药物代谢的主要场所，也是药物毒性的靶器官之一。药物肝毒性成为阻碍药物是否能够真正用于实际临床的最大障碍。然而，至今没有一个合适的能够准确预测肝毒性的模型用于临床前药物肝毒性筛选。过去几年中，在构建人体或器官的微环境、模拟器官复杂的结构和功能上取得了巨大成就。同时，多细胞、灌流、三维培养成为构建解剖学、生理学、功能学上更为仿生的肝脏的主要方法[6]。

7.2　常规方法构建的不同细胞来源的肝芯片及其应用

7.2.1　肝微粒体芯片

早在 2010 年以前，大连化学物理研究所微流控芯片研究团队的马波等就已设计并研制了一种肝微粒体芯片，用于药物代谢的研究[7]。肝微粒体是来源于肝脏内质网膜的亚细胞组分，由内质网碎片和核糖核酸颗粒组成，富含大量的药物代谢酶，被广泛地用来评价药物或候选化合物的体外代谢特征。实际上，这种肝微粒体芯片也可被看成是肝芯片的雏形。

1. 芯片的设计与研制

芯片采用三层夹心式设计，如图 7-1 所示。芯片上层为 PDMS 盖片，中间层为石英芯片，刻蚀有微液流通道和采用溶胶-凝胶技术固定肝微粒体的微反应器阵列，下层为刻蚀有微液流通道 PDMS 芯片，其中包含有令细胞均匀分布的微结构细胞培养池。三层夹心芯片集成了药物代谢研究过程中必需的功能单元。

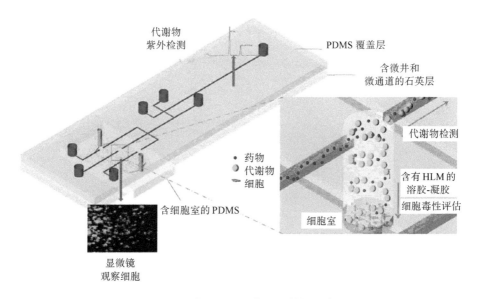

图 7-1　药物代谢肝微粒体芯片结构示意图[7]

药物从上层与中间层形成的微通道中引入，在微反应器阵列中发生代谢反应；细胞从下层通道中引入，固定化的溶胶-凝胶阻止其进入上层通道。这样，药物经固定化肝微粒体代谢，部分通过加电引入分离通道，在紫外吸收检测微流控芯片平台上完成电泳分离检测，同时，药物代谢物通过扩散与均匀分布在细胞培养微池内的细胞作用，由于采用的溶胶-凝胶具有光通透性，因此在荧光显微镜上可观察到药物作用后的细胞存活率，据此可判断药物代谢物的细胞毒性。

具体的芯片制作过程如图 7-2 所示。将清洗后的硅片置于烘箱内烘干，再置于匀胶台，滴入光刻胶，高速旋转得均匀胶层。铺胶后的硅片置于烘箱内前烘，降温至室温后曝光。后烘。自然冷却至室温后显影，再清洗，再烘，冷却后备用。将 Sylgard 184 单体和引发剂混合，真空脱气，倒入模板后固化。冷却后将 PDMS 玻璃模板通道面向上放置于超净台，打孔。石英芯片则采用标准光刻和化学刻蚀工艺制造。刻蚀后打孔。将石英基片清洗并干燥后，每个微孔分别滴入适量的 PVAc，吹干，将一块表面硅烷化的 PDMS 贴在石英片下，形成半封闭的微孔阵列。用微量注射器把含肝微粒体的溶液加入微孔中，在加样后用水覆盖，避免胶破裂，凝胶形成后，即完成肝微粒体的溶胶-凝胶固定化。用滤纸将凝胶上水吸走，将上层 PDMS 与石英层贴紧，然后移去底部硅烷化的 PDMS，再将下层 PDMS 与石英层贴紧，完成芯片封接。

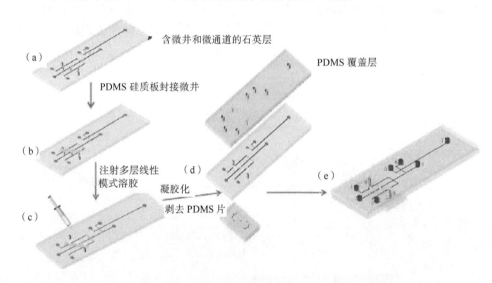

图 7-2　肝微粒体芯片的制作过程[7]

2. 芯片细胞培养和肝微粒体的固定

将 HepG2 细胞放入 DMEM 培养基中，并置于 37℃ 的 CO_2 培养箱内培养，

2~3 天后，在细胞进入对数生长期时，用胰蛋白酶消化，悬浮于培养基中，利用细胞计数板调节浓度，再利用静压力注入细胞微培养池中，贴壁培养 24 h，其中 12 h 时换液一次。

芯片固定化肝微粒体被看成一种微反应器，是药物在线代谢的功能单元，同时它也能有效地将细胞通道和药物分离检测通道隔开，避免细胞对药物分离检测的干扰。细胞与药物在溶胶-凝胶区域作用，要在显微镜下观察细胞的状态，溶胶-凝胶必须具备光通透性。因此，为满足芯片的设计功能，芯片肝微粒体固定化必须满足以下要素：结构均匀致密；能长时间保持肝微粒体的酶活性；具有光通透性，稳定的表面性质和较好的生物相容性。

3. 药物代谢物检测及代谢物诱导细胞毒效应评价

对乙酰氨基酚（acetaminophen，AP）俗称扑热息痛，是一种广泛使用的解热镇痛临床常见药物，可能引起肝毒性，这种毒性缘于其代谢过程中经细胞色素 P450 CYP2 E1 代谢产生的活性中间代谢物 N-乙酰醌亚胺（NAPQI），它能迅速与细胞中的还原型谷胱甘肽结合排出体外，如果细胞内还原型谷胱甘肽消耗殆尽，NAPQI 会与细胞内蛋白、DNA 等大分子作用从而引起细胞损害和肝坏死[8]。UGT（UDP-glucuronosyltransferase）是化学物质在生物体内进行第Ⅱ相生物转化时最重要的一种酶。过量对乙酰氨基酚可经 UGT 代谢成糖基化产物排出体外，而无须代谢生成活性中间代谢物 NAPQI。因此，对乙酰氨基酚的 UGT 糖基化代谢是一个降低肝毒性的代谢过程，如图 7-3 所示。

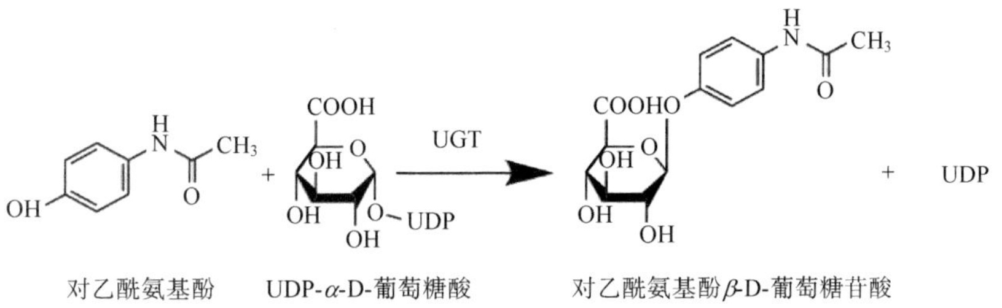

对乙酰氨基酚　　　UDP-α-D-葡萄糖酸　　　对乙酰氨基酚β-D-葡萄糖苷酸

图 7-3　对乙酰氨基酚 UGT 糖基化代谢[9]

图 7-4 是 AP 在线经 UGT 酶代谢紫外检测谱图。在一个液池中只加入 AP，经过肝微粒体后未发生糖基化反应，因此只检测到 Apaifangzi a，在另一个液池中加入了 AP 和 UDPGA，代谢生成 APG，因此检测得到 APG 与未反应的 AP；紫外检测结果证实此芯片可以实时监控药物代谢过程，并在线获得药物代谢物的分子结构信息。

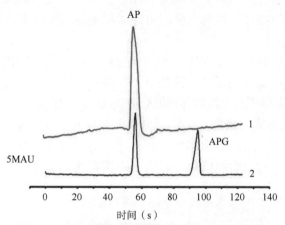

图 7-4　AP 在线经 UGT 酶代谢紫外检测谱图[7]

图 7-5 显示了 HepG2 细胞在不同药物代谢条件下的成活率。液池 1 未加入 AP，细胞成活率达到 92%；液池 2 只加入了 AP，AP 直接与细胞作用，引起细胞成活率急剧降低至 35%；液池 3 加入了 AP 和 UDPGA，部分 AP 在 UGT 酶的作用下生成 APG，相当于减小了 AP 的浓度，细胞成活率达到 57%。实验结果说明 AP 在肝微粒体 UGT 酶催化反应后，其细胞毒效应明显降低。

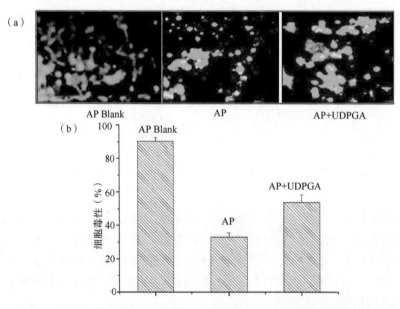

图 7-5　对乙酰氨基酚 UGT 糖基化代谢对 HepG2 细胞毒性的影响[7]

7.2.2　肝细胞构建的肝芯片

细胞的选择是肝芯片构建过程中的一件大事，有条件的情况下，当然以人源肝原代细胞为好，但在当前，由于存在着各种不同的困难，使用尚不够普遍[10]。在这一节，我们将分别介绍采用人源细胞系、大鼠原代细胞和人诱导多能干细胞构建肝芯片所取得的进展。

1. 人源细胞系构建肝芯片

1）微环境与胆小管

大连微流控研究团队大连理工大学罗勇研究组邓九等[11]基于 PDMS 夹层多孔膜的灌注系统，利用 4 种人源细胞（HepG2、LX-2、EAhy926 和 U937 细胞）系研制了一种新型的肝血窦芯片模型，作为肝芯片的代表，来模拟肝血窦本体和它复杂的微环境，用于药物-药物相互作用引起的肝毒性评估，如图 7-6 所示。该研究中，邓九等将 3D 培养技术运用到肝细胞的培养中，使得肝细胞极化并形成胆小管。如图 7-7 所示，CDFDA 染色结果显示荧光强度倾向于会聚到 HepG2 细

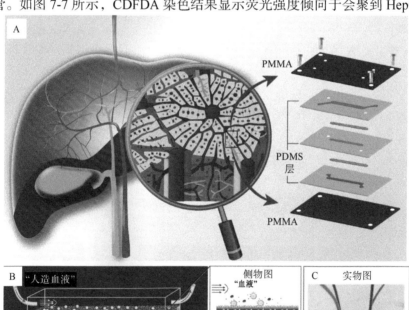

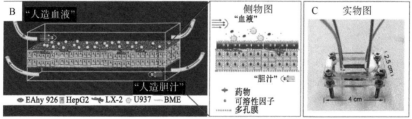

图 7-6　肝窦结构和 LSOC 微型装置的示意图[11]

A. 左图：肝脏中肝窦的结构和功能的图示。右图：LSOC 微设备的设计。它由两层 PMMA 底物，三片 PDMS 间隔物组成，它被两片细胞接种的多孔膜分开，以模拟肝窦本体、微环境及其体外复杂的细胞-细胞相互作用。

B. 接种在装置中的 4 种细胞系的示意图。C. 芯片的实际图像和尺寸

胞的连接处，表明 CDFDA 被肝细胞的细胞内酯酶代谢并转运至 HepG2 细胞的顶点以形成小管状结构。进一步，在芯片的设计中引入了胆汁排泄通道（图7-6B），以避免在芯片中发生胆汁淤积。已知药物的肝毒性与胆汁排泄密切相关，而现有的肝芯片几乎很少将该因素考虑进去[12]。为了实际观察到肝脏芯片上活跃的胆汁排泄，邓九等将荧光染料 CLF（一种胆汁酸类似物）加入到"血流"层中，然后在"胆汁流"中测量 CLF 的含量。结果（图 7-7B）显示 HepG2（+）组的荧光强度显著高于 HepG2（-）组，添加 250 μmol/L 苯溴马隆可使荧光强度显著降低，表明 CLF 被 HepG2 主动转运细胞到"胆汁流"中。此外，作为胆汁分泌标记物的 MRP2 蛋白的染色结果（图 7-7C）也表明肝细胞中发生肝细胞极化和胆汁分泌。此外，芯片中形成了紧密连接的 EAhy926 细胞层，该结构类似于体内结构，具有屏障功能，在避免三维 HepG2 组织直接暴露于剪切应力的同时允许"血液"中大部分的内含物，如血液中的有毒物质和营养素、U937 细胞释放的细胞因子等，进入 HepG2 组织。肝芯片中每种类型的细胞都能表达它们各自的特殊标记，而且 HepG2 细胞、LX-2 细胞、EAhy926 细胞和 U937 细胞的比例与体内一致。在组装之前，将约 2×10^5 个 HepG2 细胞，6×10^4 个 EAhy926 细胞，5×10^4 个 U937 细胞和 3×10^4 个 LX-2 细胞先后接种到芯片中。这种高度组织化的多细胞双通道芯片模型大大提高了肝毒性测试的灵敏度和准确度。

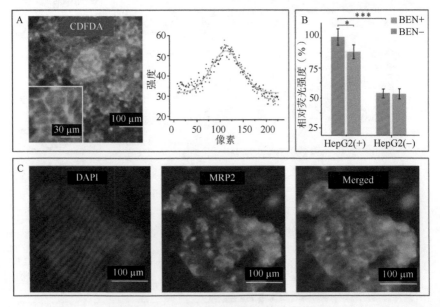

图 7-7　HepG2 的极化和胆小管的形成[11]

A. CDFDA 染色：荧光强度倾向于汇聚到 HepG2 细胞的连接处。右侧曲线表示细胞间隙中的荧光强度。B. CLF 定量实验：HepG2（+）组的荧光强度显著高于 HepG2（-）组，加入 250 μmol/L 苯溴马隆导致荧光强度显著降低。C. 多药抗性蛋白（MRP2）染色：MRP2（绿色）和 DAPI（蓝色）

2）体外肝脏合成和代谢功能的再现

在这一研究中，BME 包封的 HepG2 细胞用于模拟肝实质细胞。邓九等比较了 96 孔板模型，四种细胞混合培养模型，HepG2 芯片模型和肝器官芯片模型中 HepG2 细胞的尿素分泌，白蛋白合成，CYP-1A1/2 和 UGT 代谢能力。与 96 孔板相比，白蛋白和尿素的分泌在第 8 天分别达到 500 ng/（d·10000 细胞）和 75 ng /（d·10000 细胞），表明肝芯片仿生的微环境能够增强 HepG2 细胞肝功能的表型。从图 7-8B 和图 7-8C 中可以看出，在整个实验过程中尿素分泌保持

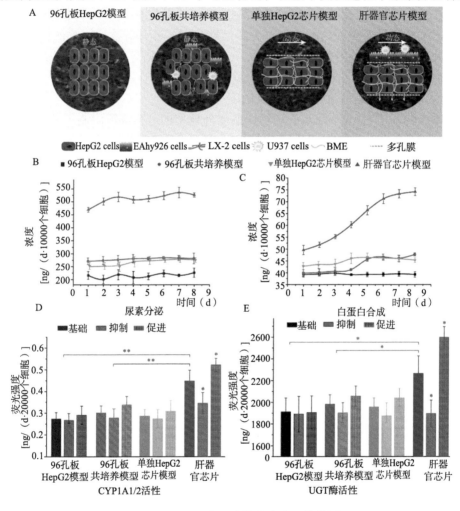

图 7-8　LSOC 中肝功能的合成和代谢[11]

A. 建立四个实验模型，模型Ⅰ：96 孔板模型（仅 HepG2 细胞），模型Ⅱ：四种细胞（EAhy926 细胞，HepG2 细胞，LX-2 细胞和 U937 细胞）96 孔板混合培养，模型Ⅲ：芯片模型（仅 HepG2 细胞），Ⅳ：LSOC 装置（包括 EAhy926 细胞，HepG2 细胞，LX-2 细胞和 U937 细胞）。B，C. 两种模型在 8 天内尿素产生和白蛋白合成的比较。D. 基础 CYP 1A1/2 代谢活性的比较，以及两种模型在诱导物（50 μmol/L OME）和抑制剂（25 μmol/L CPFX）的作用下的敏感性。E. 基础 UGT 代谢活性的比较，以及诱导物（50 μmol/L RIF）和抑制剂（150 μmol/L PBD）作用下的灵敏度

在高水平,并且在稳定增加后白蛋白的合成达到高水平。CYP-1A1/2 和 UGT 的活性分别代表肝细胞的 I 期和 II 期代谢能力。结果(图 7-8D,CYP-1A1/2 和图 7-8E,UGT)表明,肝芯片中 HepG2 细胞的 CYP-1A 1/2 和 UGT 的活性均优于 96 孔板模型。此外,外源物质也对酶活性有影响。外源物质对代谢酶活性的影响进一步如图 7-8D 所示,芯片中 CYP 1A1/2 酶的基础活性高于 96 孔板模型。有趣的是,诱导剂奥美拉唑(OME)和抑制剂环丙沙星(CPFX)对 96 孔板模型中 CYP 1A1/2 酶的活性没有影响。然而,LSOC 模型中酶活性存在显著变化。类似的 UGT 活性变化现象如图 7-8 所示,这些结果表明,与 96 孔板模型相比,该肝芯片模型具有更强的响应和更大的活性范围。受外源物质影响的代谢酶的这种敏感性有助于检测低毒性,因此,该芯片可用于指导药物组合的临床原理,特别是当药物-药物组合发生时,尤为重要。

3)HepG2 细胞肝毒性检测的灵敏度

原有的基于 HepG2 细胞的药物评估体外模型的低准确度限制了其应用。本研究运用三种临床急性肝毒性药物(AP,利福平[RIF]和胺碘酮[AMI])验证了现行肝芯片模型检测肝脏毒性的能力。实验中,将 AP 以 5 mmol/L,15 mmol/L 和 25 mmol/L 的浓度在"人造血液"中灌注 24 h,并且通过活染色测定细胞活力,如图 7-9A 和图 7-9B 所示。随着 AP 浓度增加,细胞死亡率逐渐上升。此外,在暴露于相同浓度(5 mmol/L,15 mmol/L 和 25 mmol/L)的 AP 后,芯片模型中细胞的死亡率(39%,54% 和 87%)高于 96 孔板模型(18%,27% 和 42%)。这种结果可能的原因是芯片中灌流培养基中氧气含量更高,HepG2 细胞药物代谢能力更高,以及与非实质细胞间的信号通路,剪切应力的影响和细胞副产物的快速去除。"人造血液"中生化标志物(LDH,AKP,AST 和 ALT)的释放也显示出与细胞死亡率相同的趋势。此外,在暴露于 AP,RIF 和 AMI 24 小时后,邓九等分别绘制剂量相关毒性曲线并计算出 TC$_{50}$ 为 9.8 mmol/L,1153.4 μmol/L 和 315.1 μmol/L(图 7-9C),比较文献报道的三种药物的原代人肝细胞的 TC$_{50}$(AMI:100 μmol/L,AP:5 mmol/L,RIF:800 μmol/L),体内外相关性(IVIVC)结果显示芯片模型的结果更接近 45°对角线(虚线),R^2= 0.989,这表明肝毒性测试的准确度高于 96 孔板模型(图 7-9D)。

4)肝芯片的药物-药物相互作用研究

药物相互作用是药物开发和临床应用的另一个焦点。许多药物影响药物代谢酶的活性,当与这些药物联合使用时会导致其他药物的毒性降低或增加。因此,准确地预测药物-药物相互作用是体外肝脏模型的另一必须具备的能力。在该实验中,邓九等将 AP 的肝毒性与已经显示影响 I 期或 II 期代谢活性的三种药物的组合进行了比较。结果如图 7-10A 所示,当 50 μmol/L RIF 或 25 μmol/L CPFX 分别与 AP 组合使用时,"人造血液"中 LDH 的释放显著降低,表明该组合降低了 AP 的毒性。该结果与通过增加氧化代谢同工酶对对乙酰氨基酚的

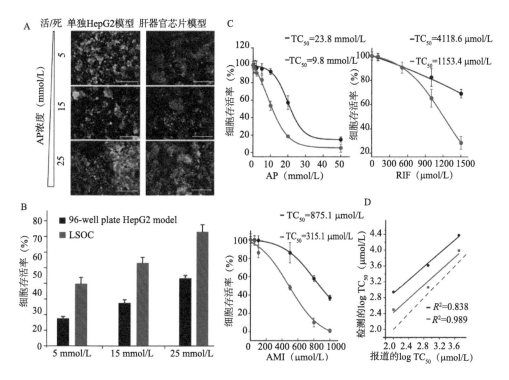

图 7-9　两种实验模型中药物肝毒性的比较结果[11]

A. 由 5 mmol/L，15 mmol/L，25 mmol/L AP 诱导的两种模型中细胞活力的比较（绿色代表活，红色代表死亡）；
B. A 的统计分析；C. AP，RIF，AMI 的剂量相关毒性曲线；D. IVIVC 比较显示芯片模型在 45°角（虚线）处
的更好拟合，表明与体内更高的相关性，比例尺为 200 μm

代谢完全一致。相反，当 AP 与 50 μmol/L OME 结合时，"人工血液"中 LDH 的
释放显著增加，表明这种组合增加了 AP 的毒性。值得注意的是，在 96 孔板模型
中未发现这种现象。为了进一步证实检测装置研究药物相互作用的能力，又比较
了装置中组合的肝毒性变化与经典原代肝细胞孔板模型的相应结果，因为原代肝
细胞被认为是金标准。结果（图 7-10B）显示肝芯片中肝毒性的变化分别为
−17.15%，14.88% 和 −19.74%，而用传统的原代肝细胞板模型获得的相应数据则分
别为 −13.22%，13.51% 和 −15.81%。这表明由肝芯片测试的结果与原代肝细胞相当，
因此证实该模型可用于研究潜在的药物-药物相互作用。之所以能取得这些结果的
原因可能是这种多细胞灌注的肝芯片产生了与体内条件相似的微环境。例如富含
营养和足够的氧气供应允许细胞维持稳定状态并增加细胞之间的旁分泌信号。
HepG2 细胞与其他三种细胞系之间的细胞间联系增强了 AP 诱导的肝毒性，并调
节了 HepG2 细胞代谢酶的活性。总之，这种基于微流控原理的肝芯片装置具有显
著的优点，有可能反映药物-药物相互作用并提高使用 HepG2 细胞的肝毒性测试
的准确性，为评估肝毒性和潜在的药物-药物相互作用提供了重要的替代途径。

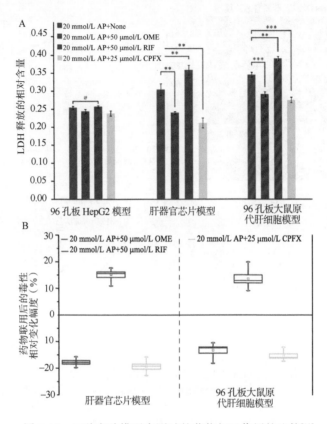

图 7-10　三种实验模型中测试的药物相互作用的比较[11]

A. 通过两种模型和板上的大鼠原代肝细胞测试的 20 mmol/L APAP 与 50 μmol/L RIF, 50 μmol/L OME 和 25 μmol/L CPFX 的组合的肝毒性（LDH 释放）的波动；B. 肝芯片和大鼠原代肝细胞测定药物-药物相互作用引起的肝毒性变化

2. 大鼠原代细胞构建的肝芯片

1）肝血窦芯片的构建

龙勉等[13]利用四种大鼠的肝原代细胞开发了一种以肝血窦为代表的肝芯片。他们将四种类型经分离和纯化的大鼠原代肝细胞整合到由多孔渗透膜隔开的两个相邻的流体通道中，尽可能仿照肝血窦结构完成各种细胞的空间排列，再现肝脏关键部位的构型。每种类型的细胞用其各自的标记物鉴定，并使组装的芯片呈现血窦内皮小孔的独特形态。他们通过流体动力学模拟计算给出了芯片内的液体流线，速度场剖面图，X 方向和 Y 方向上的流速。结合粒子追踪可视化测试对肝血窦芯片中的流场进行定量分析，并和实验得到的速度比较。他们用电镜表征了肝血窦内皮 100~200 nm 的小孔结构，仔细分析了剪切力和共培养这两个因素对肝代谢和合成分泌能力的影响，以及分泌因子之间的交流，发

现共培养和剪切流动可独立或者联合起来增强白蛋白分泌，而剪切流动则可单独增强肝细胞生长因子（HGF）的产生和CYP450的代谢，在脂多糖（LPS）刺激下，肝细胞共培养促进肝细胞中的嗜中性粒细胞聚集。这样一种 3D 配置的体外肝脏芯片整合了流体流动和剪切力这两个关键因素以及四种类型的原代肝细胞所复制的关键结构，实现关键的肝功能和初级免疫应答，也提供了一种新的体外模型用于研究模拟肝脏生理的微环境下肝内细胞-细胞的相互作用。体外三维肝血窦芯片原理及实物图如图 7-11 所示。

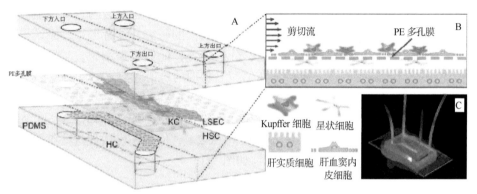

图 7-11 大鼠肝原代细胞三维肝血窦芯片原理和实物图[13]

A. 芯片结构：肝血窦芯片由两个高 100 μm，宽 1 mm 的 PDMS 腔室组成，由 10 μm 厚 PE 膜分开，PE 膜内含内径 0.4 μm 的微孔。通过等子体处理将上下通道与膜结合在一起。B. 细胞分布：肝窦内皮细胞（LSEC）、Kupffer 细胞（KC）、肝星状细胞（HSC）和肝实质细胞（HC）等四种不同的肝细胞以三维方式分布，在芯片上表现出和体内相似的特征。C. 体外三维肝血窦芯片的实物图

2）肝血窦芯片的器官特异性

重建的肝血窦或肝毛细血管床具有独特的结构，内皮细胞为扁平型，上有直径为 150~200 nm 小孔，没有基底膜，可调节血流与肝组织之间的大量运输，允许血细胞与血窦屏障下细胞之间的直接或间接相互作用[5]。三维肝血窦芯片采用微流控技术构建，如图 7-11A 所示，肝芯片包含两个相邻的 PDMS 通道，由一个薄的多孔 PE 膜隔开。用传统的软光刻工艺制备了两层 PDMS 膜，并与 PE 膜对齐，然后用氧等离子体处理使其永久结合。植入四种肝细胞前，在 PDMS 底物和 PE 膜两侧预涂覆Ⅰ型胶原。PE 膜两侧带有稀疏分布的 Kupffer 细胞和肝星状细胞的肝窦内皮细胞单层与固定在 PDMS 底物上的肝实质细胞单层结合（图 7-11B），复制位于肝窦内的不同细胞在体内的状态。具体地说，肝窦内皮细胞被衬在 PE 膜的顶端，然后使 Kupffer 细胞在肝窦内皮细胞上部稀疏分布（Kupffer 细胞：肝窦内皮细胞数比为 1：2），模拟体内血窦中穿孔的内皮细胞。Kupffer 细胞在 PE 膜的基底外侧植入（Kupffer 细胞：肝窦内皮细胞数比也为 1：2），表示它们在体内定位于血窦腔体衬里细胞与基底微绒毛丰富的肝实质细胞之间的间隙。所有细胞接种后，把上通道接到注射泵上，在通道基底上施

加 0.1 dyn/cm² 或 0.5 dyn/cm² 的剪应力，在中央静脉周围（或第 3 区）血流量暴露的血窦衬里细胞上产生血流动力学流。将四种主要的同一来源大鼠肝脏中获得的肝细胞整合到两个流体通道中，可以复制血窦的生理关键特征，如细胞组成，结构和血流动力学微环境等（图 7-11C）。

3. 人原代肝细胞构建的肝芯片

当然，用动物细胞肯定只能是一个权宜之计，更加合理的办法应该依赖于干细胞技术的发展，或直接采用人原代肝细胞。Pittsburgh 大学的 Lawrence A. Vernetti 等[14]发展了一种包含人的四种细胞、连续分层自组装的三维微流控肝芯片模型（SQL-SAL）用于药物安全性和有效性的研究，这种微生理系统模型连有荧光蛋白生物传感器和数据管理、分析装置，他们根据细胞、基质材料和微流体装置参数，设计了简单的、在生理上合理的肝脏器官芯片。该芯片模型使用人源的原代肝实质细胞和三种非实质细胞并按照体内的生理比例予以培养，这四种细胞包括人源的肝原代细胞、人源的内皮细胞（EAhy926）、人源的免疫细胞（U937）和人源的星状细胞（LX-2），他们还设法使这些细胞在连续流动条件下至少可存活 28 天。详情如图 7-12 所示。

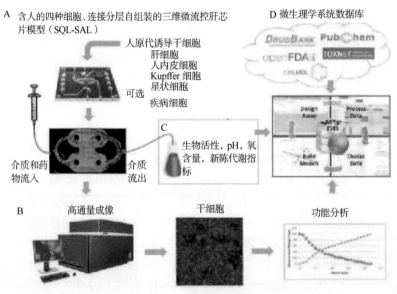

图 7-12　人肝芯片平台[14]

A. 由微流体装置和四种人细胞连续分层构建而成的自组装肝脏芯片模型（SQL-SAL），其中一部分是被称之为"哨兵"，能通过荧光蛋白生物传感器表达的细胞；B. 成像装置，通过透射光和/或荧光的高内含成像读数从模型收集数据；C. 读出器，读取培养基 pH 值，培养基氧含量以及代谢物数据；D. 微生理系统数据库（MPS-Db），从外部数据库获取被测化合物的化学和生物活性数据；而多路复用器官模型数据是从肝脏芯片模型（SQL-SALA）输出上传得到，数据库作为分析装置的一部分，用于数据管理以及与外部数据源的关联，并建立人体功效和毒性的预测模型，用于研究人体器官生理学、疾病模型和药物安全性测试

一种有实用价值的人三维仿生微流控模型需要下述几个因素的结合：能支持人三维多细胞微环境的生物相关基质材料；有实现器官功能所需的所有细胞类型；能提供特定器官营养和激素所需的培养基配方；能通过介质产生的流动提供生理相关的流动刺激、药物接触、样品氧合、营养补充和废物去除以改善模型的性能；当然，与动物试验相比，它还应当是健全、可靠、可复制、具有成本效益和时间效益的一种设备，当与实时机械读数相结合时，这些模型将显示出对有毒物质和疾病过程更好的反应能力[15]。将所有这些元素结合在一起即这里所描述的被称之为"器官芯片"的微生理系统。Lawrence A. Vernetti 等[14]介绍的这种基于微流控芯片，由四种细胞组成的人体肝脏三维模型，集成多种不同的数据类型，显示了微生理系统的大部分最佳特性，最终有望实现预测的功能。

构建的肝脏模型使用三种人的非实质细胞系（NPCs）和一种大量冷冻保存的人实质肝细胞。结果表明，连续分层的细胞"自组装"成一种层状组织结构，具有肝血窦单位的许多组织和功能特征。三维微流控肝脏模型中的一部分细胞用荧光蛋白生物传感器转导，这些生物传感器被结合到肝细胞和非实质细胞的基因组中。微流控装置中的生物传感器可以实时捕获细胞，并利用共聚焦成像系统读数功能作高含量分析。三维微流控肝脏模型能在长达一个月时间内维持稳定的肝功能，并用于证明各种急性和亚慢性肝损伤，包括直接诱导细胞凋亡，通过免疫介导的毒性诱导细胞凋亡，以及纤维化反应激活的早期指示等。结合生理过程的活细胞监测，可管理分析建模数据的数据库，以及直接访问来自外部数据库相关的化学、生物活性、临床前和临床信息，提供一个集成的微生理平台，可用于测定环境中各种化合物对人肝脏的毒性。

7.3　用其他方法或材料构建的肝芯片

7.3.1　用液滴包裹的肝芯片

衡量人体组织器官体外模型优劣的核心标准是它的仿真程度。我们无法构建和体内的组织器官在结构和功能上完全一致的体外模型，但始终处于不断逼近的过程之中。已经建立的微流控状态下培养的单一肝芯片模型，显示了在健康研究中的实用性，然而，人们尚来不及考虑肝器官和其他器官的相互作用，而这些作用在药物代谢和毒性研究中往往至关重要。Sangeeta Bhatia 等[16]开发了一种新的肝脏芯片，符合以下标准：①使用目标患者的人诱导多能干细胞；②在可灌注的三维器官环境中培养细胞；③对灌注速率的变化有强力反应，因此可以方便实现与其他器官芯片（如心脏、肺）的串联兼容。他们发展了一种方法，从原代细胞和人诱导多能干细胞的衍生细胞出发，单独或者和所支持细胞共培养以形成肝细胞聚集体。他们提出一种新的培养方案,中断人诱导多能干细胞的分化,将它们从表面移除,使它们聚集而依然保持表型肝功能。为了将这些三维聚集体整合到一个可灌注的平台上,他们将这些细胞封装在聚乙二醇(PEG)水凝胶中,以防止在芯片上进一步聚集和过度生长,并采用了一种带有 C 形陷阱的芯片架构,能在一定的流量范围内有力地加载包裹的类器官和培养物。他们表征了这种人诱导多能干细胞器官芯片在灌注下的肝脏功能,并显示了至少 28 天的寿命。

1. 装置制备

微流控器件用 AutoCAD 设计,以标准光刻方法用聚二甲基硅氧烷(PDMS)制作,用 SU-8 2050 光刻胶在 1200 r/min 时涂覆硅片,50 K DPI 光刻掩模作图形化处理,再在真空干燥器中用(三氟-1,1,2,2-四氢辛基)-1-三氯硅烷处理 30 min。通过母片铸造 PDMS 器件,用针头制成进气道,然后用等离子体氧化将其与微玻片结合。液滴发生装置用 Aquapel 涂覆,再在真空中干燥。这种系统能在可灌注的三维器官中培养细胞,对灌注速率的变化具有很强的反应,和人诱导多能干细胞来源的细胞培养兼容。

2. 肝细胞聚集及微液滴包裹

他们的目标是建立一个尽可能简单、强大并可以复制的平台以模拟人的肝功能。肝细胞是肝脏的主要功能细胞,以往的研究表明,通过与支持性基质细胞(比如小鼠 3T3-J2 成纤维细胞)共培养,可使肝细胞的功能得到稳定。而让肝细胞与 3T3-J2s 聚集在一起,可以实现二者的共培养(图 7-13A)。将 3:1 的冷冻人肝细胞和 3T3-J2s 的单种细胞悬液接种到紧密填充金字塔型微井平板上,侧壁尺寸为 100 μm。由于微井侧壁的倾斜,离心可使细胞在底部被冷凝。冷凝后,细胞聚集 24 h。3T3-J2s 与冷冻保存的人肝细胞在每孔约 15 个细胞密度下共培养,形成直径约为 60 μm 的致密聚集体(图 7-13C)。根据以前的研究结果,在此条件下,不含 3T3-J2s 的肝细胞聚集率较低。

为避免生长失控和聚集过大而超越氧气和营养物质扩散极限,用水凝胶包封肝聚集物(见图 7-13D)。水凝胶包裹的实质肝细胞和非实质细胞已被证明有助于长期保存肝脏结构的功能。这一步骤也保护细胞聚集物使其不受加载到芯片上的种植过程的影响。为了制备均匀的、不可降解的水凝胶,他们使用了聚乙二醇-DA,这种光聚合大分子由于不具有免疫活性又能抵制对蛋白质吸收而在组织工程中得到广泛的应用。聚集一天后,肝细胞和成纤维细胞的聚集体在聚乙二醇-DA 中以 2×10^6 的密度重新悬浮,并被注入油包水液滴中(图 7-13B)。通过改变水相和油相的比例控制液滴大小。在油相 800 μl/h 和水相(细胞悬液)200 μl/h 的流速条件下,每分钟能够产生 800 个直径为 100 μm 的肝细胞微球组织。用 Calcein-AM 和碘化丙酸丙酯染色表明，微组织聚合 24 h 后膜完整性保持不变（图 7-13D）。

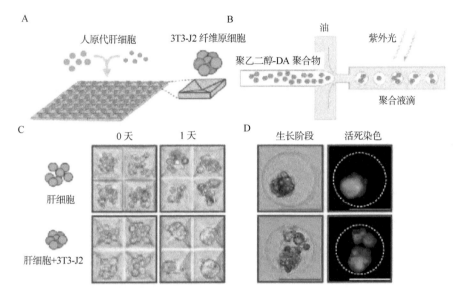

图 7-13　模块化肝组织的制作[16]

A. 将原代肝细胞和 3T3-J2 成纤维细胞以 3∶1 比例离心加入锥体微井（15 个/锥体），集聚 1 天；B. 在第 1 天，细胞聚集物重新悬浮在聚乙二醇-DA 聚合物中，注入油包水液滴发生器，并在低剂量紫外光照射下不断在芯片上聚合；C. 仅肝细胞不聚集，而与 3T3-J2 成纤维细胞共培养形成致密集聚体；D. 包封后 1 天，用钙黄绿素-AM（绿色；活）和碘化丙酸丙酯（红色；死）染色，检测包封聚集体的活性。标尺表示 100 μm

3. 芯片上的微组织集成

连续介质循环可改善养分输送，对多器官整合至关重要。为在不同流速下灌注肝脏模型，他们设计了一种在剪切应力最小时能抑制微组织的微流控装置（图 7-14A）。该装置包含一个可以很容易连接到蠕动泵的 C 形陷阱阵列，用一个理论模型模拟装置中的介质流（图 7-14B），并在装置中不同的点计算剪切应力（图 7-14C）。正如预期的那样，剪切应力在陷阱内最低。优化陷阱形状与间距使生理速率下剪切应力最小化（图 7-14D），而装置中的陷阱总数最大化。肝细胞在微组织中是稳定的，这些装置光学清晰，易于装载和实时监测。它们用 PDMS 制作，透气，无论流量大小如何均可提供充足的氧气。装置上每个陷阱平均有 11 个微组织（图 7-14E），微组织活力为 80%，加载装置和灌注培养对细胞状态没有影响。然后着手确定流速对系统变化的影响，人肝包含约 2400 亿个细胞并接收约 25%的心脏输出量：5 L/min 心输出量的转化率为 15 μl/h，相当于 35000 个肝细胞。当然，在多器官系统，可能需要流量调整以连接不同模块，确保每个器官对耦合系统有合适的生理贡献。例如已有报道肺或心组织在器官芯片上的流速为 20~300 μl/h, 而他们在流速 24~540 μl/h 下灌注介质, 测定白蛋白分泌作为生物标志物对肝功能的影响。虽然这种 C 形陷阱结构增加了流速的线性（图 7-14F）, 但是没有观察到白蛋白在不同流速下有显著的差别（图 7-14G）, 这就增加了这种设计和其他器官模型匹配的可行性。下一步确定水凝胶包裹是否对保护集聚体免受剪切应力影响有所贡献。已经有人提及对基于重力聚集在 C 形陷阱的未包裹肝细胞的灌注会导致细胞从球表面解聚, 虽然 C 形陷阱结构的设计减少了剪切应力, 但剩余剪切应力仍可能影响细胞。在 540 μl/h, 模型预测 C 形陷阱内剪切应力可达到 0.13 dyn/cm^2。在一定范围内"高"（5~21 dyn/cm^2）与"低"剪切应力（0.01~0.33 dyn/cm^2）会显示肝细胞功能降低。进一步发现, 在 0.34 dyn/cm^2 条件下灌注与 0.03 dyn/cm^2 条件下

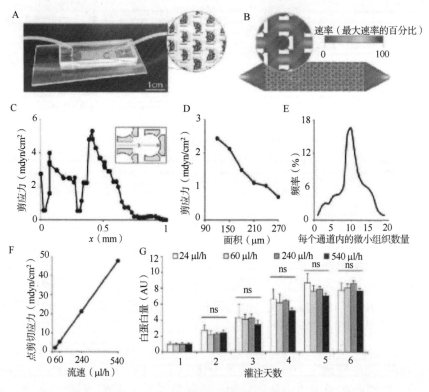

图 7-14　集成在芯片上的微组织[16]

A. 在芯片内对微组织进行灌注, 设计了 500 μm 有陷阱特性的图形化聚二甲基硅氧烷器件; B. 插入部分放大显示的可填充微组织的空 PEG 陷阱。对不同尺寸、不同间距的陷阱器件进行流体流动模拟, 以直观地观察不同结构的陷阱所提供的剪切防护; C. 剪应力在各陷阱边缘最大, 而在陷阱内部剪应力明显较小; D. 陷阱间距越大, 剪应力越低; E. 最佳配置为, 每个陷阱平均容纳 11 个微组织, 每个装置有 201 个陷阱; F. 模拟装置上不同流量下各点的剪应力, 用剪切速率和动态黏度的乘积确定剪切应力, 而剪切速率则通过速度矢量的梯度计算; G. 芯片上的微组织在不同流速下功能稳定, 功能以每台设备每天分泌白蛋白的总量表示, 用第

灌注，前者因剪切力较大，细胞黏附更少。为检验包裹的重要性，他们把没有包裹的聚合体加到装置上，用 540 μl/h 的流速灌注，未包裹的集聚体被从 C 形陷阱中冲走，白蛋白水平下降，由此证明在这一灌注系统中包裹的优点。他们还每隔一天向微组织加载装置加样，考察装置的长期功能，在芯片上连续 28 天在由 2 个不同捐赠者所给的微组织上检测白蛋白的产生。此外发现在灌注装置香豆素代谢要高于静态过滤器。

　　也就是说，Sangeeta Bhatia 等[16]建立了一种在一定流量范围内进行灌注的人肝芯片模型，将共培养的肝细胞包裹在水凝胶液滴中形成白蛋白分泌和代谢活性等肝功能稳定的微组织。通过理论建模，设计了一种含有 C 形陷阱的微流控装置，把微组织的包裹限制在一定的流速范围内，实现了稳定的功能，为与其他器官模块的集成提供了匹配灵活性。芯片内灌注使白蛋白分泌超过 28 天。人诱导多能干细胞在向肝细胞分化过程中产生微组织的聚集和包裹，显示出芯片上稳定的白蛋白生成和所诱导的 CYP 活性，为患者特异性药物筛选提供了可能。

7.3.2　聚醚砜中空纤维膜肝芯片

　　除了通常所用的细胞直接培养方法外，也可以不断作出改进，使之实现一些新的功能。Haysam Ahmed 等[17]设计了一种新的 3D 肝脏系统。他们把原代人血窦内皮细胞、星状细胞和肝细胞依次接种在改性的聚醚砜（PES）中空纤维膜（HF）上，分别在静态和动态条件下产生三维人肝系统，模拟体内的细胞层结构，验证非实质细胞对维持肝细胞活力和功能的积极作用。他们同时还开展了中空纤维膜上单独培养肝细胞的研究，如图 7-15 所示。细胞可以在膜表面附着和自组装，在纤维周围和纤维之间形成组织样结构。血窦细胞形成管状结构，围绕在肝实质细胞周围，而这些肝实质细胞以绳状组成置于由星状细胞促成的聚集体中。肝实质细胞与肝血窦内皮细胞和肝星状细胞共培养，维持了肝细胞的结构，改善了肝特异性功能。最重要的是，细胞在中空纤维膜生物反应器中共培养 28 天，合成白蛋白和尿素。肝膜生物反应器还保存药物生物转化活性，在一段时间内连续生产地西泮 I 期代谢物。特别值得庆幸的是，细胞的吸氧率很高，使实际的氧浓度维持在与其代谢功能一致的水平上。

　　用纤维连接蛋白涂层（2 μg/cm²）对中空纤维膜进行改性，再用聚醚砜中空纤维膜构建一组生物反应器，对膜进行表征，以评价膜的润湿性、分子量截留和水透过率。测接触角评价膜的润湿性，还可通过一定的关系研究纯水在不同跨膜压力下的过滤通量。膜生物反应器根据先前的概念作适当改进后制得，由100 根聚醚砜（PES）中空纤维膜（HF）组成两束纤维以 250 μm 距离交织而成，并在玻璃外壳内加入聚氨酯胶黏剂。这两种光纤系统分别用于介质流入和流出。在聚醚砜纤维内建两个分离的腔内隔室，在纤维外部建一个腔外隔室或外壳。

管腔和腔外隔间细胞通过纤维壁的孔进行通信。以平均停留时间为基础,把氧化介质以 1.0 ml/min 流速单路灌注到生物反应器里,直至接近稳态。当系统达到稳态时,回收离开生物反应器的液流,使产物积聚。从积聚停留时间分布的角度对生物反应器流体力学进行表征,在聚醚砜纤维入口引入示踪剂,并在出口处及时记录。

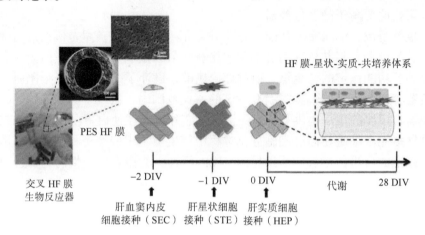

图 7-15　在改性的聚醚砜中空纤维膜上种植各种肝细胞的肝芯片,左上为聚醚砜中空纤维横截面及其表面的扫描电镜图像[17]

7.3.3　仿晶格生长研制的肝芯片

除了用膜以外,还有一些其他的办法可以改进肝器官芯片的性能。

原代肝细胞是功能性器官重建的理想生物模块,但是在体外原代细胞生理完整性会快速丧失,因此限制了它的使用。Lai 等[18]将材料科学中使用的晶格生长的概念应用于开发组织培养器,并仿照生理学的实际情况控制原代细胞的三维组装,包括一个生物生长模板,空间共培养,仿生径向流动和无支架条件下的循环等。他们仿照肝小叶的结构,使培养液由正六边形的六个顶点向中央流入,使用扫描电镜观察到肝板和肝血窦的结构;在免疫荧光染色后发现,三维重建效果非常好。他们证明了在长期培养的肝脏芯片上重现多等级生理结构,复杂药物清除过程和从细胞到组织水平的区域生理学过程的可行性,并利用该芯片,考察了肝小叶中带状分布肝毒性的区域性问题,分别如图 7-16 和图 7-17所示。这些方法对未来在药效学和个体化医疗中的应用会有重大前景。

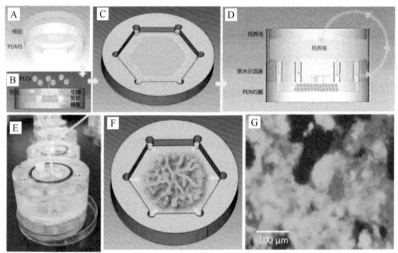

图 7-16 组织培养微反应器的设计[18]

A~D. 设计原理示意图；E. 微反应器实物图；F. 反应器中流体流向示意图；G. 用 Calcein-AM 染色显示肝芯片内的细胞有很好的活力（绿色）

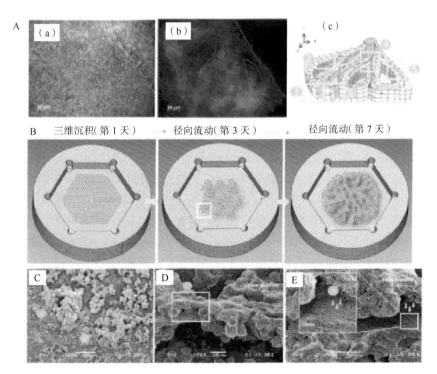

图 7-17 芯片肝的形态[18]

A.（a）和（b）分别为第7天明场和 F-actin 染色图像；（c）肝小叶示意图。B. 芯片内，芯片肝形成的示意图。C. 芯片内细胞的 SEM 图像。D. 第7天，显示出肝板和肝血窦结构。E. 第7天，显示肝血窦内皮细胞的小孔结构

7.3.4　3D 生物打印和生物反应器芯片联结构建肝芯片

3D 生物打印方法可促使精确控制 3D 架构的自动化，实现高通量制造，把这一方法和微型生物反应器芯片结合起来，有可能推进器官芯片的发展。Ali Khademhosseini 等[19]研发了一种以三维人肝球体细胞（HepG2/C3A）长期培养为基础的肝芯片平台用于药物毒性评估。先在芯片上设计生物反应器，利用这种反应器，可以在不影响平台操作的情况下，在实验过程中直接进入肝脏结构内部对培养环境进行原位监测。这种生物反应器芯片可与 3D 生物打印机连接，制备出包裹在光交联明胶-甲基丙烯酰水凝胶（GelMA）中的球形肝脏三维结构。通过检测白蛋白、α-1 抗胰蛋白酶、转铁蛋白和铜蓝蛋白的分泌率，以及肝细胞标记物、细胞角蛋白 18、MRP2 胆管蛋白和紧密连接蛋白 ZO-1 的免疫染色，证明该打印的肝结构在 30 天培养期内仍保持功能。用 macetaminophen 处理 15 min 所引起的肝结构毒性反应，和已发表的关于动物和其他体外模型研究结果类似，从而为这种肝芯片作为肝脏毒性评估平台的实用性从概念上提供了一个证明。

1. 生物反应器的设计和制造

Ali Khademhosseini 等在芯片上构建的可灌注的生物反应器，允许在长期培养期间直接接触细胞，并直接与打印头相连，可创建肝 HepG2/C3A 细胞球形水凝胶结构。生物打印的组织样结构在持续灌注下孵育，并在 4 周内评估细胞功能。他们还评估了细胞对急性对乙酰氨基酚（AP）暴露在这种生物反应器时的反应，使其成为一种可与体内条件相媲美的药物毒性预测模型，如图 7-18 所示。

图 7-18A 为该研究中采用生物反应器平台原理图。所设计的生物反应器由多层聚二甲基硅氧烷（PDMS）和聚甲基丙烯酸甲酯（PMMA）组成，包括三个由流体通道连接的腔室。在激光切割的 PMMA 模具周围浇铸 PDMS，利用 PDMS 制作了各种腔室和沟道。以 3-(三甲氧基硅基)丙基甲基丙烯酸酯涂层玻璃玻片为底层，用生物打印直接把水凝胶结构打在其上（图 7-18 B）。选择多层设计为的是可冲走任何引入的气泡，而不将其缚集在室内。PDMS 层和玻片夹在覆盖有 PMMA 板的两层 PDMS 之间。使用了 8 套螺丝和螺母将它们压缩在一起，以防止可能的泄漏（图 7-18C）。不像大多数以芯片为基础的永久性结合，隔间密封的 PDMS 系统中的生物反应器可以在任何时候拆卸，以允许直接进入肝脏结构，然后再行重封。

中心细胞培养室大小要适当，使它可以与所使用的生物打印机喷头直接相连。系统的总容积估计为 2.4 ml。在完成生物打印后，把生物反应器接到注射泵，用一个 60 ml 充满了 HepG2/C3A 培养基的塑料注射器连续灌注介质。然后，将一个 27 G 1/2 针头连接到注射器上，再用 30 cm 的管将注射器连接到生物反应器的入口。将生物反应器的出口管连接到 50 ml 储液管，收集用于生物标记分析的培养基。

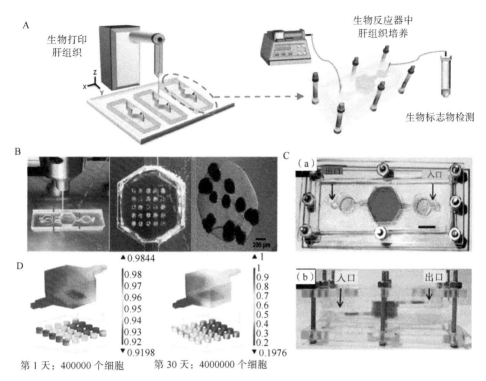

图 7-18　3D 生物打印与芯片结合装置示意[19]

A. 结合生物反应器和生物标志物分析模块的肝生物反应器培养芯片平台的原理图。B. 在反应器内的肝结构
作为点阵列，该肝结构由生物打印，以可光交联的 GelMA 水凝胶为基础。C. 有入口和出口流道的组合生物
反应器顶视图（a）和侧视图（b），标尺=1 mm。D. 考虑生物反应器摄氧量的器内氧浓度梯度，病例 A：第
1 天 40 万个肝细胞（每点 16000 个细胞），病例 B：第 30 天 400 万个肝细胞（每点 16000 个细胞）

2. 含三维肝球体肝结构的 3D 生物打印

把所得到的球形体与含 10%（质量体积分数）GelMA 0.5%（质量体积分数）
2-羟基-4-（2-羟乙氧基）-2-甲基苯丙酮的溶液混合，然后用生物打印机把混合
物以液滴形式在生物反应器内细胞培养室的玻璃滑片上打印 7×7 阵列。简单地
说，生物打印机用了一个空心毛细管和活塞系统，加上一个自动的 X-Y-Z 构架
打印装在其中的溶液，所打印的球状体溶液和 GelMA 一起在紫外光照射下交
联，强度 850 mW，距离 8.5 cm，交联时间 15 s。

也就是说，Ali Khademhosseini 等开发了一个肝芯片平台，可用 3D 生物打
印机直接在生物反应器的培养室内打印装载在水凝胶结构内的球形肝细胞。在
长期的细胞培养过程中，可以很容易地拆开生物反应器，进入细胞内部进行生
物评估。用数值模拟确定维持生物反应器内足够氧气浓度所需的最小流量。此
外，通过分析分泌白蛋白、抗胰蛋白酶（A1AT）、转铁蛋白和血浆铜蓝蛋白等
生物标志物的浓度，可以监测培养物的肝功能。培养的球体在培养 30 天后仍保

持活性和活力。肝芯片平台对 AP 治疗所显示的毒性反应与动物模型和体外模型所得结果相似，证实了其应用于药物毒性分析的可能性。生物打印机与生物反应器接口的成功扩展了器官芯片的应用领域，可能是制造自动化高通量药物筛选系统的关键一步。

7.4　肝器官芯片用于过程控制：线粒体活性评估

难以清晰地实现过程控制，是现行的动物毒性试验的又一个不足之处。在这一方面，微流控器官芯片技术能显示它的独特优势。Danny Bavli 等[20]以线粒体为例给出了微流控肝芯片用于过程控制具体说明。线粒体功能障碍在化学或药物毒性机制，以及疾病发展的进程中起关键作用。然而，目前评估线粒体活性的方法仍然依赖于终点检测，而没有关注对过程的控制，因此难以得到动态信息和预后判断。关于线粒体功能障碍及其检测原理如图 7-19 所示。

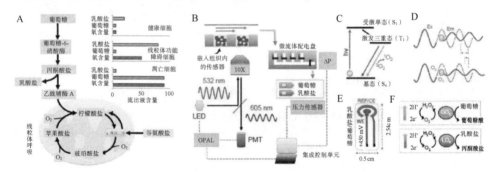

图 7-19　线粒体功能障碍及其检测原理[20]

A. 卡尔文循环代谢显示细胞对葡萄糖和谷氨酰胺的利用：理论上讲，线粒体功能障碍将导致由于细胞从氧化磷酸化（紫色）转变为糖酵解（橙色）而引起的氧摄取量下降和乳酸产生值增加。B. 检测方法：生物反应器中装有组织嵌入式氧气传感器，并安装在奥林巴斯 IX83 上。C. 描述在氧的影响下用 Ru-CPOx 珠粒产生磷光的示意图：三重态氧对磷光的猝灭导致信号强度和磷光衰减时间（t_1）降低。D. C 中描述的效应引起用于强度调制的激发光和发射光之间的相移。因此，可以用相移程度来确定氧浓度，用两个叠加的频率来筛选背景干扰。E. 双电极配置的安培传感器的设计。铂工作电极（WE）上的 H_2O_2 的阳极氧化对参考电极（REF / CE）保持在 450 mV，产生检测电流。F. 通过葡萄糖氧化酶（GOx）或乳酸氧化酶（LOx）的活性，以等量的分析物形成 H_2O_2 作为中间产物

7.4.1　系统设计

因为细胞通过其他途径产生 ATP 的能力有限，线粒体功能障碍就成了药物致损的主要原因。在没有氧气的情况下，增加糖酵解、使葡萄糖发酵为乳酸是产生能量的最佳途径（图 7-19A）。谷氨酰胺降解为乳酸和柠檬酸，被称之为谷氨酰胺解，也可以支持肿瘤细胞在低氧条件下生长。假设随着细胞从线粒体呼吸转化为糖酵解以求生存，则线粒体损伤会导致快速补偿。为了监测这些代谢途径之间的动态转变，Danny Bavli 等设计了一个微流控系统，在生理条件下

维持 HepG 2/C3A 球体的生长停滞，同时动态测量氧、葡萄糖和乳酸浓度（图 7-19B）。氧是通过组织内嵌载钌基染料的微粒来测量的，其磷光在氧的存在下被猝灭，因此减少了衰变时间（图 7-19C）。与强度测量相比，衰变时间对探针浓度或激发强度不敏感，他们使用正弦强度调制光，导致 605 nm 的发射依赖氧相移（图 7-19D）。使用这样的系统，离显微镜焦点 1.5 mm，信号在三个粒子下依然稳定。与光学测量不同的是，电化学传感器需要频繁的重新校准，并且随着时间的推移显示出明显的衰减。因此，在微流控芯片设计中他们选择集成现成的医疗级传感器，并使用一个计算机控制的微流控交换机依次处理生物反应器的流出、清洗和传感器重新校准。安培传感器使用铂电极来测量 450 mV 电极下的电流以得到葡萄糖和乳酸的值（图 7-19E）。电流由膜包埋的葡萄糖或乳酸氧化酶将葡萄糖或乳酸氧化为 H_2O_2 时产生（图 7-19F）。单个中央处理器（CPU）控制整个系统。

7.4.2　线粒体应激的测定

Danny 等构建人源肝芯片装置，如图 7-20 所示，装置中的组织存活一个月以上。他们使用组织嵌入式磷光微探针的双频相位调制实时监测细胞中线粒体

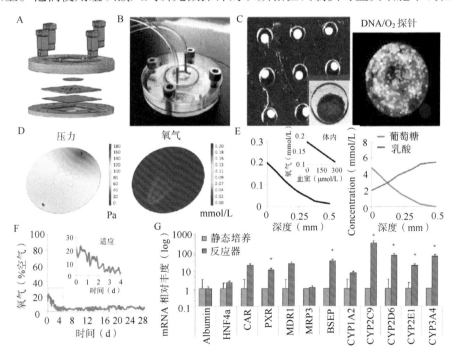

图 7-20　芯片设计及原理[20]

A. 生物反应器芯片组件的解剖视图。B. 芯片实物。C. HepG2/C3A 类器官与嵌入式氧敏感微探针（橙色）过夜温育后扫描图像。D. 生物反应器中压力降和氧浓度变化的数值模拟。E. 培养室内消耗形成的氧梯度，模拟体内微环境，葡萄糖和乳酸的浓度梯度。F. 灌流 2 μL/min 超过 1 个月氧气测量。G. 静态培养的 HepG2/C3A 细胞和反应器中肝功能各指标

的呼吸，用电化学方法连续测量葡萄糖和乳酸，提供从氧化磷酸化到无氧糖酵解微小转变的实时分析，实现线粒体应激的早期测定，量化细胞线粒体损伤的程度，以及鱼藤酮和曲格列酮在诱导线粒体功能障碍和线粒体应激 ATP 时所导致的重新分配。他们发现曲格列酮在安全浓度内能够实现代谢方式的转变，因此，可用于观察细胞适应线粒体损伤的动力学和策略，而线粒体功能障碍在化学或药物毒性机制，以及一些疾病发展的进程中起到关键作用。

参 考 文 献

[1] Godoy P, Hewitt N, Albrecht U, et al. Recent advances in 2D and 3D *in vitro* systems using primary hepatocytes, alternative hepatocyte sources and non-parenchymal liver cells and their use in investigating mechanisms of hepatotoxicity, cell signaling and ADME. Archives of Toxicology, 2013, 87(8): 1315-1530.

[2] Malarkey D E, Johnson K, Ryan L, Boorman G, Maronpot R R. New insights into functional aspects of liver morphology. Toxicologic Pathology, 2005, 33(1): 27-34.

[3] Ho C, Lin R, Chen R, Chin C, Gong S, Chang H, Peng H, Hsu L, Yew T, Chang S, Liu C. Liver-cell patterning lab chip: Mimicking the morphology of liver lobule tissue. Lab on a Chip: 2013, 13(18): 3578-3587.

[4] Treyer A, Muesch A. Hepatocyte polarity. Comprehensive Physiology, 2013, 3(1): 243-287.

[5] Poisson J, Lemoinne S, Boulanger C, Durand F, Moreau R, Valla D, Rautou P E. Liver sinusoidal endothelial cells: Physiology and role in liver diseases. Journal of Hepatology, 2017, 66(1): 212-227.

[6] Yoon N D, Lee K, Lee J, Lee S. 3D liver models on a microplatform: well-defined culture, engineering of liver tissue and liver-on-a-chip. Lab on a Chip, 2015, 15(19): 3822-3837.

[7] Ma B, Zhang G, Qin J, Lin B. Characterization of drug metabolites and cytotoxicity assay simultaneously using an integrated microfluidic device. Lab on a Chip, 2009, 9(2): 232-238.

[8] McGill M R, Sharpe M R, Williams C D, Taha M, Curry S C, Hartmut J. The mechanism underlying acetaminophen-induced hepatotoxicity in humans and mice involves mitochondrial damage and nuclear DNA fragmentation. Journal of Clinical Investigation, 2012, 122(4): 1574-1583.

[9] Hsieh Y, Zahn J D. On-chip microdialysis system with flow-through sensing components. Biosensors and Bioelectronics, 2007, 22(11): 2422-2428.

[10] Khetani S R, Berger D R, Ballinger K R, Davidson M D, Lin C, Ware B R. Microengineered liver tissues for drug testing. Journal of Laboratory Automation, 2015, 20(3): 216-250.

[11] Deng J, Zhang X, Chen Z, Luo Y. A cell lines derived microfluidic liver model for investigation of hepatotoxicity induced by drug-drug interaction. BioMicrofluidics, in press.

[12] Starokozhko V, Groothuis G M. Judging the value of "liver-on-a-chip" devices for prediction of toxicity. Expert Opinion on Drug Metabolism & Toxicology, 2017, 13(2): 125-128.

[13] Du Y, Li N, Yang H, Luo C, Gong Y, Tong C, Gao Y, Lu S, Long M. Mimicking liver sinusoidal structures and functions using a 3D-configured microfluidic chip. Lab on a Chip, 2017, 17(5): 782-794.

[14] Vernetti L A, Senutovitch N, Boltz R, DeBiasio R, Shun T Y, Gough A, Taylor D L. A human liver microphysiology platform for investigating physiology, drug safety, and disease models. Experimental Biology and Medicine, 2016, 241(1): 101-114.

[15] Mosig A S. Organ-on-chip models: New opportunities for biomedical research. Future Science OA, 2017, 3(2).

[16] Schepers A, Li C, Chhabra A, Seney B T, Bhatia S. Engineering a perfusable 3D human liver platform from iPS cells. Lab on a Chip, 2016, 16(14): 2644-2653.

[17] Ahmed H M M, Salerno S, Morelli S, Giorno L, De B L. 3D liver membrane system by co-culturing human hepatocytes, sinusoidal endothelial and stellate cells. Biofabrication, 2017. 9: 0250222.

[18] Weng Y, Chang S, Shih M, Tseng S, Lai C. Scaffold-free liver-on-a-chip with multiscale organotypic cultures. Advanced Materials(Deerfield Beach, Fla.), 2017.

[19] Bhise N S, Manoharan V, Massa S, Tamayol A, Ghaderi M, Miscuglio M, Lang Q, Zhang Y, Shin S, Calzone G, Annabi N, Shupe T D, Bishop C E, Atala A, Dokmeci M R, Khademhosseini A. A liver-on-a-chip platform with bioprinted hepatic spheroids. Biofabrication, 2016, 8:(0141011).

[20] Bavli D, Prill S, Ezra E, Levy G, Cohen M, Vinken M, Vanfleteren J, Jaeger M, Nahmias Y. Real-time monitoring of metabolic function in liver-on-chip microdevices tracks the dynamics of mitochondrial dysfunction. Proceedings of The National Academy of Sciences of The United States of America, 2016, 113(16): E2231-E2240.

第8章 肾 芯 片

8.1 肾 脏 概 述

肾脏是人体血液净化系统的重要器官，也是主要的排泄器官，它是维持内环境稳态的关键因素，以形成尿的方式排除体内的代谢废物，调节人体的水盐代谢和离子平衡。肾脏也是药物重要的代谢消除器官以及作用的靶器官。肾脏血流量大，约占心脏输出血量的 25%，每昼夜经肾小球过滤可产生 180 L 的原尿，经肾小管和集合管浓缩产生 1.5~2 L 的终尿。

肾单位是肾脏的基本结构和功能单位，人体的每个肾脏约有 23 万~180 万个肾单位，肾单位包括肾小体和肾小管。肾小体包括肾小球和肾小囊。肾小球是一个血管球，其主要功能结构是肾小球滤过膜，具有尺寸选择性滤过和电荷选择性滤过作用；从内到外，依次由内皮细胞、肾小球基底膜和足细胞构成。肾小囊包裹着肾小球，其与肾小球之间的空隙，形成囊腔，与肾小管的管腔相通。肾小管分为近端小管、髓襻、远端小管和连接管。管周毛细血管网分布于肾小管周围。肾小管上皮细胞参与构成肾小管管腔结构，具有吸收水和交换离子的功能。

球旁复合体也称肾小球旁器，是远曲小管和入球小动脉在肾皮质中相接触处细胞发生特化所形成的结构，由球旁细胞、致密斑、球外系膜细胞组成，它们在位置、结构和功能上密切相关，故合为一体。球旁细胞可以分泌肾素，促使血管收缩，血压升高；致密斑由远曲小管靠近肾小球血管极一侧的上皮细胞构成，可以感受远端小管内钠离子（Na^+）浓度的变化，将信息传递给球旁细胞，从而改变肾素的分泌，调节远端小管和集合管对钠离子的重吸收；球外系膜细胞又称极垫细胞，它在球旁复合体功能活动中，起"信息"传递功能。

集合管是由皮质走向髓质锥体乳头孔的小管，沿途有许多肾单位的远曲小管与之相连，具有重吸收和分泌功能。在肾单位与集合管之间存在肾间质，肾间质中的间质细胞，可以分泌前列腺素，产生纤维和基质，促进肾间质血管内的血液流动。

肾小球血管内皮细胞是阻拦血细胞和大分子物质滤过的第一道屏障，其胞体表面约 30% 的面积覆盖了直径为 70~100 nm 的窗孔。除此之外，肾小球血管内皮细胞还具有参与炎症反应，基底膜合成修复等作用。肾小球基底膜是肾小球滤过膜的第二道屏障，是电荷屏障的重要组成部分，主要成分包括Ⅳ型胶原、层粘连蛋白、硫酸乙酰肝素蛋白聚糖等。足细胞是肾小球滤过膜的第三道屏障，具有细胞体、主足突（foot processes）、次级足突。扫描电镜观察肾小球，可见不同细胞的足突成指状交叉（interdigitate）。足突之间有直径约 25~60 nm 的间隙，其上覆盖裂孔膜蛋白（slit diaphragm）。

肾小管管周血管内皮细胞是肾小管周围毛细血管网的主要成分，肾小管上皮细胞分布在肾小管的官腔侧，而周细胞及其他间质细胞则分布在肾小管管周血管内皮和肾小管上皮细胞的间质内。

血液经入球小动脉流进肾小球，其中的水和小分子物质经肾小球滤过膜过滤，形成原尿，剩余的部分留在血液中，经出球小动脉流入肾小管周围毛细血管网，其中有部分溶质经管周血管网，进入间质，被肾小管分泌入肾小管官腔。原尿中 95%的水和部分溶质经肾小管上皮细胞转运到间质，后经管周血管网，重新回到血液中。由于体外研究具有条件可控，易于观察等优点，在肾脏生理病理研究以及药物肾毒性筛选中具有重要地位。但传统体外实验难以使相关肾单位细胞在体外有序排列及运作，进而形成特定的结构和功能。肾芯片的出现为肾脏高仿生体外研究模型的研发提供了契机。

8.2　肾单位芯片

既然肾单位是肾脏的基本结构和功能单位，肾脏仿生的最佳途径就应从肾单位入手。下面，我们解剖一个完整的案例。

大连微流控芯片研究团队大连理工大学罗勇课题组曲玥阳等设计并构建了一种同时具有肾小球单元和肾小管单元的肾单位芯片，进而用该肾单位芯片模拟并初步实现了体内肾脏中药物在结合态游离态转换、肾小球滤过、肾小管分泌、肾小管重吸收等四个对药物肾毒性有较大影响的动态过程[1]。

下面，即以曲玥阳等的工作为例，对肾单位芯片的设计与构建，以及相关的研究作一详细说明。

8.2.1　肾单位芯片的设计及构建

芯片组装示意图如图 8-1A，图 8-2 为肾单位芯片掩膜设计图。在组装血液极块和尿液极块时，首先以图 8-2 所示的掩膜制作而成的模板制作单层 PDMS 芯片；对于血液极块，在把以图 8-2A 掩膜所制的 PDMS 芯片的小圆和以图 8-2B 掩膜所制的 PDMS 芯片大圆打孔贯穿后，将两块 PDMS 芯片通道侧相对进行不可逆封接。对于尿液极块，把以图 8-2 右侧掩膜所制的 PDMS 芯片大圆打孔贯穿后，也进行相同处理。然后，将封接好的 PDMS 芯片与聚碳酸酯盖板、聚四氟乙烯连接管组装成血液极块和尿液极块。

芯片结构示意如图 8-1B 所示，肾小球单元被背靠背放置的种有血管内皮细胞和足细胞的多孔膜分隔出的上下两个独立腔室，模拟肾小球血管球的管腔和肾小管小肾小囊结构，肾小管单元被背靠背放置的种有血管内皮细胞和肾小管上皮细胞多孔膜分隔出上下两个独立腔室，模拟肾小管的微血管管腔和肾小管管腔结构。"人工血液"由血液极块入口流入肾小球单元，流经血管内皮细胞表面，随后通过连接通道进入肾小管单元，流经血管内皮细胞表面，由血液极块出口流出。"人工尿液"由尿液极块入口流入肾小球单元，流经肾足细胞表面，随后通过连接通道进入肾小管单元，流经肾小管上皮细胞表面，由尿液极块出口流出。"人工血液"和"人工尿液"在种有细胞的多孔膜发生物质交换。

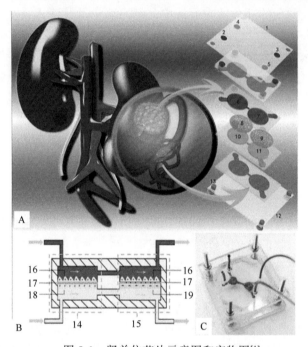

图 8-1　肾单位芯片示意图和实物图[1]

A. 1 和 12 为聚碳酸酯盖板，2 为血液极块入口，3 为血液极块出口，4 为尿液极块入口，5 为尿液极块出口，6 和 7 为血液极块的物质交换区域，8 和 9 为多孔膜，10 和 11 为尿液极块的物质交换区域，13 为螺钉。B. 肾单位芯片纵向结构示意图。粉色箭头标注的是"人工血液"的流动方向，黄色箭头标注的是"人工尿液"的流动方向，14 为肾单位芯片的肾小球单元，15 为肾单位芯片的肾小管单元，16 为血管内皮细胞，17 为多孔膜，18 为足细胞，19 为肾小管上皮细胞。C. 肾芯片实物

芯片实物图如图 8-1C，红色为血液极块流体通路，蓝色为尿液极块流体通路，整个芯片组装完成后，长 4 cm，宽 4 cm，高 2.5 cm。

图 8-2 为肾单位芯片的掩膜设计。整个掩膜的尺寸为 75 mm × 75 mm，整个设计区域由 4 个 36 mm × 36 mm 的正方形组成，每个正方形有两个直径为 5 mm 的大圆作为物质交换区域；两个大圆由长为 3 mm，宽为 0.6 mm 的直线通道连接，两个大圆另一侧各设一条长为 3.75 mm，宽为 1.2 mm 的通道，分别作为进

液通道和出液通道；通道的另一侧，各设一个直径为 1.5 mm 的小圆分别作为进液口和出液口；每一侧通道和大圆衔接处设一个三角形区域作为流体缓冲区，使其两边与大圆相切，且与直通道所形成的圆心角为 60°。所制作的模板高度为 150 μm。在完成肾单位芯片的构建以后，要对芯片的一系列功能进行评估。

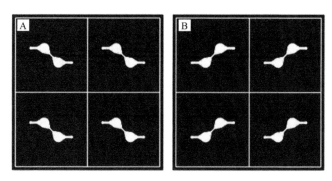

图 8-2 肾单位芯片掩膜设计图[1]

8.2.2 肾单位芯片细胞层功能评估

利用聚碳酸酯多孔膜作为细胞层结构支撑，通过显微镜观察接种在多孔膜和培养皿底部的细胞形态差异，三种细胞明场图结果如图 8-3 所示，虚线为多孔膜和培养皿的交界（比例尺为 200 μm）。可以观察到接种在多孔膜和培养皿上的细胞形态学上几乎没有差异。

血管内皮细胞　　　　　　　肾小管上皮细胞　　　　　　　肾足细胞

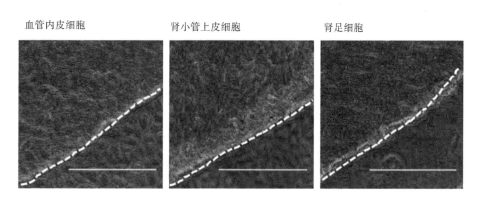

图 8-3 膜上三种原代细胞的明场图[1]

在体内，肾小球和肾小管的血管内皮细胞、上皮细胞紧密连接从而形成类膜功能结构。有功能的细胞层类膜结构是保证肾单位芯片高度仿生性的基础，而使三种细胞在多孔膜上形成致密细胞层是构建有功能的细胞层类膜结构的前提。分别利用血管内皮细胞钙粘连蛋白抗体（VE-cadherin），上皮细胞钙粘连蛋白抗体（E-cadherin）和足细胞裂孔膜蛋白（Nephrin）对接种在多孔膜上的血管内皮细胞，肾小管上皮细胞和肾足细胞进行表征，最终确认肾单位芯片上三种细胞形成致密细胞层，结果如图 8-4 所示（比例尺为 200 μm），可以观察到血管内皮细胞和肾小管上皮细胞中的钙粘连蛋白、足细胞的裂孔膜蛋白均有较好的表达，说明三种细胞均形成致密细胞层。

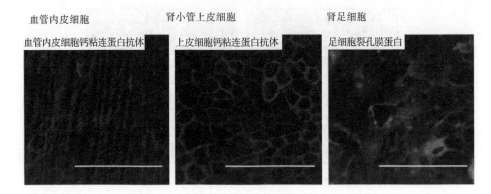

图 8-4　膜上三种原代细胞的表征图[1]

8.2.3　肾单位芯片功能评估

利用种有细胞的多孔膜构建肾单位芯片后，需要对其仿真性进行评价，通过对肾小球单元滤过功能，肾小管单元的重吸收功能和分泌功能进行评估，考察肾单位芯片的仿真性。

在体内，生理状态肾小球滤过膜具有分子尺寸选择性和电荷选择性，即相比于大分子化合物，小分子化合物相对容易通过滤过膜，相比于带负电的化合物，带正电和电中性的化合物相对容易通过滤过膜。为表征肾单位芯片上肾小球单元滤过膜的仿生程度,分别利用 70kD-罗丹明 B-右旋葡聚糖/ 5kD-异硫氰酸荧光素-羧甲基-右旋葡聚糖、70kD-罗丹明 B-右旋葡聚糖/异硫氰酸荧光素-菊粉以及 70kD-罗丹明 B-右旋葡聚糖/荧光素钠对肾小球单元结构功能通透能力进行评估，结果如图 8-5A 所示。结果表明，分子量相当的情况下，电中性的异硫氰酸荧光素-菊粉（In）的表观渗透率是带负电的异硫氰酸荧光素-羧甲基-右旋葡聚糖（Neg）的两倍（*$P<0.05$，$n=6$），而分子量为 376 的荧光素钠（Flu）的表观渗透率是分子量为 70 kD 的罗丹明 B-右旋葡聚糖（70 kDa）的 28 倍（**$P<0.001$，$n=6$）。

在体内肾小管具有分泌功能和重吸收功能。实验中，利用葡萄糖考察肾单位中肾小管单元的重吸收能力。分别在肾单位芯片和肾小球芯片的血液极块中加入含有 10 mmol/L 葡萄糖的 PBS 缓冲液，在尿液极块中加入 PBS 缓冲液，两路流体以 1 μl/min 速率单向流动。系统稳定运行后，接取尿液极块流出液，进行葡萄糖浓度检测，结果如图 8-5B 所示。可以观察到肾小球芯片尿液极块流出液的葡萄糖浓度显著高于肾单位芯片（**P<0.001，n=6）。肾小球芯片和肾单位芯片的肾小球单元尺寸相同，但肾单位包含有肾小球单元和肾小管单元，部分血液极块流动溶液中的葡萄糖经肾小球滤过膜进入尿液极块后，部分葡萄糖又经肾小管单元重吸收进入血液极块。因此，肾单位芯片的尿液极块流出液葡萄糖浓度比肾小球芯片低，说明肾单位上的肾小管单元具有葡萄糖重吸收能力。

　　利用对氨基马尿酸考察肾单位中肾小管单元的分泌能力。在肾单位芯片和肾小管管周芯片的血液极块中加入含有 40 μg/ml 对氨基马尿酸的改良型培养液Ⅰ，在尿液极块中同样加入改良型培养液Ⅰ，两路流体以 1 μl/min 单向流动。系统稳定运行后，接取尿液极块流出液，进行对氨基马尿酸浓度检测，结果如图 8-5C 显示。可以观察到，肾单位芯片的尿液极块流出液的对氨基马尿酸浓度为（4.07 ± 1.25）μg/ml，肾小管管周芯片尿液极块流出液的对氨基马尿酸浓度为（1.11 ± 0.05）μg/ml。由此说明，肾单位上的肾小管单元具有对氨基马尿酸分泌能力。

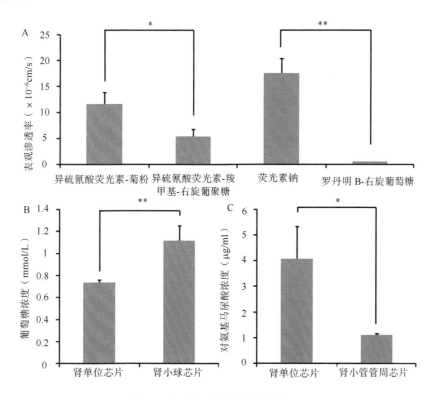

图 8-5　肾单位芯片功能表征[1]

　　在证明肾单位芯片结构的优越性后，为考察肾单位芯片应用范围，将其用于考察肾单位相关细胞对化疗药物顺铂和阿霉素的响应。

8.2.4　不同浓度顺铂作用下肾单位芯片细胞的损伤情况

在对肾单位芯片应用中，首先考察了其在顺铂致急性肾损伤评估中，不同药物浓度导致的细胞损伤差异。将肾单位芯片分为四组，分别观察在浓度为 0 μg/ml、3 μg/ml、10 μg/ml、30 μg/ml 顺铂作用 24 h，肾单位芯片上肾小球单元的血管内皮细胞、肾足细胞以及肾小管单元的血管内皮细胞、肾小管上皮细胞的损伤情况。

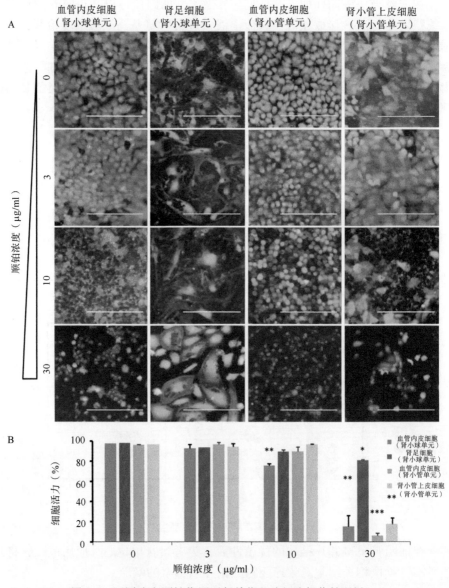

图 8-6　不同浓度顺铂作用下肾单位芯片细胞损伤情况[1]

利用活死染料对细胞的损伤情况进行表征。对于活细胞而言，染料 Calcien AM 的乙酸甲基酯亲脂性较高，可以透过细胞膜，经细胞内的酯酶代谢后，脱去 AM 基团，Calcien 呈现绿色；对于死细胞而言，由于死细胞的细胞膜丧失了完整性，染料 EthD-1 可以进入细胞，与核酸结合后，荧光强度被 40 倍放大呈现亮红色。细胞形态局部放大结果如图 8-6A 所示（比例尺为 200 μm），统计结果如图 8-6B 所示。可以观察到，在作用 24 h 后，从统计结果看，3 μg/ml 顺铂对四种细胞均没有显著毒性影响，四种细胞形态也未发生较大改变；而在 10 μg/ml 顺铂作用下，肾小球单元的血管内皮细胞发生部分损伤，与空白对照组相比，有显著性差异（**$P<0.01$，$n=4$），其他三种细胞受到的影响较小，但肾小管上皮细胞形态发生了部分改变，尽管大多数细胞的细胞核尚未被红色的 EthD-1 标记，说明这些细胞的细胞膜依然维持完整，但绿色荧光强度减弱，说明细胞的酯酶活性已经发生了改变。在 30 μg/ml 顺铂作用下，与空白对照组相比，四种细胞的活细胞比例都有显著性下降（*$P<0.05$，**$P<0.01$，***$P<0.001$，$n=4$）。虽然肾足细胞活细胞比例下降幅度较小，但细胞的丝状伪足消失较多。

8.2.5 不同药物作用下肾单位芯片中细胞损伤的比较

阿霉素和顺铂均属于广谱抗癌药物，但都有较强的肾毒性，在临床表现上，随病程进展，都呈现蛋白尿、少尿的现象。实验中，利用肾单位芯片考察了阿霉素和顺铂在不同时间点对肾小球单元的血管内皮细胞、肾足细胞，肾小管单元的血管内皮细胞、肾小管上皮细胞的损伤情况，利用活死染料进行表征，细胞形态局部放大结果如图 8-7 所示（比例尺为 200 μm），统计结果如图 8-8 所示。

可以观察到，在 1.25 μg/ml 阿霉素作用 24 h 后，与空白对照组相比，肾小球单元和肾小管单元的血管内皮细胞以及肾足细胞均有损伤（**$P<0.01$，$n=6$），其中肾小球单元和肾小管单元的血管内皮细胞死细胞所占比例有大幅度上升，相对于前两者，肾足细胞虽然死细胞所占比例上升幅度较小，但可以观察到部分丝状伪足消失，肾小管上皮细胞的死细胞比例与空白对照组相比没有显著性差异。而在 10 μg/ml 顺铂作用 24 h 后，可以观察到，只有肾小球单元的血管内皮细胞的死细胞比例有较大提升，超过 10%（**$P<0.01$，$n=6$），肾足细胞和肾小管单元血管内皮细胞死细胞比例有小幅提升（*$P<0.05$，**$P<0.01$，$n=6$），肾小管上皮细胞的死细胞比例与空白对照组相比没有显著性差异，但肾小管上皮细胞绿色荧光强度减弱，细胞的酯酶活性已经发生了改变。

在 1.25 μg/ml 阿霉素作用 48 h 后，与空白对照组相比，肾小球单元和肾小管单元的血管内皮细胞以及肾足细胞均有大量损伤（**$P<0.01$，$n=6$），虽然从统计结果来看，肾小管上皮细胞的死细胞比例与空白对照组相比没有显著性差异，但肾小管上皮细胞绿色荧光强度减弱，细胞的酯酶活性已经发生改变。在 10 μg/ml 顺铂作用 48 h 后，可以观察到，与空白对照组相比，肾小球单元和肾小

管单元的血管内皮细胞以及肾小管上皮细胞的死细胞比例有大幅度提升（**$P<0.01$, $n=6$），肾足细胞死细胞比例有小幅提升（*$P<0.05$, **$P<0.01$, $n=6$）。

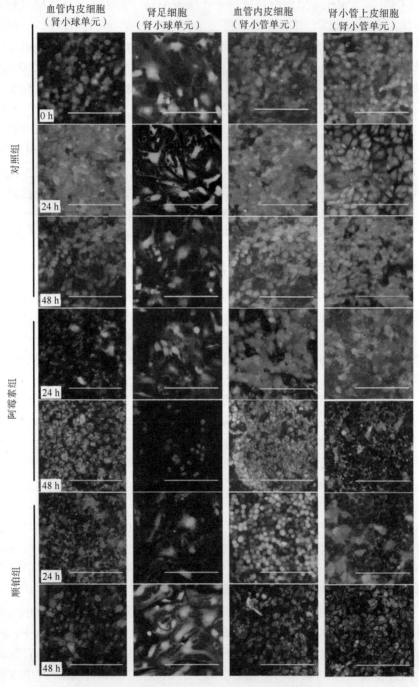

图 8-7　不同药物作用下肾单位芯片细胞损伤情况[1]

　　以上现象说明，虽然阿霉素和顺铂都具有肾毒性，但随着时间的推移，其对肾单位芯片上细胞损伤情况有相似之处，即它们都会对肾小球单元和肾小管单元的血管内皮细胞产生影响，且肾小球单元的血管内皮细胞要先于肾小管单元的血管内皮细胞受到药物的毒性影响。在对内皮屏障进行破坏后，两种细胞的肾毒性又产生了差异，阿霉素优先作用于肾足细胞，而顺铂优先作用于肾小管上皮细胞。

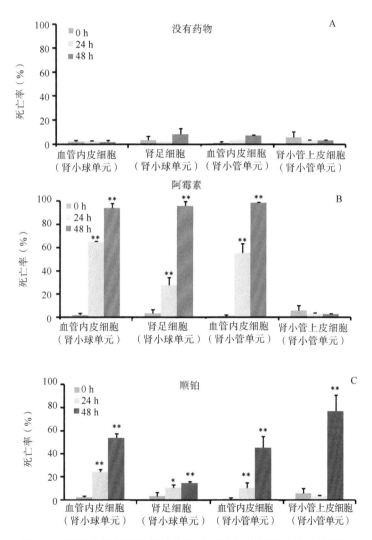

图 8-8　不同药物作用下肾单位芯片细胞损伤情况的统计结果[1]

　　肾单位芯片还可用于比较不同药物所致肾损伤机制研究中的应用，包括不同药物对肾单位芯片血管内皮细胞的影响，不同药物对肾单位芯片足细胞的影响以及不同药物对肾单位芯片肾小管上皮细胞的影响等。

8.2.6　肾单位芯片在药致肾损伤研究中的应用

肾单位芯片构建的肾小球和肾小管关键结构，较之单一的肾小管芯片能够更好地模拟包括肾小球形成原尿、肾小管分泌重吸收等过程在内的肾的核心功能，因此，与其他体外模型相比，肾单位芯片有更高的仿真度，能够获得更接近体内情况的数据。

除此之外，利用肾单位芯片可以观察到易被体内实验忽略的细节，例如，普遍认为顺铂主要损伤肾小管，但实验中观察到，顺铂优先损伤肾小球单元的血管内皮细胞，随后才损伤肾小管上皮细胞。当然，利用该芯片还有可能获得在特殊生理、病理条件下，更加全面具体的数据。

曲玥阳等认为，为提高体外模型的仿真度，理想的肾模型与作为仿生对象的体内情况需要满足"五个相似"：即由相似的发挥关键作用的细胞组成，构成相似的生理结构，具有相似的功能，提供相似的系统微环境，形成相似的物质传递方式。

肾单位芯片由于能够在结构和功能上更好地模拟体内肾单位情况，可以同时考察药物对血管内皮细胞、肾足细胞、肾小管上皮细胞的影响以及细胞间的相互作用，可以获得更多更接近体内实际状况的药致肾损伤数据，肾单位芯片具有对致肾损伤靶细胞进行细致分型的能力。因此，芯片肾单位可以用于药物毒性筛选以及药致肾损伤机制的研究。

8.3　肾近端小管芯片

8.3.1　一般肾近端小管芯片

除了对肾单位进行整体全面的研究外，也有人对肾的一些功能性很强的局部开展细致的模拟。肾小管是葡萄糖和水重吸收以及部分药物通过分泌排泄的部位，也是药致肾损伤的主要发生部位。由于肾小管系统在药致肾损伤和药物相互作用的研究中有极其重要的地位，早期的研究主要集中在利用微流控芯片上对肾小管功能进行体外重构。

肾小管上皮细胞由于其基底侧和顶端侧暴露的流体组成成分、力学环境不同，致使该细胞转运蛋白和代谢相关蛋白有明显的分布区域差异性，传统的二维培养难以使肾小管上皮细胞在体外重构这种极性特征。

Donald E. Ingber 等描述了一个由聚二甲基硅氧烷（PDMS）构建的芯片肾小管微流控装置[2]，如图 8-9 所示。该装置的主通道被多孔膜分隔成两个相邻的通道，将人原代肾小管上皮细胞以 2×10^5 个细胞/cm^2 的密度种在孔径为 0.4 μm，预先涂覆了细胞外基质蛋白的多孔聚酯分离膜上。肾小管上皮细胞顶端侧暴露在流体剪切应力为 0.2 dyn/cm² 的层流中，模拟肾小管管腔中尿液流动。下腔室灌满培养基，模拟肾间质间隙，进行跨皮转运分析。再把人肾细胞以相同密度涂敷在培养皿内类似的细胞外基质涂层多孔聚酯膜上，作无流动培养以供对照。

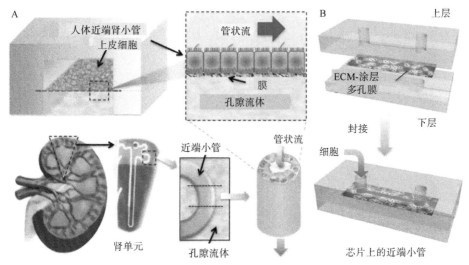

图 8-9 人肾脏近端肾小管芯片的设计示意图[2]

A. 微流体装置的腔室被涂有细胞外基质的多孔膜分隔成上下两个通道，分别作为管腔通道和间隙空间，其中原代人近端小管上皮细胞的培养是使其顶端侧暴露在生理水平流体剪切应力下。设计的基底外侧隔室便于液体取样和测试化合物添加，因此有利于上皮细胞的主动或被动转移。这种设计更好地模拟了体内肾小管结构、组织间界面以及动态激活的力学微环境。B. 器件组装：上层的聚酯多孔膜和下层通过表面等离子体处理封结在一起，人近端肾小管上皮细胞从装置入口接种到细胞外基质涂敷的多孔膜上

对近端肾小管上皮细胞培养 3 天，进行免疫荧光检测。可以观察到，流动培养条件下，紧密连接蛋白 ZO-1 连续线性分布，形成融合上皮细胞层（图8-10A）。在正常的生理流体剪切应力（0.2 dyn/cm²）作用之下，细胞会恢复到正常柱状形态，与静态培养相比，细胞高度增加近 2 倍（图 8-10B 和 D），Na/K-ATP 酶和水通道蛋白 1（AQP 1）表达分别增加了 2~3 倍（图 8-10B、E、F）。这些现象通常伴随细胞极性的建立，因此，流动培养更接近在体内观察到的情况。

此外，在检测对流体力学感应和管状形态调节非常重要的初级纤毛表达时，发现微流控芯片内暴露在顶端侧切应力的细胞表达初级纤毛细胞的数量较静态培养的细胞数量显著增加（图 8-10C 和 G）。

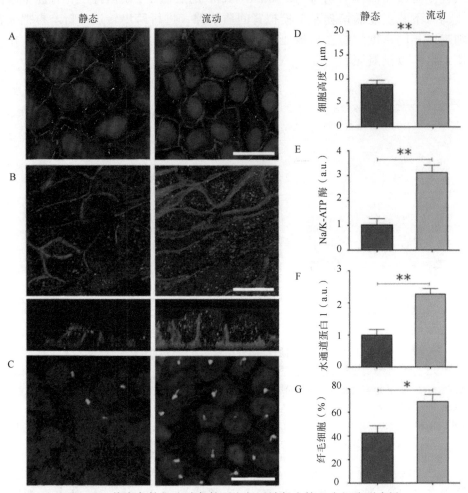

图 8-10　静态条件和流动条件下人肾近端肾小管上皮细胞形态[2]

A. 在共流单层形成后紧密连接蛋白 ZO-1 的免疫荧光染色（红色）。B. 水通道蛋白 AQP 1（绿色）和 Na/K-ATP 酶（洋红色）双染上皮细胞单层的共聚焦免疫荧光图像。底部的横断面显示 Na/K-ATP 酶的基底外侧分布和 AQP 1 在细胞质中的囊泡染色，注意细胞在流动条件下有较高的细胞高度。C. 乙酰化微管蛋白（绿色）免疫荧光染色，以显示初级纤毛。D. 共聚焦显微镜在 z 剖面图像中测量细胞高度。E. 共聚焦 z-切片图像测量人近端肾小管上皮细胞基底区 Na/K-ATP 酶的正常荧光信号强度。F. 近端肾小管上皮细胞表达 AQP 1 的相对荧光信号强度。G. 表达纤毛的细胞百分比（*P<0.05，*P<0.0001；bar，20 μm）

8.3.2　用于研究基础生物学的肾近端小管芯片

J. Kelly 等利用微流控芯片，构建了一种管状的肾小管芯片。该芯片能够在体外重构近端小管的极性，使肾小管上皮细胞表达合适的标记蛋白，并展示其生物化学和合成活性，以及体内与近端小管功能相关的分泌和再吸收过程[3]。该芯片可作为肾药物清除和药物所致肾毒性体外模拟的理想平台，也可用于在开始人体临床试验之前对新化合物进行临床前筛选。

　　人近端肾小管芯片模型的近端小管微环境的结构如图 8-11 A 所示。人近端肾小管上皮细胞从肾皮质组织分离后，在二维环境中培养约 7 天，细胞单层呈均匀的鹅卵石圆顶状，具有人近端小管的特征[图 8-11A（b）]。在微生理系统模型中种植后，人近端肾小管上皮细胞黏附在通道表面，形成小管样结构[图 8-11A（d）]；其物理尺寸接近于人肾小管近端部分（例如芯片内形成的肾小管长 6 mm，厚 120 μm。其在体内长 14 mm，厚 40 μm）。在这种构架下，

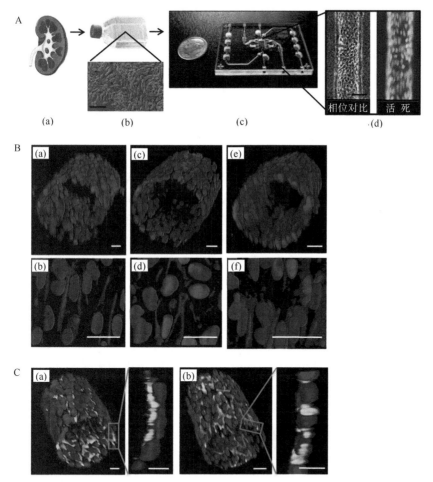

图 8-11　人肾脏三维芯片中人近端肾小管上皮细胞（PTEC）活性和基本功能[3]

A. 芯片中人近端肾小管上皮细胞的构建方案。（a）从人肾皮质分离细胞；（b）二维细胞培养；（c）细胞接种和在三维微生理系统芯片中的培养；（d）芯片中细胞在第 28 天的相位对比和活力。B. 微芯片中基质的三维投影显示近端肾小管上皮细胞的小管结构：（a,b）上皮细胞标记 CD 13（Red）的表面表达（原始放大系数 400）；（c,d）E-钙粘连蛋白表达（RED）证实的细胞自组装（原始放大率_400）；（e,f）由水通道蛋白 1（Red）表达证实的近端小管起源（原始放大率_400）。C. 通过顶端侧定位的紧密连接蛋白 ZO-1（绿色）和基底侧定位的 Na^+/K^+ ATPase（绿色）表达证实极性的形成（a,b）。小管直径为 120 μm

芯片拥有大约 5000 个人近端肾小管上皮细胞。微流控技术可以作培养基灌注，使人近端肾小管上皮细胞在顶端侧受流体切变力作用，并在常氧条件下持续提供营养[图 8-11A（c）]。人近端肾小管上皮细胞在三维培养中表现出良好的存活能力（>95%），时间长达 4 周，由钙黄绿素标记大量的活细胞呈现绿色荧光，少量的死细胞呈红色荧光[图 8-11A（d）]。CD13（氨基肽酶-N）和 E-钙黏素（E-cadherin，上皮起源标记）在细胞表面至少表达 28 天[图 8-11B（a~d）]。最后培养的近端小管上皮细胞来源用免疫组化方法检测到水通道蛋白-1[图 8-11B（e,f）]和莲花凝集素，而在二维培养和芯片中均未见水通道蛋白-2，突出蛋白 2 和尿调蛋白，远端小管或集合管细胞标志的信号。有趣的是，KIM-1 是急性肾损伤的标志，在 2D 培养的人近端肾小管上皮细胞中有表达，但在芯片装置中没有表达。这表明，三维结构流体导向性培养提供一种更为平静的环境，对芯片中肾小管上皮细胞损伤较小。

透射电镜能观察到在芯片中培养的近端肾小管上皮细胞的超微结构。细胞结构为：微绒毛，线粒体紧密连接，内质网和高尔基体。微生理系统中的近端肾小管上皮细胞形成纤毛。近端肾小管上皮细胞超微结构的透射电镜图像可显示线粒体、高尔基体和粗面内质网的密度。在顶端侧表面也可观察到紧密连接和短的微绒毛，以及相邻细胞之间的基底外侧交错，后者是体内近端小管的特征。通过顶端侧定位的紧密连接蛋白 ZO-1(绿色)和基底侧定位的 Na^+/K^+ ATPase（绿色）表达证实极性的形成。在靠近细胞核的棒状结构中，纤毛的形成由流体剪切应力影响造成，乙酰化微管蛋白染色阳性证实了这一点，纤毛突的平均长度为（10 ± 3.5）μm。

谷胱甘肽的再利用是近端肾小管的重要生化功能之一。其再利用过程由谷氨酰转肽酶（GGT）介导，它介导的谷氨酰胺基部分地由谷胱甘肽转运到受体氨基酸，是谷胱甘肽合成和降解的途径之一。图 8-12A 为芯片中的谷氨酰转肽酶的选择性免疫组化染色显示该酶在近端肾小管上皮细胞结构的腔面富集定位。谷氨酰转肽酶介导氧化形式的谷胱甘肽，谷胱甘肽二硫（GSSG）（图 8-12B）是一个更稳定的底物，用以评估近端肾小管芯片中 g-谷氨酰转肽酶的活性。在不可逆谷氨酰转肽酶抑制剂 acivicin（1 mm）存在或不存在的情况下，芯片内的近端肾小管上皮细胞灌流含 4 μmol/L 谷胱甘肽二硫的培养基。谷胱甘肽二硫在流出液中的回收率较低（<1.5%），表明谷氨酰转肽酶具有广泛的催化活性；在酸化剂存在下，谷胱甘肽二硫的回收率在 2~4 h 内增加了约 2 倍（图 8-12C）。

这样，J. Kelly 等就在体外建立了一个高仿真系统，对肾小管上皮细胞的基础生物学进行研究；它能以接近生理的方式有效地模拟基底外侧溶质转运、顶端溶质吸收和细胞内酶功能。此外，这一肾近端芯片有潜力整合包括上皮细胞、周细胞和微血管内皮细胞在内的多种细胞类型，使之在一个空间中排列，完全重建一个小管间质环境。今后还可把这种微芯片扩展到研究急性肾损伤和慢性肾脏疾病基础的肾小管-间质的病理生理过程，以及生理状态和病理状态下药物和环境毒物在肾脏的处理、输运和代谢过程。其潜在的应用还包括药物在肾小管的分泌、外源性物质和尿毒症毒素等方面的影响，以及评估毒性损伤反应的能力。

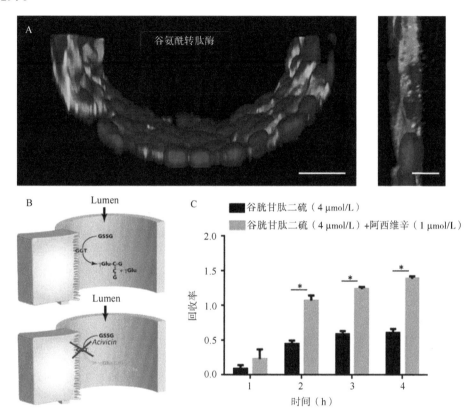

图 8-12　在人肾 3D 芯片中 g-谷氨酰转肽酶的活性[3]

A. 免疫细胞化学显示，g-谷氨酰转肽酶（GGT）（绿色）在近端肾小管上皮细胞小管内与细胞（蓝色）并列，具有适当的根尖定位。B. GGT 对切割氧化谷胱甘肽中的 g-谷氨酰基具有重要的功能作用，可被酸化素抑制。C. GGT 活性由氧化谷胱甘肽丰度测定

8.4　基于人干细胞分化足细胞的肾小球芯片

肾小球是血液滤过的主要部位，构建人肾小球的体外模型可以促进药物的发现和肾病发病机制的研究。人肾小球芯片研究的困难多源于缺乏可功能性调节肾小球选择通透性的人足细胞。E. Ingber 等把人诱导多能干细胞分化为足细胞，在置于微流控器官芯片上和肾小球内皮细胞共培养时，这些足细胞可以表达成熟的表型标记物[（nephrin+，WT1+，podocin+，PAX2-）nevelin，WT1，podocin，PAX 2-]，并显示出初级和次级的足突，同时，这些人诱导多能干细

胞衍生的足细胞能产生肾小球基底膜胶原，并重建肾小球天然的组织-组织界面，实现白蛋白和菊粉的差异清除。由此构建的肾小球芯片也可模拟阿霉素诱导的蛋白尿和足细胞损伤，这种利用成熟足细胞构建的具有肾小球功能的体外模型可用于药物开发和个性化治疗[4]。

他们根据已经发表的方法，设计了一种多功能微流控装置，尽可能扼要并准确地反映人肾小球毛细血管壁三维横截面的结构、功能和力学特性（图 8-13 A）。该微流控装置由可弯曲的聚二甲基硅氧烷（PDMS）弹性体组成，该弹性体含有两个紧密相对的平行微通道（顶部和底部通道分别为 1×1 mm 和 1×0.2 mm），由层粘连蛋白-511 涂敷的多孔柔性 PDMS 膜（厚 50 μm，孔径 7 μm，孔间隔 40 μm）隔开。他们在多孔膜包被层粘连蛋白侧培养 iPS 诱导的足细胞，在多孔膜背面培养原代人肾小球内皮细胞，以重构足细胞-肾小球基底膜-内皮细胞界面，并分别模拟肾小球的泌尿和毛细血管管腔（图 8-13B）。为了模拟肾血流循环脉动引起的活体肾小球动态力学应变，他们还在中央微流控通道两侧加入了两个空心腔室（图 8-13B），并施加循环吸力（1Hz，−85 kPa）从而对包被层粘连蛋白并种有细胞层的柔性膜产生 10%拉伸-松弛的循环应变。

为了形成分化足细胞的细胞层，他们将 iPS 诱导的中胚层中间细胞植入装置的顶部通道，并在有流体流动或没有流体流动的情况下，利用足细胞诱导分化培养基对它们进行原位分化，或结合流体流动和周期性机械拉伸应变来模拟生理条件。值得注意的是，与静态对照培养中的细胞相比，在流体流动下，或在流动和机械拉伸应变的混合作用下，细胞伸展得更大，细胞质内 nephrin 蛋白的表达水平也更高。结果表明，循环机械应变也能显著提高 iPS 诱导的足细胞的 nephrin 蛋白表达水平，无论是单独培养（$P<0.05$）还是在肾小球内皮细胞存在的情况下（$P<0.0001$），机械力均可通过增强特异性标记蛋白的表达来影响足细胞的分化。此外，在微流控装置中培养时，这些细胞至少能存活两周，维持低水平的乳酸脱氢酶（LDH）释放。这些结果证明了在微流控装置中能够将人 iPS 细胞分化为肾小球足细胞，并且在培养过程中维持较长的时间，这就使得这种器官芯片有可能被用于患者个体化诊疗。

随后，他们通过在下通道上种植原代肾小球内皮细胞并灌注内皮细胞培养液，上通道种植人 iPS 诱导的足细胞并灌注足细胞诱导分化培养液（图 8-13C）重建了一个人肾小球毛细血管壁芯片的组织-组织界面。在微流控装置中培养 8 天后，发现与只在流体剪切应力作用下分化的足细胞相比，在流体剪切应力（顶部和底部通道分别为 0.0007 dyn/cm^2 和 0.017 dyn/cm^2）和 10%循环拉伸应变（1 Hz）作用下，人 iPS 诱导的足细胞 nephrin 蛋白表达明显增强（$P<0.0001$），并且 nephrin 在胞质和胞核的着色比例也显著性增加（$P<0.05$）（图 8-13E）。这表明在流体剪切应力（顶部和底部通道分别为 0.0007 dyn/cm^2 和 0.017 dyn/cm^2）和10%循环拉伸应变（1 Hz）作用下分化的足细胞更加成熟。

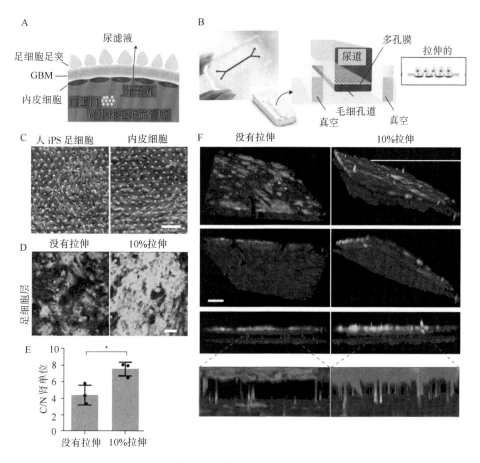

图 8-13 用器官芯片模拟人肾小球毛细血管管壁[4]

A. 肾小球基底膜分离的有足细胞和内皮细胞的肾小球毛细血管壁示意图。箭头显示分子从毛细血管流向尿液区。B. 在微流控器官芯片微通道中重构肾小球的尿道和毛细血管，左为照片，右为示意图。肾小球基底膜通过使用细胞外基质中的层粘连蛋白包被多孔、柔性 PDMS 膜进行重构。C. 用真空拉伸柔性 PDMS 膜，向细胞层施加周期性机械应变，左和右分别为在芯片器官上分化的人 iPS 诱导的足细胞和柔性膜背面培养的原代人肾小球内皮细胞的明场图像。D. 器官芯片上的人 iPS 诱导的足细胞的免疫荧光图像，其 PDMS 膜背面培养人肾小球内皮细胞（未显示）。细胞仅在流体流动且无拉伸应变，或流体流动且有 10%机械拉伸（10%拉伸应变）条件下分化。细胞用 nephrin 染成为绿色，用 dapi 染成为蓝色。E. 人 iPS 诱导的足细胞在芯片上有或没有拉伸应变条件下分化时衍生足细胞中胞质/核的比值（C/N）。F. 由人 iPS 诱导的足细胞（顶部、绿色）和人肾小球内皮细胞（底部、洋红）形成的组织-组织界面三维重建视图，表明循环使用 10%拉伸增强了足细胞伪足透过覆盖柔韧细胞外基质 PDMS 膜孔的长度，使其可以插入到官腔肾小球内皮细胞的基膜侧表面。标尺，100 μm。数据表示为平均值 ± S.D.；n=3（E）；*P<0.05

值得注意的是，共聚焦免疫荧光显微镜分析显示，尽管在流体流动条件和流动培养结合循环拉伸共存的情况下，人 iPS 诱导的足细胞和人原代肾小球血管内皮细胞的胞体都依然留在各自的通道里，但与仅在流体流动条件下培养时相比，流动培养结合循环拉伸的培养条件可以使 iPS 诱导的足细胞的伪足更多地伸到基底膜中，从而与血管内皮细胞接触（图 8-13F），这与在体内完整的肾小球组织中观察到的内皮细胞表面的情况相似。

　　与所有活体器官一样，肾脏中肾小球那些对器官生理和肾脏疾病发展有重大影响的功能对局部组织微环境中的多种因素高度敏感。这些因素包括组织-组织相互作用（例如足细胞与血管内皮细胞之间的相互作用）和细胞-细胞外间质相互作用（肾小球基底膜），以及由肾小球血液和尿液流动引起的循环机械力和剪应力等。由于传统的组织培养方法无法再现肾小球特有的结构和功能特征，所以长期以来，对足细胞生物学和肾脏疾病机制的系统分析主要依赖于动物研究。然而，动物研究的结果往往无法再现人类的生理反应。过去，功能化的人足细胞的缺乏致使难以开发高仿真度的肾小球体外研究模型。E. Ingber 等的研究证明了使用已经成熟的人 iPS 诱导的足细胞和人肾小球毛细血管细胞构建体外肾小球研究模型的可行性，并将该模型初步用于分析人足细胞功能及其对微环境因素和肾毒性药物的体外敏感性[2]。

参 考 文 献

[1] Qu Y Y, An F, Luo Y, Lu Y, Liu T J, Zhao W J, Lin B C. A nephron model for study of drug-induced acute kidney injury and assessment of drug-induced nephrotoxicity. Biomaterials, 2018, 155:41-53.

[2] Jang K J, Mehr A P, Hamilton G A, McPartlin L A, Chung S Y, Suh K Y, Ingber D E. Human kidney proximal tubule-on-a-chip for drug transport and nephrotoxicity assessment. Integrative Biology, 2013, 5(9): 1119-1129.

[3] Weber E J, Chapron A, Chapron B D, Voellinger J L, Lidberg K A, Yeung C K, Wang Z, Yamaura Y, Hailey D W, Neumann T, Shen D D, Thummel K E, Muczynski K A, Himmelfarb J, Kelly E J. Development of a microphysiological model of human kidney proximal tubule function. Kidney International, 2016, 90(3): 627-637.

[4] Musah S, Mammoto A, Ferrante T C, Jeanty S S F, Hirano-Kobayashi M, Mammoto T, Roberts K, Chung S, Novak R, Ingram M, Fatanat-Didar T, Koshy S, Weaver J C, Church G M, Ingber D E. Mature induced-pluripotent-stem-cell-derived human podocytes reconstitute kidney glomerular-capillary-wall function on a chip. Nature Biomedical Engineering, 2017, 1.

第9章 肠 芯 片

9.1 肠 道 概 述

肠是在胃幽门至肛门之间一段最长，功能最重要的消化管。哺乳动物的肠包括小肠和大肠。大量的消化作用和几乎全部消化产物的吸收都是在小肠内进行的，大肠主要浓缩食物残渣，形成粪便，再通过直肠经肛门排出体外。

小肠是消化吸收的主要部位，按照结构可分为黏膜、黏膜下层、肌层和外膜。黏膜表面有许多细小的肠绒毛，上皮为单层柱状，由吸收细胞、杯状细胞、内分泌细胞、潘氏细胞和干细胞组成。吸收细胞数量多，以高柱状，核呈椭圆形置于细胞基部，细胞质内有线粒体和滑面内质网，保证选择性吸收正常运行，在十二指肠和空肠上段的吸收细胞还分泌肠致活酶，将胰蛋白酶原激活为胰蛋白酶。杯状细胞分布在吸收细胞之间，分泌黏液，有润滑和保护作用。潘氏细胞呈锥体形，核圆或卵圆，位于基底层，顶部胞质含有粗大的嗜酸性颗粒，于肠腺底部，是小肠的标志性细胞，分泌防御素、溶菌酶、磷脂酶 A2 和生长因子等，参与黏膜免疫。内分泌细胞种类很多，其中 I 型细胞产生缩胆囊素-促胰酶素，兼具促进胰腺腺泡分泌胰酶、胆汁排出的作用；S 细胞产生促胰液素，导致胰液分泌增加。干细胞可增殖分化为小肠上皮的各种细胞。小肠的固有层有丰富的淋巴细胞、浆细胞、巨噬细胞、嗜酸性粒细胞和肥大细胞。在十二指肠的黏膜下层有十二指肠腺，又叫布伦纳腺，分泌碱性黏液保护十二指肠。小肠的肌层由内环行和外纵行两薄层平滑肌构成，环形肌较厚，纵行肌较薄，平滑肌之间有肌间神经丛。小肠外膜除十二指肠后壁为纤维膜外，其余部位均为浆膜[1]。

大肠可分为盲肠、阑尾、结肠、直肠和肛管。盲肠、结肠和直肠的组织学结构基本相同，分为黏膜、黏膜下层、肌层和外膜。黏膜表面光滑，无绒毛。上皮为单层柱状，有吸收细胞和柱状细胞；固有层内有大肠腺，呈单管状，含吸收细胞、大量杯状细胞、少量干细胞和内分泌细胞。大肠的吸收细胞主要吸收水分和电解质，以及大肠内细菌产生的 B 族维生素和维生素 K；大肠腺的主要功能是分泌黏液。黏膜下层具有成群分布的脂肪细胞、小动脉、小静脉和淋巴管等。肌层由内环行和外纵行两薄层平滑肌构成，内环行较规则，外纵肌局部增厚成三条结肠带，外膜内可见大量脂肪细胞积聚，形成肠脂垂。

消化过程将食物和液体分解为营养物质：碳水化合物、蛋白质、脂肪和维生素，这些营养物质通常被用于补充身体生长发育所需的能量、促进细胞的修复。部分的神经、免疫和循环系统以及激素和酶在消化过程中起到作用[2]。肌肉收缩所产生的胃肠运动，又称为蠕动，在胃肠道系统输送食物和废物。在肠道中制造"微生物"的细菌，也对消化和整体健康非常重要。肠道微生物制造维生素 K，它是血液凝结的关键[3]。

　　许多药物通过口服进入人体，这会影响肠道的结构、功能和微生物的微妙平衡。虽然肠道是抵御感染的屏障，但该系统对毒素、某些疾病和药物都很敏感。显然，研究肠道系统的实验装置可以帮助科学家找到新的治疗肠的运动性问题，预测药物对肠道微生物副作用的方法。与此同时，科学家也期待有一个实验系统来了解更多关于肠道微生物群的知识。因此，以体外活细胞为基础，构建基于微流控芯片的肠道模型，模拟人肠道的核心结构和关键功能，模拟它的力学、吸收、输运和生理病理学特性，模拟它和其关键微生物共生体的共生状况，就成为一种加速药物开发，甚至可能取代动物试验的极为重要的工作。

9.2　肠 道 芯 片

9.2.1　肠道芯片模型构建的背景

　　除了在消化环境和身体之间建立保护性的上皮屏障之外，人体肠道的主要器官功能是进行消化、吸收、分泌和运动。此外，肠道通过代谢药物调节全身生理状态；通过门静脉流动与其他器官（如肝脏和胰腺）沟通；肠道含有肠神经系统，构成肠-脑轴突的一部分。肠道也是肠道微生物群共同存在的主要场所，而与肠道淋巴组织和宿主免疫系统相互作用，则对肠道免疫系统有很大的贡献。例如，最近证明，肠道微生物体及代谢物（如短链脂肪酸）在维持肠道健康、免疫调节以及肠道和非肠道疾病的发展中起着核心作用。然而，对肠道微生物与人肠道细胞相互作用的研究仅限于基因或宏基因组分析，因为采用传统的培养模式不可能实现肠道细胞与这些微生物的长期共培养，即使是用更复杂的肠道器官培养，上皮细胞的存活时间也很难超过 1 天。因此，人们一直在努力开发人体肠道的体外实验模型，以便在存在或不存在活微生物体的情况下对肠道病理生理状态予以分析。

　　现阶段，制药行业最常用的研究屏障功能或药物吸收的体外肠道模型是用细胞外基质包被肠上皮细胞（如 Caco-2 或 HT-29 细胞）置于 transwell 培养装置中。但是这些方法都是二维的，这种二维培养模式无法再现生理上三维的肠道细胞和组织形态，也无法重建其他关键的肠道分化功能（如黏液产生、绒毛形成、细胞色素 P-450 的药物代谢）。此外，这些模型是静态的，静态模型难以维持肠道的各种功能，更不能支持共生微生物群与对肠道生理至关重要的人肠道细菌的共培养，因为细菌迅速产生，在一天内过度生长会污染人细胞培养物。另外一些体内外模型，如外翻囊或 Ussing 腔，已被开发用于药物转运试验，但是它们的预期寿命太短（＜8 h），难以发展成肠道疾病模型，研究许多正常肠道生理学或临床相关的宿主-微生物群相互作用。

9.2.2 早期的微流控肠道芯片

基于微流控芯片的人类肠道模型即肠道芯片的发展，显示了成功应对这些挑战得可能性。下面，我们以 D. Ingber 等的工作为例，对肠道芯片的构建作一个说明[4]。

D. Ingber 等早期研发的人肠芯片，如图 9-1 所示[5]。微装置上有一个分隔微流体通道的多孔柔性膜，让由细胞外基质包被的肠上皮细胞（Caco-2），模拟活体肠的复杂结构和生理状况。采用软光刻技术加工 PDMS 聚合物得到所需芯片，上下有两个相同通道（高 150 μm，宽 1000 μm），使之对齐，由 30 μm 厚的 PDMS 膜把上下两层隔开，膜的直径为 10 μm，中心到中心的间距为 25 μm。上下微通道层分别通过由光刻胶制成的反向通道，并在制造模具上浇注 PDMS 预聚物（PDMS 与固化剂的质量比为 15∶1）。通过将 PDMS 预聚物浇铸在包含具有圆柱（10 μm 直径，30 μm 高，间距为 25 μm）阵列的微型硅晶片上，制备多孔膜，将预聚物与平坦的硅烷化 PDMS 载体层重叠固化。在从晶片上剥离多孔 PDMS 膜和载体层之后，将多孔膜的表面暴露于由电晕处理器产生的等离子体中，然后立即使多孔 PDMS 膜和上部微通道层的等离子体表面接触，产生不可逆键合。再将 PDMS 支撑层从 PDMS 多孔膜的底部剥离，并用镊子撕下位于横向真空室上方的部分以制造全中空的真空腔室。然后，将暴露的 PDMS 膜表面和与上层具有相同形状的 PDMS 下层的微通道顶部暴露于等离子体，并排列压在一起，进行固化，以产生内有主微通道的中空真空腔室和键合装置。使用不锈钢钝针，用管子将流体介质和真空源分别连接到上部和下部微流体通道，以此控制中央微通道内培养基的流动，并在计算机的控制下调节向侧室施加的真空，以施加循环力学应变来模拟肠道蠕动。再使用跨膜电阻仪测量跨膜电阻（TEER），通过染色紧密连接蛋白来评估人肠上皮细胞单层的完整性，测量氨肽酶的活性，细胞表观渗透率以及微生物 β-半乳糖苷酶活性；研究培养的微生物和细胞的形貌并对所获得数据进行统计分析。结果发现，当将 Caco-2 细胞在具有流动和循环应变的肠芯片中培养较长时间后，原始平面的柱状上皮细胞自发生长形成起伏和褶皱。当通过免疫荧光共聚焦显微镜分析垂直切片时，发现这些褶皱显示为正常肠绒毛的形态，而这些绒毛结构的上皮细胞对黏蛋白染色呈阳性。在这个体外模型中观察到的绒毛形成的时间也与在体内观察到的绒毛更新的时间一致。

这是肠上皮细胞 Caco-2 自发形成小肠绒毛的案例，它直接取决于正常小肠的力学微环境，包括低水平的流体流动（和剪切应力）以及循环的蠕动运动。对氨肽酶活性的测量发现，环状菌株可以增加 Caco-2 细胞中肠分化特异性酶活性的表达，而单层肠细胞不仅在这些共培养条件下能够维持正常的屏障功能，活性微生物也能在其顶端表面上生长，这与已报道的包括 LGG 在内的益生菌菌株在体外增加肠上皮细胞完整性并增强人肠屏障功能的发现一致。相反，在静止系统中，上皮细胞在相同条件下共培养的第一天电阻 TEER 就发生耗散，并且由于细胞的死亡，和上皮细胞单层完全分离，48 h 后测量就无法进行。这些研究结果表明人肠蠕动芯片可能有助于研究肠功能的机制调节以及宿主-微生物的共生和进化。

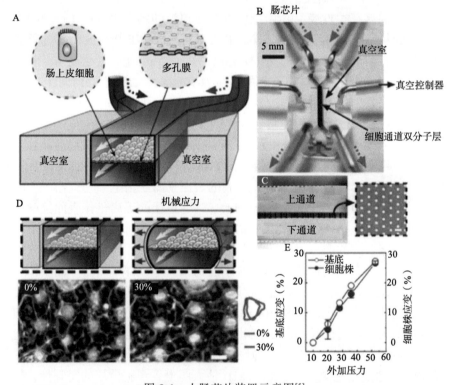

图 9-1　人肠芯片装置示意图[5]

A. 显示由肠道上皮细胞衬里的柔性多孔细胞外基质的涂覆膜水平穿过中央微通道，两侧全部高真空。B. 由透明 PDMS 弹性体构成的片上装置的摄影图像。使用注射泵将蓝色和红色染料分别通过管道（箭头指示的方向）灌注至上部和下部微通道，以显现这些通道。C. 芯片上顶部和底部通道（两个 150 mm 高）的横截面图；正方形插图显示部分多孔膜的顶视图（孔 10 mm，棒 20 mm）。D. 不存在机械应变（左）（30%；箭头指示的方向）或存在机械应变（右）的情况下肠内培养的单层肠细胞示意图（顶部）。红色和蓝色轮廓表示在力学应变施加之前单个 Caco-2 细胞的形状。E. 根据由真空控制器施加的压力定量在细胞外基质涂覆的柔性多孔 PDMS 膜（空心圆圈）和黏附的肠上皮细胞（实心圆圈）中产生的力学应变

在微通道上施加低剪切应力（0.02 dyn/cm²）的低速率流体，模拟生理蠕动

的循环应变（10%；0.15 Hz）来构建肠道微环境。在这些条件下，柱状的上皮细胞发育迅速极化，自发地生长成折叠状的小肠绒毛结构，并形成高分子量壁垒以完整地阻止小分子。此外，正常肠道微生物（鼠李糖乳杆菌 LGG）可以在上皮细胞的腔表面与上皮细胞一起较长时间成功地共培养而不损害上皮细胞的活力，这实际上改善了屏障功能。因此，这种肠道芯片浓缩了人体肠道多种动态的物理特征，而这些物理特征在受控的微流体环境中对其特征功能的发挥至关重要。这种微流体环境适合于肠道的输运，吸收和毒性研究，因此它对药物检测以及新肠道疾病模型应该具有很大的开发价值。

9.2.3 升级版微流控肠道芯片

可以把上述微流控肠道芯片模型升级,使之更加复杂,仿生度更高,如图9-2所示[4]。通道芯片把人肠道上皮细胞、毛细血管内皮细胞、免疫细胞，甚至是共生的微生物细胞置于一块芯片上，并使它们在经历生理流动和蠕动变形的条件下共存，同时生长，相互作用。肠道芯片由透气，透明的聚二甲基硅氧烷（PDMS）制成，可以通过相差显微镜或免疫荧光共聚焦显微镜进行高分辨率成像。芯片包含两个平行的微通道（< 1 mm 宽），由一层薄膜（~20 μm）隔开，涂有细胞外基质，柔性多孔的 PDMS 膜两侧被中空的等高侧室包围。肠上皮细胞在膜的上表面通道培养，微血管内皮细胞在同一膜的下表面生长，在较低的血管通道内重建肠的组织-组织界面。对空心侧腔施加循环吸引力，使垂直侧壁向外变形，并在水平的细胞外基质膜上附加贴壁细胞层，从而模拟肠组织在蠕动过程中所经历的周期性力学变形。

在这种生理条件下，如果只是常规的二维培养，人 Caco-2 肠上皮细胞将以平面单层扁平细胞的形式生长。而在目前这种动态的力学作用下，肠芯片内自发地产生绒毛形态（图 9-2B）。这种微绒毛由四种分化的小肠细胞（吸收细胞、杯状细胞、肠内分泌细胞和潘氏细胞）组成，呈柱状细胞形态，类似于活肠。这个过程中，芯片上还建立了一个隐窝-绒毛轴，它可以限制增殖细胞在基底隐窝停留，使之向上迁移，因此具有加强药物代谢活性，产生黏液和再摄取葡萄糖的功能。

重要的是，由于肠道芯片具有持续的液体流动，可形成绒毛和产生黏液，因此也能在体外使肠道菌与肠上皮细胞直接接触，而不损害屏障完整性或肠道细胞功能（图 9-2C）。VSL#3 临床益生菌制剂含有 8 种不同的微生物菌株和共培养共活菌（如鼠李糖乳杆菌 LGG）或 VSL 3 临床益生菌制剂（图 9-2C）。当肠上皮细胞与鼠李糖乳杆菌（LGG）共培养时，屏障功能增强。另外，针对大约 23000 个人类基因的转录分析表明，与静态的 Transwell 皿培养相比，体内相关的流体流动和物理变形显著改变了基因表达谱，同时，比较而言，含有多种共生微生物，具有机械形变的肠道芯片（VSL#3 益生菌配方）与正常人肠的基因相似性最高。

上述结果表明，具有模拟动态人肠道微环境功能的肠道芯片比前面提及的简单的体外肠道模型能更为合理地反映肠道功能。

肠道还有一个很重要的特点是内部有大量的微生物存在。因此，进一步，还可以把致病菌，例如肠侵入性大肠杆菌，集成到这个模型系统中，以研究这些微生物与人类肠道上皮细胞之间的相互作用如何影响肠内稳态和肠道疾病的发展。事实上，肠道芯片已经被用于证明复杂的免疫微粒体-炎症因子相互作用与慢性炎症性疾病，如炎症性肠病（IBD）有密切关系。有趣的是，额外的研究还表明，停止循环蠕动，会导致在肠芯片上细菌过度生长，这一现象和肠梗阻患者肠道停止蠕动可能会导致在小肠内细菌过度生长非常类似，由此可以对一些疾病机制有更好的理解。

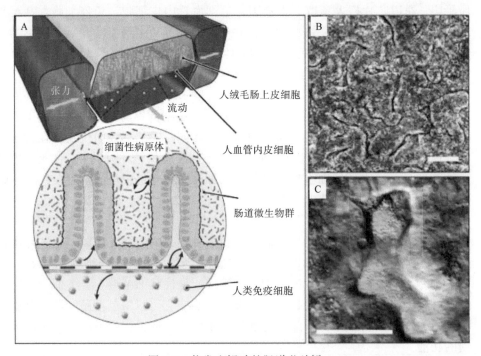

图 9-2　能发生蠕动的肠道芯片[4]

A. 人绒毛肠上皮和血管内皮在流体流动和蠕动应变的柔性多孔膜上相对排列。放大图显示在血管通道中由肠道微生物体、细菌病原体以及免疫细胞共同构成的肠道微环境中，相关各方经历复杂的交叉干扰。B. 人 Caco-2 的绒毛形态。C. 绿色荧光蛋白标记的大肠埃希菌与微工程绒毛在肠道内共培养的重叠图像

9.2.4　原代人肠上皮细胞构建的肠芯片模型

还有一种器官芯片模型是从培养原代人肠上皮细胞入手的，被称为类肠器官（organoids），这在技术上有挑战。但从含有内源性肠细胞的肠隐窝或诱导的多能干细胞衍生出来的肠三维细胞器培养物，通过维持干细胞壁龛和肠上皮

细胞的分化，在含有 wnt 等生长因子的三维细胞外基质凝胶中培养时，还是看到了可能性。由于各种因素，小肠类器官也会自发地形成绒毛-隐窝形态组织和肠组织。从个别患者的肠组织活检中提取的每一种类器官系都可以通过生长、冷冻和复苏以供各种类型的重复使用，这些类器官可能被用来建立生物基底和开发复式筛选平台，以验证候选的新药，促进个性化药物的开发。然而，类器官也受到限制，一是它们缺乏其他在活肠内发现的支持细胞和组织的类型，如内皮内衬血管和免疫细胞，而这对于药物转运、药代动力学（PK）分析和疾病建模都很重要。此外，类器官也没有经受过流体流动和周期性的力学变形这种类似于肠蠕动的经历，而这种经历对肠道的健康和功能有很大的贡献。第三是，由于每个肠管在周围的细胞外基质凝胶内培养时形成一个封闭的腔，所以在实验上很难取得样品或操作腔内的成分（例如微生物细胞、营养物质、药物或毒素）。因此，这种结构限制了研究人员研究许多关键肠道功能（如吸收、药物PK 或药物代谢），以及重要的宿主-微生物群相互作用的能力。

细胞的选择对器官芯片功能的发挥至关重要。虽然用人肠上皮细胞系（如Caco-2 细胞）内衬的人肠道芯片能够模拟人体肠道的许多生理和病理功能，但它们仍然受到制约，因为它们使用的是从人肿瘤中分离出来的永生化细胞（immortalized cells），而这类细胞培养后特别难以用于那种基因组保真度非常重要的研究（例如，分析肠道癌症的形成）。已有人用人胚胎肠组织外植体建立离体肠模型，但在培养 24 h 内它的状态就会恶化。也有人试用人肠类器官，这种类器官提供了另一种研究正常人肠道干细胞分化和体外绒毛形态产生的方法，但是，这种方法没有重建与生理相关的物理微环境（流体流动、蠕动变形等），而其封闭的腔体限制了其在输运研究和与病原体共培养方面的价值。

在这种情况下，也可考虑用酶切的方法从患者活检中产生人肠类物质或结肠菌，把释放出来的肠干细胞铺在 Transwell 插入物上，形成原代人肠单层细胞，这样就允许在体外从根尖和基底外侧取样。

虽然静态 Transwell 培养能更好地进入这些类器官的顶端腔，但它们仍然缺乏其他器官层次的肠道特征，包括内皮内衬的血管室、血流、周期性力学变形或免疫细胞，而这些结构特征对模拟人体肠道生理和病理学非常重要。因此可以对类器官培养物予以改性以应对其中的一些挑战，例如，向含有细胞器的细胞外基质施加机械力，可以调节它们的表型并影响原代肠道细胞的分化。此外，还开发了微型生物反应器，以产生有利于吸收营养和氧气的流体流动，或产生向类器官培养中的细胞传递生理相关力学信号的流体剪应力。

可以把类器官和器官芯片的方法结合起来开发原代人肠道微流控芯片模型。用酶裂解法从患者十二指肠活检中培养人肠杆菌，并将释放的肠干细胞涂覆在两通道 PDMS 微流控装置中有细胞外基质的多孔膜上，在第二通道上使其与原代人小肠微血管内皮细胞一起。和 Caco-2 细胞内衬芯片相似，肠内上皮细胞具有变形和流式蠕动的作用，肠上皮细胞有多分化的绒毛组织产生。有趣的是，虽然这种分化过程与肠内类器官内的观察过程相似，但转录组分析显示，有力学活性的肠芯片更接近模仿人十二指肠感染功能的增殖和宿主的防御反应。

因此，这种原代肠道芯片可能是对代谢、营养、癌症进展以及药物吸收和 PK/PD 等正常的肠道功能一个有用的研究工具。它还可能为新出现的学科，如个性化精准医学，提供一种新的方法，这些领域正在不断寻找可靠和有效的疾病建模和药物发现工具。还由于药物转运蛋白、药物代谢酶和药物靶点中的遗传多态性与人体的功效、剂量和毒性有关，该模型的可能应用范围将包括研究特定的病理机制（如炎症、感染和营养不良吸收），以及在特定疾病和特定患者条件下的药物发现。

9.3 关于肠绒毛的进一步研究

现有显示人肠功能的体外模型通常依赖于使用已建立的上皮细胞系，例如 Caco-2 细胞，它可形成极化的上皮单层但难以模拟药物开发和疾病研究所需的更复杂的肠功能。鉴于肠绒毛对肠芯片结构和功能的重要性，我们另辟一节予以进一步说明。

在肠芯片模型建立之后，进一步就有可能用微流控芯片技术，使所培养的细胞暴露于生理蠕动和液体流动之中，用于诱导人 Caco-2 细胞自发进行强大的三维形态改变，产生三维肠绒毛，并开展进一步研究。这些绒毛结构的细胞紧密连接，并被刷状缘和黏液覆盖。这些细胞还重建了绒毛组织基底的增殖性隐窝，并形成了四种不同类型的肠分化上皮细胞（吸收性、黏液分泌性、肠内分泌和 Paneth），它们所处的特征位置和人们能从微肠中看到的一致。这些肠绒毛的形成还导致肠表面积的暴露，有利于模拟人肠吸收效率，并增强细胞色素 P450 3A4 类药物代谢活性，特别是和在静态反式井系统中培养的常规 Caco-2 单层细胞相比时更是如此。一旦人肠芯片能够模拟正常人肠绒毛的三维结构，分化细胞类型和多种生理功能，就有可能为肠道生理学和消化系统疾病的研究以及药物开发提供一个强有力的体外模型。

这里使用的培养 Caco-2 细胞并模拟其生理力学条件的肠芯片，经历了模拟蠕动的流体流动、循环力学应变和持续几天到几周的培养。在这些条件下，肠上皮细胞被重新培养并经历自发的绒毛形成和小肠分化过程。这样做扩大小肠中所有 4 种类型的分化上皮细胞（吸收性、肠内分泌、黏液分泌性和 Paneth）极化的方式，还表明绒毛能表现出特异的细胞和组织功能，包括黏液生成度提高和 CYP3A4 药物代谢活性增强。虽然详细的分化机制仍有待阐明，但这些发现有助于再次强调物理微环境在发育控制中的核心作用。同样也表明，虽然目前在原代人细胞、胚胎干细胞或诱导多能干细胞（iPSC）用于体外人组织和器官模型的发育上依然存在很大挑战，但是可以看出，只要所建立的细胞系能提供正确的微环境，那么这种细胞系在干细胞和原代细胞的可用性、可重复性、稳定性、批间差异性和低成本方面都会提供很大的优势。最后，所培养的 Caco-2 细胞所呈现的组织形态，所分化细胞的特征和复杂的功能性比相同细胞在静态腔室中培养的可更接近地模拟人肠道功能，因此，人肠芯片为研究人类肠道生理学、胃肠疾病、毒理学和药物开发提供了一个新的潜力强大的替代平台。

D. Ingber 等在培养的人肠芯片上，观察体外肠绒毛形成以研究体外肠组织的分化，如图 9-3 所示[6]。图 9-3 为肠芯片微器件，透明硅橡胶（PDMS）上包含两层并行微通道（1 mm 宽，10 mm 长，0.15 mm 高），微通道内是肠上皮细胞 Caco-2，多孔 PDMS 膜（10 μm 孔隙间隔 25 mm）上涂有一层细胞外基质和蛋白混合物（Ⅰ型胶原：基质凝胶；体积比 1:1）。为了建立一个汇合的单层，细胞被铺（1.5×10^5 个细胞/cm²）在多孔膜细胞外基质涂层的上表面并在恒定流量下在培养基中培养 3 天（30 μl/h，对应于剪切应力），通过两侧真空腔室的 0.02 dyn/cm² 循环机械应变（10%，0.15 Hz）模拟活肠的力学活动微环境。图9-4 为对绒毛的进一步观察。

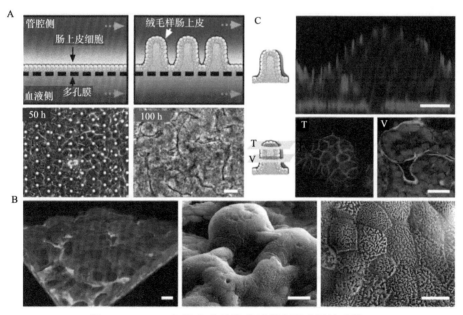

图 9-3　Caco-2 细胞在芯片培养过程中形成肠绒毛[6]

A. 平面肠上皮细胞向绒毛转化的原理图，在 50 h 和 100 h 记录到经历相似绒毛形态形成 Caco-2 细胞的结构和相应的相衬图像。B. 左图为 Z 堆积的 Caco-2 绒毛（蓝色）、F-肌动蛋白（绿色）和黏液 2（洋红色）的重建图。这些绒毛低放大率和高倍率显示的扫描电镜图像分别如左、中、右所示。C. 尖端垂直横截面，水平横截面（T）及单个绒毛的中部（V）的示意图

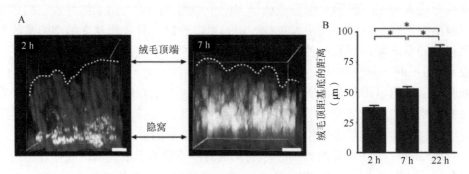

图 9-4　绒毛的进一步观察[6]

A. 用 Hoechst 33342 染色的 Caco-2 绒毛荧光显微镜图，核（蓝色），EdU 阳性增殖细胞（白色），EdU 标记 2 h，主要局限于相邻绒毛之间的基底隐窝区域（左），5 h 之后，几乎沿着整个绒毛的长度出现。白色虚线表示绒毛上部的管腔边界（右）。B. EdU 阳性细胞在 EdU 暴露开始后 2 h, 7 h 和 22 h 沿着绒毛向上迁移

　　根据以前的研究，在这个微型装置中培养 Caco-2 细胞时，曾观察到细胞形成一个波形，上皮具有肠绒毛形态，现在则甚至可以确定其变化的程度。同样，Sung 等也研究了微流控芯片中的流体剪切对肠道模型仿真程度的影响并特别强调了三维绒毛结构的重要作用[7]。

　　Sung 等将模拟人体肠绒毛的胶原支架结合到微流体装置中，从而为细胞提供 3D 组织结构和流体剪切力。因为一般认为，三维结构和流体剪切力的组合效应可以为细胞提供足够的刺激以诱导其进一步的分化并改善它们的生理活性。通常，通过测量肠道上皮细胞的吸收渗透性，代谢酶的活性以及形态观察来评估 3D 肠道芯片的生理功能。在这里，芯片是由 PDMS、载玻片和 PET 膜组成的三层结构，并使用光刻技术制造具有绒毛相反结构的晶片模具。从晶片模具复制具有绒毛结构的 SU-8 模具，并将其黏合到垫片上，制成海藻酸盐反模，再从海藻酸盐模具复制胶原绒毛支架，然后溶解，将所制备的胶原绒毛结构黏合到固定在 PDMS 芯片内部的多孔膜支撑体上。接下来培养人结肠癌细胞，并进行染色，渗透性试验以及酶活性测试，至少测量三次，进行统计分析。最后发现，由于绒毛支架的存在使 3D 肠绒毛芯片中的流体剪切力比 2D 中更大，导致 3D 培养中绒毛形态保存更好；在 3D 绒毛支架上培养细胞能诱导氨肽酶活性的提高，Caco-2 细胞的氨肽酶活性在流动条件下也比二维培养条件更好。也就是说，流体刺激和 3D 结构的组合可诱导肠功能的进一步改善。因此认为可通过改变不同的组织和环境观察它们对肠道细胞的影响。

　　也就是说，采用有 3D 绒毛支架的肠微流控芯片在不同的环境中培养 Caco-2 细胞，研究 3D 培养和灌注条件对细胞生理功能的分解和协同作用对分化、药物吸收和代谢的影响，发现在灌注和 3D 条件下，细胞能够很好地增殖并形成肠道屏障。在 3D 培养条件下，将细胞暴露于灌注培养物中能显著提高它们的代谢活性，这可能是由于吸收表面变化，紧密连接和转运蛋白表达的组合，使

模型药物的吸收也受到影响。与 3D 绒毛支架相结合的微流控肠芯片可能作为人体肠道的一个新的研究平台。

　　由此看来，如果能将 3D 微流体肠道芯片用于重现肠道组织，突出三维绒毛结构和微流控芯片中的流体剪切的这两个主要特征，并提供关于肠道组织环境如何影响细胞的信息，那么，这种芯片也可作为一种肠道模型用于药物开发，研究肠相关疾病，并为下一步在芯片上实现对肠道和其他脏器整合提供借鉴。

　　图 9-5 和图 9-6 分别为消化道芯片以及其中显示的绒毛、绒毛支架。

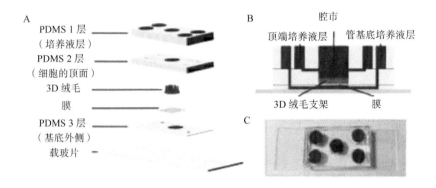

图 9-5　肠道芯片示意[7]

A. 消化道芯片的照片；B. 肠道芯片的侧视图；C. 肠芯片顶端（红色）和底部（蓝色）

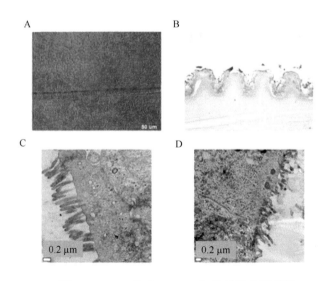

图 9-6　H&E 染色 Caco-2 细胞的培养图像[7]

A. 在芯片中 2D 单层培养；B. 在芯片 3D 绒毛支架上培养；C. 在芯片中作为 2D 单层培养的 Caco-2 细胞的
TEM 图像；D. 在芯片上的 3D 绒毛支架培养的 Caco-2 细胞的 TEM 图像

9.4　基于肠道芯片的病理模型

9.4.1　病理模型构建中的几个共性问题

1. 病理表型的诱导

各种肠道疾病病理模型的研究是微流控肠芯片一个重要的潜在应用领域。微流控肠芯片当然可以直接描述疾病的表型，但除此之外，它还能够整合不同的细胞组合，独立控制各种不同的关键参数，例如化学梯度、机械力、细胞类型和细胞外基质等，从而深入了解疾病的分子、遗传和生物物理基础。

在过去的肠道芯片疾病模型研究中，病理表型的诱导是通过接触特定的病原生物、毒素或炎症介质（如细胞因子）来完成的，通常需要有两个或更多的因素才能产生疾病反应。例如，必须同时在肠道芯片中添加脂多糖内毒素和免疫细胞，才能产生绒毛变钝和肠道屏障受损功能。对于更为复杂的情况，影响的因素会更多，如微生物、致病菌、力学信号、细胞外基质、结缔组织细胞、神经细胞、器官特异性免疫细胞和/或激素信号等，多种信号通路之间复杂相互作用会产生各种不同的特定表型。构建肠道芯片，把细胞从特定疾病患者的肠道活检中分离出来，有可能促进建立健全的个性化疾病模型，以改进药物筛选和配伍[8]。

2. 病理模型的个性化

曾经被广泛采用的常规临床试验和动物实验往往要消耗大量的金钱、时间和努力但又难以预测新药的疗效和安全性。例如，小鼠或其他实验动物的肠道微生物群与人的肠道微生物群就有很大的不同（已知在人体内定植的肠道微生物群中，约有 85%不存在于小鼠模型中），因此，人肠道芯片的产生可能对这一领域产生重大的影响。肠芯片为基础的疾病模型可以被用来识别新的治疗目标，重新使用现有药物，尝试新的疗法，并进行体外的药代动力学/药效动力学测试。特别是，药物毒性和有效性很大程度上取决于患者个体给定的基因突变和其所处的周边环境（例如，营养，药物摄入量，肠道微生物量等）。为了应对这一挑战，人们越来越感兴趣的是追求个性化的医学方法来开发适合个体患者遗传背景的治疗方法。基于原代细胞的肠模型可以通过使用患者自身的细胞（上皮、内皮、免疫、结缔组织或神经）和肠道微生物群设计人工肠微环境来促进这种方法的实施。由于肠道，以及诸如肠上皮细胞中的细胞色素 P-450 酶和肠道微生物制剂等在药物代谢中的重要性，肠芯片的构建有可能促进单独研究药物的分解，以及它和其他相关器官芯片，如肝芯片，肾芯片之间的耦合和配置。

3. 肠道病理模型和肠道微生物群

此外，含有人类肠道微生物群的肠道芯片应能更好地再现口服药物的吸收和代谢，因此，在这些平台上测试新的药物化合物可能会产生更接近体内的结果，为临床试验设计提供参考。可能的设想是，将患者特有的肠道器官、局部免疫细胞和共生微生物群一并整合到肠道芯片中，由此创造一个高度明确和可控的平台，加速新药的发现和个性化的精准治疗。

还有值得注意的一点是，共生微生物也可以发展为益生菌治疗人类肠道疾病。肠芯片法也可能有助于发现新的基于微生物体的治疗方法。例如，含有共有微生物的粪便微生物的移植已获美国食品和药物管理局批准，通过恢复这些患者的正常肠道微生物群来治疗疑难的病菌感染。用益生菌制剂治疗与 IBD 有关的炎症，益生菌 Lrhamnosus GG 被证明能增加肠道功能。和 VSL#3 益生菌制剂共培养可抑制致病性大肠杆菌感染所致的绒毛淡化和屏障功能丧失。因此，或可将循环和器官特异性免疫细胞整合到肠道中，从而发现新的微生物群治疗方法。

9.4.2 病毒感染模型（Ⅰ）

下面，给出一个肠芯片模型研究肠道病毒感染的例子[8]。动物模型不适合做这样的工作，因为它们的表达不同于人的病毒受体，另外，经典的静态细胞培养系统又不能复制人肠上皮细胞的物理复杂性。相比之下，借助于人肠芯片则可能比较现实。有了上面所述的人肠芯片模型，有了细胞自发形成的绒毛形态，就有可能将其用于各种肠道细菌和炎症的研究，以及肠道与微生物群共生关系的研究。通过研究活的人肠上皮细胞、血管和淋巴管内皮细胞、免疫细胞、力学变形以及活的微生物组和病原微生物，可以确定特定细胞因子、力学运动和微生物对肠道炎症影响，研究对细菌过度生长和屏障功能的控制。比如，在人肠芯片上让多种共生微生物与活的人肠上皮细胞共培养 1 周以上，即可分析肠道微生物组，炎症细胞以及蠕动相关的力学变形如何对肠道细菌过度生长和炎症产生影响。这种体外芯片模型复制了过去对动物和人类相关研究的结果，包括证明益生菌和抗生素疗法可以抑制病原菌引起的绒毛损伤。另外，通过在维持管腔流动的同时停止蠕动，显示缺乏上皮细胞变形可引发细菌过度生长，而类似的结果可以在肠梗阻和肠炎患者中观察得到。芯片上肠道炎症的分析显示如果让免疫细胞和脂多糖内毒素共同刺激上皮细胞，会产生足以诱导绒毛损伤的四种促炎症细胞因子（白介素-8，白介素-6，白介素-1β 和 TNF-α）增长并损害肠屏障功能。因此，这种人肠芯片技术可用于分析微生物组对肠道病理生理学的影响，并以控制变量的方式剖析疾病机制，这是现有的体外系统或动物模型不可能做到的。

　　为了在芯片上研究微生物和人上皮细胞在器官环境中的相互作用，可以用PDMS 膜和三个平行中空微通道组成的微流控芯片模拟受损或有炎症的人肠道微环境，中心通道由细胞外基质和 PDMS 膜分为上（腔）和下（毛细管）两个通道，PDMS 膜包含 Caco-2 肠上皮细胞排列的孔阵列，并通过上下微通道的循环流动，循环蠕动和中空侧室有节奏的偏转来模拟肠道的物理微环境，同时，也进行与共生微生物的共培养，如图 9-7 所示。结果表明当肠道微生物与上皮细胞共同培养 72 h 后，肠道内的细菌数量显著增加，并与十二指肠或空肠所做

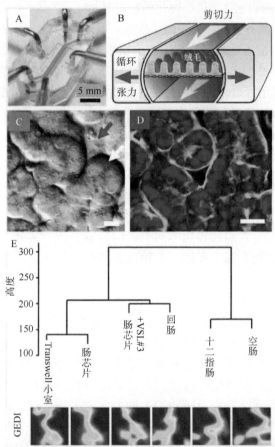

图 9-7　人肠道芯片及用全基因组基因图谱测得的因培养条件不同所造成的表型变化[8]
A. 装置的照片。分别由红色和蓝色染料填充的上下微通道。B. 装置的 3D 示意图，横截面显示如何施加蠕动循环机械应变以及流体流动（白色箭头）在垂直方向产生剪应力（灰色箭头）把流体重复吸入到侧通道。C. DIC 显微照片显示用人 Caco-2 肠上皮细胞培养约 100 h，在中等流量（30 μl/h）和循环机械拉伸（10%，0.15 Hz）（标尺，50 μm）下，形成肠道基底隐窝（红色箭头）和绒毛（白色箭头）。D. 共聚焦免疫荧光图像与图（C）所示的肠绒毛横断面相似，染色 F-actin（绿色），标记这些极化的顶端刷边界。肠上皮细胞（蓝色细胞核）（标尺，50 μm）。E. Caco-2 细胞全基因组转录组分谱（TOP）的聚类分析，分别为：在静态 Transwell 中培养，在肠道芯片上培养（流体流动速度为 30 μl/h，10%，0.15 Hz 的机械变形），或在机械活动肠道芯片上与含 8 种益生菌肠道微生物的 VSL#3 72 h 共培养（肠道芯片 VSL#3），以及与正常人小肠组织（十二指肠、空肠和回肠）比较

试验的结果更加接近。此外还可进行益生菌和抗生素治疗的评价以及对影响细菌过度生长力学因素的分析。最终的实验数据表明，与正常的共生肠道微生物共培养相比，Caco-2 肠上皮细胞的分化状态更加正常，也较以前的文献数据更优，并且还发现，免疫细胞必须与 LPS 或非致病细菌一同培养才能诱导产生一组共同作用的致炎因子，导致绒毛损伤和肠屏障破坏，白介素-8 只有在白介素-1β，白介素-6 和 TNF-α 同时存在的环境中起作用，才能表现出其危害肠屏障的关键能力。这些实验说明，这四种特定的细胞因子及其受体的组合或可被认为是联合疗法潜在的免疫治疗靶点，可用以抑制炎症性肠病（IBD）患者的炎症反应。通过益生菌和抗生素治疗的评价，发现治疗性益生菌制剂可以防止 EIEC 的过度生长和由此所造成的肠道损伤，但它不能完全代表正常肠道中高度复杂的共生微生物群，而改变力学参数后发现，生理力学变化本身会影响肠道细菌的过度生长。可见，人体肠道芯片提供了一个强大的平台，不仅能分析肠道与微生物群之间的相互作用，研究肠道炎症疾病的病因和发展，也可以分析潜在的治疗靶点和测试候选药物，以推进未来的医疗革命。图 9-7 显示的是人肠道芯片及用全基因组基因图谱测得的因培养条件不同所造成的表型变化。

9.4.3　病毒感染模型（Ⅱ）

再给一个人肠道病毒感染模型的例子。R. Villenave 等在人肠芯片上培养柯萨奇病毒 B1（CVB1）作为原型肠道病毒株，力图证明高度分化绒毛肠上皮细胞在流体流动和蠕动状运动条件下人肠道病毒感染，复制和传染性病毒产生可以在体外分析[9]。当将柯萨奇病毒 B1 引入装置的上皮细胞内衬的肠腔中时，病毒体进入上皮细胞，在细胞内复制，产生可检测的细胞病变效应（CPE），并从来自上皮细胞微通道的流出物中检测得到感染性病毒体和炎症细胞因子，证明它们能以极化方式从细胞顶端释放。但当通过基础感染途径引入病毒，即将病毒接种到流经平行的位置较低的"血管"通道的液体中，并通过多孔膜从上皮细胞通道分离时，则可显著降低病毒浓度，从而降低细胞病变效应，推迟通过半胱天冬酶-3 能观察到的活化；然而，细胞因子继续在顶部分泌。流经上皮细胞腔连续流体的存在也会产生细胞病变效应梯度，这种梯度走向与流动方向一致。这样看来，人肠道芯片可为肠道病毒感染提供合适的体外模型，并可用于研究肠道病毒的发病机制。

芯片采用软光刻技术制备，由 PDMS 制作上部和下部的微通道层，上下微通道由 PDMS 膜隔开。在制造模具上浇注 PDMS 预聚物，再将 PDMS 预聚物浇铸在包含有圆柱阵列的硅晶片上来制备多孔膜，将预聚物与固化的平硅烷化 PDMS 载体层重叠固化。在从晶片上剥离多孔 PDMS 膜和载体层之后，将多孔膜表面暴露于由实验室电晕处理器产生的等离子体中，然后立即使多孔 PDMS 膜和上部微通道层的等离子体表面接触产生不可逆键合。再将 PDMS 支撑层从

PDMS 多孔膜的底部剥离，并用镊子撕下位于横向真空室的上方部分以制造全中空真空腔室。然后将暴露的 PDMS 膜表面和下层 PDMS 微通道的顶部暴露于等离子体，并排压在一起，进行固化，两层通道具有相同形状，因此可以产生包含主微通道的中空真空腔室和一个整体键合的装置。使用不锈钢钝针，用管道分别把流体介质和真空源连接到上部和下部微流体通道，以此控制中央微通道内培养基的流动，并且在计算机的控制下调节向侧室施加的真空，以施加循环力学应变来模拟蠕动。此后，将 Caco-2 细胞黏附在芯片上培养。测量上皮屏障，氨肽酶活性，细胞内渗透过率，微生物 β-半乳糖苷酶活性，作微生物群分析以及电镜下的形貌观察，并对数据进行统计分析。最后结果表明，在芯片上重现人体肠道内的低流体流动和剪切应力可以促进芯片肠上皮细胞加速分化，形成 3D 绒毛状结构，并且增加肠屏障功能，而加入能模仿正常蠕动的机械应变则能进一步增强这些反应。特别是，一旦在肠芯片中分化，肠上皮细胞就可以支持存在于人肠内的微生物菌群的生长。因此人体蠕动肠芯片可能有助于研究肠功能的机制调节以及人体细胞-微生物共生和进化。这样一种肠芯片有效地概括了正常人体肠道的许多复杂功能，有可能成为药物筛选和毒理学测试的基本平台。

9.4.4　肠道菌群模型

有很长一段时间，人们对于肠道菌群的认知仅仅局限于共生关系，直到近些年来，肠道菌群的作用才得到更多科学家的关注，肠道菌群与健康的关系也才开始被逐渐挖掘出来[10]。人们发现了肠道菌群与情绪、糖尿病治疗、癌症治疗有密切的关系，2017 年 11 月，*Nature* 和 *Science* 及其子刊分别介绍了 3 篇有关于肠道菌群的研究报道，引起了学术界的广泛重视[11-13]。

现今，肠道菌群研究的主要模型还是动物模型，譬如猪或者老鼠，动物模型易反映的是肠道菌群的协同作用，而当其用于单个菌种生理作用的研究时，实验复杂，效率低下。本书作者与中国科学院过程工程研究所杜昱光研究员合作，开发了一种大肠芯片，用于肠道菌群及食品安全的研究[14]。该大肠芯片由三层 PDMS 芯片夹着两层多孔膜构成，多孔膜外侧包被血管内皮细胞，内测包被肠上皮细胞，肠道菌群黏附在血管内皮细胞表面。该芯片的优势在于拥有一个封闭的肠腔，可以模拟肠道的蠕动，进而给肠道菌群提供一个仿生的微环境，在模拟的肠腔内，可以控制肠道菌群的种类和数量，因此提供一个便利的肠道菌群研究平台，分别如图 9-8、图 9-9 和图 9-10 所示。其中，图 9-8 为大肠芯片结构原理图，图 9-9 为肠上皮细胞与血管内皮细胞共培养图，图 9-10 为大肠杆菌定植于肠上皮细胞黏液层中三维俯视图。

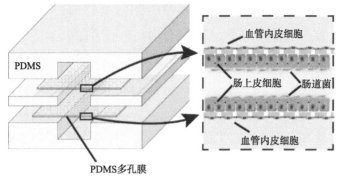

图 9-8 大肠芯片结构原理图[14]

三层 PDMS 芯片夹着两层多孔膜,形成三腔室大肠芯片;红色细胞代表血管内皮细胞黏附于多孔膜外侧,黄
色细胞代表肠上皮细胞黏附于多孔膜内侧,绿色细胞代表肠道菌黏附肠上皮表面

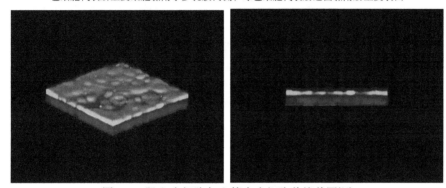

图 9-9 肠上皮细胞与血管内皮细胞共培养图[14]

绿色细胞是用绿色 celltracker 标记的血管内皮细胞,蓝色细胞是用蓝色 celltracker 标记的肠上皮细胞,两者分
别黏附于 PDMS 多孔膜的表面

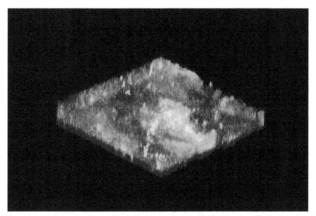

图 9-10 大肠杆菌定植于肠上皮细胞黏液层中三维俯视图[14]

蓝色为肠上皮细胞,绿色为肠上皮黏液层,红色为大肠杆菌。可以看到,类似于体内,在大肠芯片中,肠道
菌群在肠上皮细胞表面呈现菌落状生长

9.5　用于口服药物研究的肠道芯片

9.5.1　口服药物的代谢

药物口服后，经肠道吸收，在肝脏被首次代谢，代谢的效果会在很大程度上影响药物的疗效和副作用。首次代谢是涉及肠和肝组织的复杂过程，其中输运和反应在各个位置同时发生，因此难以在常规细胞培养系统中进行体外模拟复制。为了解决这个问题，Sung 等开发了一种微流控肠-肝芯片，力图重现首次代谢的动态过程[15]。微流控芯片由肠上皮细胞（Caco-2）和肝癌细胞（HepG2）两个独立层组成，药物按顺序在肠腔中被吸收并在肝腔中经历代谢反应。芯片成功地实现了两种不同细胞系的共培养。在共培养时，注意到 Caco-2 和 HepG2 细胞的生理功能的变化。两种细胞的细胞色素 P450 代谢活性均显著增强，并且芯片上的 Caco-2 细胞的吸收性质也因为流动的存在而改变。最后，对以类黄酮芹菜素作为模型化合物的首次代谢进行评估，芯片上消化道细胞-肝脏细胞的共培养所得结果比消化道细胞单一培养所得结果更接近已报道的代谢特征。这种微流体肝脏芯片可能成为研究药物复杂首次代谢的有用平台。

这样设计的双层结构，可以在不同但间距很小两个腔室中分别培养肠细胞和肝细胞，因此能够实现两者之间直接有效的通信交流。进一步优化腔室尺寸，通过数学模型模拟实现有效的输运，并简单地把芯片置于定制的倾斜台上操作，利用重力产生流动免除芯片对泵的需求。实验证实，肠道细胞（Caco-2）和肝癌细胞（HepG2）可以在芯片中共培养几周时间，同时保持良好的活力和形态，与在 96 孔板中单层静态培养相比，在微流控芯片中共培养时两种细胞的代谢活性提高。将类黄酮芹菜素作为模型分子用于肠-肝芯片中，分析代谢物，验证首次代谢可以在芯片中成功模拟。芯片采用软光刻技术制备，将 PDMS 溶液倒入 SU-8 中固化以制造消化道层，用 PDMS 固化形成 PDMS 薄层作为肝脏层，将两层黏合在装置上，一个通道朝向消化道层，另一个通道朝向接触载玻片底部，使两个通道对齐，以便相反方向交叉。用适当直径的活检穿孔器制备用于肠细胞，肝细胞和培养基贮存器的细胞培养室，制造所得的四个中型贮器，分别为上层（肠）和下层（肝）的入口和出口贮器。将载玻片上的每层黏合在一起，按照肝层，膜和肠层的顺序组装芯片。多孔膜为顶层的 Caco-2 细胞提供支持。额外的 PDMS 层黏合在顶部以提供足够的容积来容纳储层中的介质。肠腔用特制的 PDMS 盖子密封，其上带有用于种植细胞的小型开口。在细胞接种之前，将组装的芯片在 120℃下高压灭菌 5 min，注入乙醇润湿流体通道，再用洗涤液洗涤以除去剩余的乙醇，充满细胞培养基。此后进行细胞检测、代谢物分析，并在芯片上模拟输运过程。结果表明 Caco-2 和 HepG2 两种细胞可以在芯片上成功共培养，并且可以用作模拟药物首次代谢的工具，获得了与体内模型相似的药代谢动力学曲线，如图 9-11 所示。

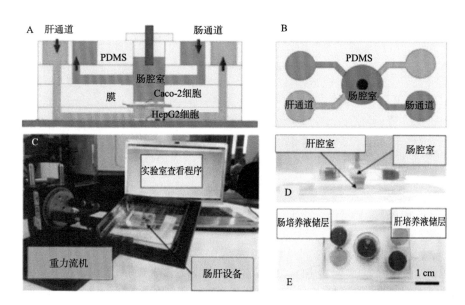

图 9-11　用于模拟首次代谢动态过程的微流控肠-肝芯片[15]
A. 肠-肝脏芯片的顶视图；B. 侧视图；C. 与计算机和芯片相连的重力流系统；D. 实际芯片侧视图；E. 俯视图

9.5.2　口服药物低生物利用度问题

　　许多高效的化疗药物只能通过静脉给药，因为它们的胃肠溶解度和渗透性过低，口服传递受到影响，SN-38（7-乙基-10-羟基喜树碱）就是这样一种药物。这实际上是一种口服药物生物利用度的问题。最近合成的亲脂性前体药物为低口服生物利用度问题提供了潜在的解决方案。K. Pocock 等介绍一种基于微流体的肠芯片模型，它利用外部力学作用，诱导上皮细胞单层产生特异性分化，使细胞表面呈现微绒毛表达起伏形态的屏障功能，这比传统的 Caco-2 反式井模型更具生物相似性[16]。用不同链长和不同分子位置的脂肪酸酯修饰 SN-38，做成亲脂性前药，发现其渗透性数据与水脂分配数据相关性很好，并具有显著促进其临床前发展的潜力。

　　芯片模型由 3 层 PDMS 和一层厚度为 15 μm，孔径为 3 μm 的 PC 膜组成。在一定条件下培养 Caco-2 细胞，并对单层细胞使用钙黄绿素作荧光染色，活细胞膜染色和 Hoechst 活细胞核染色，此后用 Edwards TF500 溅射涂布机对样品作约 20 nm 金溅射涂布，并使用具有 GEMINI II 扫描电子显微镜的 Merlin 作成像测定，最后将所培养的细胞通过芯片模型的上皮细胞层作 SN-38 药物转运实验，并将结果进行统计分析，如图 9-12 所示。结果表明，这一芯片模型可制备具有 3D 波状绒毛状表面的 Caco-2 细胞单层，展现紧密连接和微绒毛，并用于确定 SN-38 的亲脂性前药的渗透系数。模拟肠上皮细胞关键特性的芯片模型能显著改善筛选口服制剂的体外电流测定，为亲脂性前药的结构-渗透性关系提供新的见解，加深对许多具有挑战性的候选药物渗透性机理的认识。

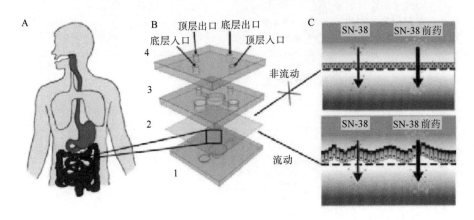

图 9-12　肠芯片微装置设计[16]

A. 人肠道位置和结构示意。B. 4 层芯片结构 3D 示意。使用等离子体聚合工艺黏合各层并予以密封。PC 膜（2）将顶室（3）与基室（1）分开。基底腔和心尖腔通过静脉泵独立灌注。顶层（4）包含气泡收集器和密封装置。C. 有流体流动和没有流体流动条件下在 PC 膜上生长的 Caco-2 细胞单层示意

9.6　药物肠吸收所引起的肾毒性

　　药物在肠道中的吸收与药物引起的肾毒性密切相关，这是在临床上比较常见的副作用，也进一步加剧了在新药开发早期对高精度预测模型的重大需求。Li 等提出了一种新的肠-肾芯片，重点模拟药物在肠道的吸收及其对肾脏的毒性，旨在为体外药物吸收及相关肾毒性的准确评估提供综合平台[17]。芯片包括一个多界面的微流体装置，促进肠腔和肾小球内皮细胞在分室微腔中的共培养，由于形成了相对完整的肠功能，可以单独测定药物吸收和随之而来的肾毒性（图9-13）。具体地说，以地高辛（DIG）作为模型药物，发现它在和考来烯胺（COL）或维拉帕米（VER）一起使用时对肠内地高辛的吸收有显著影响。在芯片上还进一步观察到不同程度的药物组合的肾毒性，包括细胞凋亡，细胞活力降低和乳酸脱氢酶泄漏。这些特征与肠细胞地高辛吸收的变化一致。数据还表明地高辛诱导的肾毒性在与 VER 联合后有增强趋势，但是在与 COL 联合后却会减弱，这也与临床观察结果一致。所有这些研究结果表明，建立的器官芯片微装置或可作为一个有效的高性价比平台，用于在新药临床前试验阶段作体外测试药物吸收和肾毒性试验。

肠-肾芯片的设计与制备如图 9-13 所示。芯片分为两层，上层为人肠细胞 Caco-2 用以模拟肠内药物吸收，下层为肾小球内皮细胞（GEC），用以观察药物在肾中的毒性。之后采用地高辛作为药物吸收和相关肾毒性测试的模型药物，并通过药物组合（例如维拉帕米和考来烯胺）进一步监测肾毒性。该芯片能够识别肾小球内皮细胞的渗透性，研究药物对体外肾小球滤过的毒性作用。将在芯片上培养的细胞作免疫染色后放到共聚焦显微镜下观察，再将 Caco-2 细胞暴露在一系列浓度的地高辛下，即将地高辛（80 μmol/L）和考来烯胺（200 μg/ml）或地高辛（80 μmol/L）和维拉帕米（20 μmol/L）的细胞培养基分别泵入 Caco-2 细胞的腔室，地高辛在该细胞室中被吸收，然后转移到下部室中，在那里肾小球内皮细胞被吸收的药物刺激；在药物刺激两天后，收集来自顶层的培养基，使用乳酸脱氢酶检测试剂盒，通过酶标仪定量释放的乳酸脱氢酶，评估地高辛的毒性。为了检查细胞凋亡，使用显示绿色（活细胞）和红色（死细胞）的活/死试剂盒（BD）对细胞进行染色。使用荧光显微镜测量细胞内荧光。进行 CCK-8 测定以定量确定细胞活力。随后对肾小球内皮细胞层渗透性进行测试，对吸收药物检测，同时进行所有数据的统计与分析。从实验结果中可以发现药物在肠道中的吸收表现出很大的差异，地高辛联合维拉帕米显著增加肾小球内皮细胞的肾毒性，而地高辛和考来烯胺联合则显著降低肾脏的药物毒性。肠-肾芯片可以重现药物肾毒性，也可揭示早期的肾毒性，在临床前期预测中有着显著优势，有可能成为药物检测和开发中一种有前景的，具有高性价比的体外替代方法（图9-14）。

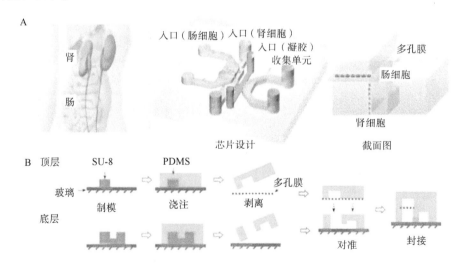

图 9-13　肠-肾芯片的设计和制造[17]

A. 肠-肾切片设计示意图和截面图。多接口结构芯片的解释性说明。顶层，多孔膜和底层密封在一起。肠细胞在顶层的腔室中培养，肾细胞接种在底层的腔室中。B. 微流体装置制造的示意图

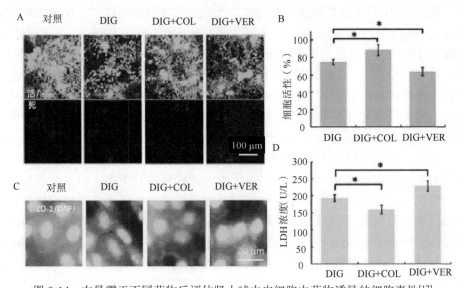

图 9-14　在暴露于不同药物后评估肾小球内皮细胞中药物诱导的细胞毒性[17]

A. 用地高辛（80 μmol/L），考来烯胺（200 μg/ml）和维拉帕米（20 μmol/L）处理 2 天后的肾小球内皮细胞的活/死测定。活细胞标记为绿色，死细胞标记为红色。B. 药物治疗 2 天后肾小球内皮细胞的 CCK-8 测定。C. 药物暴露 2 天后肾小球内皮细胞中紧密连接蛋白 ZO-1（绿色）的免疫荧光染色。DAPI 标有蓝色。D. 用药物处理 2 天后乳酸脱氢酶的泄漏量测定

9.7　肠等四种器官共培养模型

　　药物在小肠内的吸收和代谢，在肝脏代谢以及经肾脏的排泄是检验候选药物有效性和安全性的关键性因素。然而，在大多数体外测定中，缺乏检测物质的系统性反应。Ilka Maschmeyer 等建立了 4 种器官共培养微芯片模型，维持能超过 28 天的生存时间，提出了一种初步的标准化设想[18]。他们把预先形成的人肠道上皮细胞整合到标准细胞培养的四器官芯片上，其尺寸为人类相应器官的 10 万分之一，模拟肝功能的 3D 球体相当于 10 个肝小叶。覆盖着近端肾小管上皮细胞的高分子膜构成从肾脏排泄的流体与介质流分开的屏障，蠕动片上微泵确保脉冲介质流通过微流体通道连接四个组织培养室，第二个微流体回路确保液体经过肾脏上皮细胞层排出。这个四器官芯片系统保证了生理液体与组织的比例。深入的代谢和基因分析揭示了在两到四天内在共培养物中所建立的可重现的体内平衡，可至少持续 28 天，3D 成像双光子显微镜可将近端小管上皮细胞微流体的时空分离细节可视化。

　　这种多器官芯片平台，可以进行不同的人体器官的共培养。具有皮肤穿刺活组织检查的肝球状体，神经元球状体或肠组织，在数周内完成体内平衡。集成在芯片上的微泵和互连微通道支持这种多器官芯片通过组织与液体一定比例的介质灌注来替代血液回路。皮肤、肠道或肺等人体屏障器官模型与肝脏模型的组合产

生不同器官之间的物质吸收和分布及其在人肝脏组织中的代谢的数据，以扩大多器官平台测试吸收、分布、代谢和排泄（ADME）的能力。具体地说，他们重建了人 3D 小肠，选择口服和真皮物质吸收的皮肤活检，能够使主要物质代谢的 3D 肝等效物，以及支持代谢物排泄的肾近端肾小管隔室，构建一个强有力的器官芯片平台，平台上的 4 种人体组织至少可共培养 28 天。同时展示在这 28 天内 4 个器官等价物显著的稳态和功能，包括屏障的完整性、抗梯度连续分子运输和代谢活性，从而使其进一步成为体外 ADME 和重复剂量毒性测试的理想平台。

芯片的结构中包括了两个微流体流动回路，每个微流体回路由一个单独的蠕动泵操作，并且在肾近端小管培养室中重叠，六个气压配件，四个插件形成用于四种不同组织类型的培养隔室，另外两个用于来自排泄器官的流体储存器。然后进行流体力学的相关计算，选择合适的流速；选择可靠的细胞来源并培养，此后重建肠屏障模型、近端肾小管屏障模型、皮肤活检屏障，以及肝单位，并将它们进行共培养，获取分析数据。分析方法主要是先对 RPTEC/TERT-1 的单层细胞进行免疫荧光染色，检测其跨膜电阻。从结果中可以发现所有组织在整个共培养期间可以保持高细胞活力和离散的生理组织结构。人类小肠上皮形成高达 270 μm 的稳定的 3D 绒毛状结构，皮肤活组织检查在气液界面处形成了分层的角质层，人近端肾小管上皮细胞维持功能性极化单层屏障。小肠和肾近端小管细胞屏障能够在肠腔替代血液回路和系统排泄回路之间保持连续稳定的葡萄糖梯度平衡。此外，深入的代谢和基因分析表明了在至少 28 天内所有的四种组织之间可建立能再现的体内平衡。四器官模型的具体说明如图 9-15 所示。

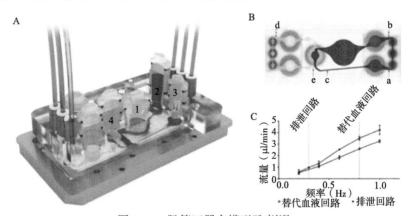

图 9-15 肠等四器官模型示意[18]

A. 包含两个聚碳酸酯覆盖板装置的 3D 视图，PDMS-玻璃芯片（覆盖区：76 mm×25 mm;高度：3 mm）容纳替代血流回路（粉红色）和排泄流回路（黄色）。四个组织培养隔室，分别为肠（1），肝脏（2），皮肤（3）和肾脏（4），描绘了沿着互连微通道排列的每个组织培养隔室的中央横截面。B. 使用 μPIV 评估通道中的流体动力学。说明替代血液回路中三个测量点（a,b,c）和排泄回路中两个点（d,e）位置的四器官芯片布局的俯视图。C. 相对于替代血流回路和排泄回路的泵送频率绘制的平均体积流量。共培养实验分别以 0.8 Hz 和 0.3 Hz 进行，由竖线分别表示在肠腔，替代血液电路和排泄回路培养基池中通过功能性小肠和近端小管屏障相互隔离的 LDH 活性测量共培养 28 天内 4OC 的组织活力

9.8　关于肠芯片模型的几点说明

虽然上述微流控肠芯片模型力图真实地模拟人肠道的许多不同表型和反应，但它们只包含了 4 层肠壁的有限成分，也没能充分反映肠周边的微环境，这些缺失可能在某些疾病中起着重要作用。例如，平滑肌细胞表达 Toll 样受体，并可通过调节胶质源性神经营养因子的产生来调节神经元的完整性。这一点很重要，因为肠神经系统调节肠道分泌、血液流动和肠道运动，递质产生和释放的细微变化与胃肠道的功能性和炎症性疾病有关。因此，应增加更多的成分，如肌肉和神经系统细胞。

尽管 PDMS 在制造微流控器官器件方面有许多优点，但它也有吸附小分子和疏水分子的潜在缺点。为克服这一缺点，可对 PDMS 或替代聚合物（如聚氨酯、苯乙烯嵌段共聚物）或细胞外基质材料进行表面改性，可将改性后材料用于预测药物生物利用度或吸收的研究。另外，在使用器官芯片模拟药物 PK 和 PD 时，可以使用计算模型对大多数化合物进行 PDMS 吸附模拟。

此外，以往大部分关于肠道芯片的工作都是在学术实验室进行的，因此，模型的结果和可靠性可能因实验室而异。然而，最近出现的多家公司正开始将器官芯片技术商业化，这给人们带来了很大的希望，即随着时间的推移，与制造规模、稳定性、成本和与用户友好等有关的问题将得到解决，标准化问题也会提上日程。

参 考 文 献

[1]　Pabst R. The anatomical basis for the immune function of the gut. Anatomy and Embryology, 1987, 176(2): 135-144.

[2]　McConnell E L, Fadda H M, Basit A W. Gut instincts: Explorations in intestinal physiology and drug delivery. International Journal of Pharmaceutics, 2008, 364(2): 213-226.

[3]　Roy S, Trinchieri G. Microbiota: A key orchestrator of cancer therapy. Nature Reviews Cancer, 2017, 17(5): 271-285.

[4]　Bein A, Shin W, Jalili-Firoozinezhad S, Park M H, Sontheimer-Phelps A, Tovaglieri A, Chalkiadaki A, Kim H J, Ingber D E. Microfluidic organ-on-a-chip models of human intestine. Cellular and Molecular Gastroenterology and Hepatology, 2018, 5(4): 659-668.

[5]　Kim H J, Huh D, Hamilton G, Ingber D E. Human gut-on-a-chip inhabited by microbial flora that experiences intestinal peristalsis-like motions and flow. Lab on a Chip, 2012, 12(12): 2165.

[6]　Kim H J, Ingber D E. Gut-on-a-Chip microenvironment induces human intestinal cells to undergo villus differentiation. Integrative biology: Quantitative biosciences from nano to macro, 2013, 5(9): 1130.

[7]　Shim K, Lee D, Han J, Nguyen N, Park S, Sung J H. Microfluidic gut-on-a-chip with three-dimensional villi structure. Biomedical Microdevices, 2017, 19(2).

[8]　Kim H J, Li H, Collins J J, Ingber D E. Contributions of microbiome and mechanical deformation to intestinal bacterial overgrowth and inflammation in a human gut-on-a-chip. Proceedings of the National Academy of Sciences, 2016, 113(1): E7-E15.

[9] Villenave R, Wales S Q, Hamkins-Indik T, Papafragkou E, Weaver J C, Ferrante T C, Bahinski A, Elkins C A, Kulka M, Ingber D E. Human gut-on-a-chip supports polarized infection of coxsackie B1 virus *in vitro*. Plos One, 2017, 12(2): e169412.

[10] Cani P D. Human gut microbiome: Hopes, threats and promises. Gut, 2018, 67(9): 1716-1725.

[11] Ma C, Han M, Heinrich B, Fu Q, Zhang Q, Sandhu M, Agdashian D, Terabe M, Berzofsky J A., Fako V, Ritz T, Longerich T, Theriot C M, McCulloch J A, Roy S, Yuan W, Thovarai V, Sen S K, Ruchirawat M, Korangy F, Wang X, Trinchieri G, Greten T F. Gut- microbiome-mediated bile acid metabolism regulates liver cancer via NKT cells. Science, 2018, 360(6391): n5931.

[12] Zhao L, Zhang F, Ding X, Wu G, Lam Y Y, Wang X, Fu H, Xue X, Lu C, Ma J, Yu L, Xu C, Ren Z, Xu Y, Xu S, Shen H, Zhu X, Shi Y, Shen Q, Dong W, Liu R, Ling Y, Zeng Y, Wang X, Zhang Q, Wang J, Wang L, Wu Y, Zeng B, Wei H, Zhang M, Peng Y, Zhang C. Gut bacteria selectively promoted by dietary fibers alleviate type 2 diabetes. Science(New York, N.Y.), 2018, 359(6380): 1151-1156.

[13] Costea P I, Hildebrand F, Arumugam M, Bäckhed F Blaser M J, Bushman F D, de Vos W M, Ehrlich S D, Fraser C M, Hattori M, Huttenhower C, Jeffery I B, Knights D, Lewis J D, Ley R E, Ochman H O T P W, Quince C, Relman D A, Shanahan F, Sunagawa S, Wang J, Weinstock G M, Wu G D, Zeller G, Zhao L, Raes J, Knight R, Bork P. Enterotypes in the landscape of gut microbial community composition. Nature Microbiology, 2018, 3(1): 8-16.

[14] Jing B L, Wang Z, Zhang C, Deng Q F, Luo Y, Zhang X L, Du Y G. Establishment and application of peristaltic human gut-vessel microsystem for studying host-microbial interaction. unpublished results.

[15] Choe A, Ha S K, Choi I, Choi N, Sung J H. Microfluidic gut-liver chip for reproducing the first pass metabolism. Biomedical Microdevices, 2017, 19(1).

[16] Pocock K, Delon L, Bala V, Rao S, Priest C, Prestidge C, Thierry B. Intestine-on-a-chip microfluidic model for efficient *in vitro* screening of oral chemotherapeutic uptake. ACS Biomaterials Science & Engineering, 2017, 3(6): 951-959.

[17] Li Z, Su W, Zhu Y, Tao T, Li D, Peng X, Qin J. Drug absorption related nephrotoxicity assessment on an intestine-kidney chip. Biomicrofluidics, 2017, 11(3): 34114.

[18] Maschmeyer I, Lorenz A. K, Schimek K, Hasenberg T, Ramme A P, Hubner J, Lindner M, Drewell C, Bauer S, Thomas A, Sambo N S, Sonntag F, Lauster R, Marx U. A four-organ-chip for interconnected long-term co-culture of human intestine, liver, skin and kidney equivalents. Lab Chip, 2015, 15(12): 2688-2699.

第 10 章　血 管 芯 片

10.1　血管和血管芯片概述

血管是指血液流过的一系列管道。除角膜、毛发、指（趾）甲、牙质及上皮等地方外，血管遍布人体全身。血管按构造和功能不同，分为动脉、静脉和毛细血管三种。

动脉分为大动脉、中动脉、小动脉和微动脉。大动脉和中动脉的管腔结构分为内膜，中膜和外膜。内膜是三层膜中最薄的一层，由内皮和内皮下层构成，内皮衬于血管的腔面，表面光滑，利于血液流动，分泌多种生物活性物质，影响和调节血管通透性；内皮下层主要是胶原纤维和弹性纤维。中膜由平滑肌构成，平滑肌之间有一些弹性纤维和胶原纤维。外膜由疏松结缔组织构成。动脉功能主要是运输氧气、血液以及营养物质等。

静脉分为大静脉、中静脉、小静脉和微静脉。静脉的内膜较薄，内皮下层含少量平滑肌；中膜不发达，为排列疏松的环形平滑肌纤维；外膜较厚，含有大量纵行的平滑肌。静脉的功能是运输体内代谢废物等。

根据电镜下内皮细胞的结构特征，毛细血管可分为三类：连续毛细血管，有孔毛细血管和血窦。连续毛细血管的内皮细胞之间有紧密连接，基膜连续，主要分布于结缔组织、肌组织、肺和中枢神经等处。有孔毛细血管的内皮细胞不含核的部位很薄，有许多贯穿胞质的内皮窗孔，有利于血管内中小分子的物质交换，主要分布于胃肠黏膜、某些内分泌腺和肾血管球等处。血窦管腔大，形状不规则，内皮细胞间有较大间隙，主要分布于肝、脾、骨髓和某些内分泌腺中，其功能是进行物质交换，尤其是较大分子的交换。

心血管循环系统在维持人体内稳态方面起着至关重要的作用。血管系统是由动脉、静脉和毛细血管组成的封闭网络，这一网络使血液得以在全身循环，进行气体交换和大规模营养输运，是维持器官活力的核心要素。因此，为了模拟器官在体外的特性和功能，有必要整合一个功能化三维微血管系统，充分利用微流控芯片的一些特点，比如，可以设计一个图案，让细胞培养被限制在基于图案设计的受控制区域，还可以通过调节化学因素（如浓度梯度）或物理因素（如间隙流动产生的剪切力），在生理水平上建立复杂的微环境等，用于构建一个在生理上更接近人体的芯片器官。目前通常采用两种途径：一种是用内皮细胞衬里的微流控通道来制造微血管支架，由于这些支架的几何形状是由微制造模式预先决定的，因此可以根据微通道尺寸和所用流量精确地控制内衬内皮细胞的剪应力;另一种是通过构建三维血管生成细胞自发地形成和重建血管网络。与内皮细胞内衬的方法相比,第二种途径更接近于体内血管的发育的实际状态。第二种方法的缺点是虽然微血管形态(例如分支数、平均分支数)、长度、血管平均直径等可以通过不同的方式来调节,但是,调控因子(如旁分泌信号、细胞接种数、微血管密度和水凝胶机械性能)等网络模式不能很好地把握,也不容易灌注。

10.2 相对完整的微血管网络芯片模型

Abraham P. Lee[1]团队通过连接微流体通道,在芯片上构建一个相对完整的、可灌注的微血管网络模型。该芯片平台整合了血管发育的不同阶段,包括血管生成、内皮细胞内衬、新生血管生成和吻合术。该芯片模型按设定的多步过程,构建了一个特别有利于生理血管网络发育的微环境传导装置,当微血管网络在这个装置中形成后,相邻的微流控通道内衬单层内皮细胞就可作为高压输入导管(动脉)和低压输出导管(静脉)。为促进在动脉/静脉和毛细血管网络之间紧密互连,可以诱导血管新生,从而促进组织腔内血管与内皮细胞沿微流道相连,因此有极好的血管屏障性能,使所显示的渗漏量值达到最小。荧光微粒的流动证实了流动态微血管网络的可灌注性,并测得最小漏出量仅为 70 kDa FITC 葡聚糖,表明内皮细胞连接的生理紧密性和动脉/静脉与毛细血管网络之间相互连接的完整性。这一模型主要的优点是创建了完好无损、可灌注的包括动脉、静脉和毛细血管在内的微血管网络,形成一个相互关联的从动脉到血管组织再到静脉的灌注血管生理传输模型,并可以重塑。这一芯片系统能使多种血管在生理上互连,并可通过与其他类型细胞的共同培养向用户提供不同的置于芯片组织腔内带血管的微器官,利用所开发的血管界面连接多个器官单位,因此可用作更为完善的疾病模型供药物筛选等采用,甚至有利于最终构建"人体芯片"。

也就是说,中间组织腔隙中的血管生成细胞被用来诱导沿两侧微流道的内皮细胞衬里,产生能起动脉和静脉作用的血管,并和毛细血管相连,形成血管网络。这里,一些内皮细胞将从组织室迁移并沿微流体扩散到处于血管生成过程中的通道,促进与后续内衬内皮细胞的连接。此外,出芽细胞在基质界面上诱导内皮细胞单层侵入毛细管形成与毛细血管网络的连接,因此,这种微流体平台可以使微血管网络发育的多个阶段,例如血管生成、内皮细胞内衬和血管吻合等在一个平台上进行。此外,还通过灌注 70 kDa FITC 葡聚糖验证在微流体通道内内衬的内皮细胞与组织室内毛细血管网无生理学泄漏,连接紧密,因此可以预防血管系统非生理性渗漏进细胞外基质,这在药物筛选应用中至关重要。

这个模型是生物驱动和工程创新的一种集成。在组织培养箱里微血管网是通过血管生成细胞驱动形成的,因此较之先前报道的那些预模型化的设计能更好地反映体内真实的毛细血管网络，在微通道出口，连接内皮细胞，感受剪切力，因此允许更好的模拟动脉/静脉，促进微血管网络的连接。和以前的模型相比，这个模型提供了更加完善的带有动脉/静脉和毛细血管的微血管网络系统，连接紧密，几乎没有渗漏，因此可看成是血管生物学研究的一个发展。传统的通过血管壁作生物传递的研究用小室模型进行，内皮细胞被置于小室膜的一侧，而血管周边的细胞被置于另一侧以模拟血管基膜，但是，由于小室的膜厚，这种方法难以模拟内皮细胞和血管周边细胞/基膜之间紧密的相互作用，而这些作用在体内又是存在的。因此，血管屏障和传输性质没有被完全反映出来。而用这个模型，细胞间的生理传输和内皮细胞-周边细胞间的相互作用能用荧光成像进行实时研究。此外，其他类型的细胞能够在组织小室内共培养以产生专门的血管化的芯片器官（如心，肝，肿瘤等）。因为根据这种设计，每个功能器官有它自己专一的血管界面，芯片上的各个器官就能借助于内皮细胞连接的微流控通道，通过动脉-动脉，静脉-静脉的方式一个个连接起来，形成一个三维微血管模型研究器官-器官的相互作用。这个模型也可通过不同器官和同一种药物或者先导化合物的相互作用进行药物筛选。

微血管网络芯片模型如图 10-1 所示。其中 10-1A 为装置设计图，即采用四种不同静压力的溶液存储器分别控制两种流体沿微流道流向组织室。前者诱导间隙流穿过诱导血管生成的组织室，后者则在微流控通道内诱导促使内衬内皮细胞形成剪切力。这两种微流体的协调还可以精确控制促进血管生成的血流条件，形成和维持吻合口的结合。

整个装置结构包括中心部位的三个组织室（1 mm×2 mm）和两个微流控通道（100 μm×100 μm）如图 10-1B 所示，这些通道通过一系列连接孔连接到组织室（图 10-1C）。通过对凝胶-空气界面拉普拉斯压力的定量分析，优化连接孔和腔间连接通道的宽度，防止凝胶在加载过程中所积累的压力造成通道破裂，使凝胶在灌注过程中泄漏进入旁侧微流体通道。在这一设计中，宽度为 50 μm 的通信孔的破裂压力（$p_{Burg-max}$=3983 Pa）远高于腔室连接通道的推进压力（$p_{推进-min}$=1655 Pa），根据 Young Laplace 方程计算，管道破裂引起凝胶进入旁侧微流体通道的概率较低。因此，连接孔作为毛细血管防裂阀，防止凝胶从组织室流出。

此外，由于血管生成所需的时间比内皮细胞内衬形成所需的时间长，因此最后在细胞进样口接种细胞，即在组织室内侧接种细胞形成毛细血管后，再形成内皮细胞内衬。内皮细胞内衬两个进样口的端口都设计了一个比液体入口端更宽的开口，以防止在引入内皮细胞内衬时细胞堵塞（图 10-1D）。在两个细胞进样口通道，都有一个筛子状结构，以浓缩内皮细胞内衬过程中集中在微流体通道内的细胞（图 10-1D）。这一过程促进了内皮细胞与涂层微流体通道的充分接触，对于内皮细胞内衬必不可少。

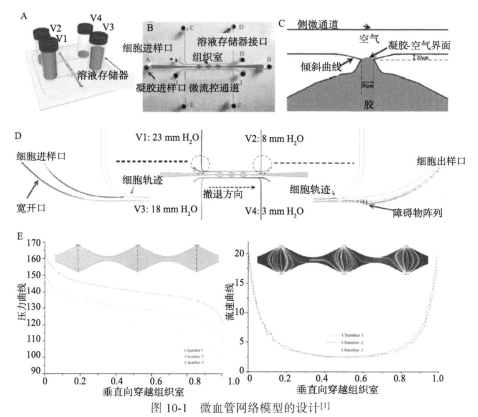

图 10-1 微血管网络模型的设计[1]

A. 微流控芯片模式图，包含四个不同体积的溶液存储器；B. 俯视图：通道结构，凝胶进样口，细胞进样口和溶液存储器接口；C. 优化的漏斗形通信的设计示意图，能够在相对平坦的凝胶-空气界面的顶部精确地阻止胶体向前推进，并且能够在凝胶界面上形成平滑单层内皮细胞；D. 整个装置内部压力分布的仿真结果；E. 压降和跨越三个组织室的细胞间隙液速度分布的模拟结果

微流控装置是由聚二甲基硅氧烷（PDMS）制成，使用标准软光刻的 SU-8 图案化硅片技术。微流体通道的高度和组织室高度均为 100 μm。微流控芯片与载玻片键合，四个无底塑料瓶被粘在四个液体容器端口上，与固化剂混合。使用前，在 121℃下再高压灭菌 30 min。

10.3　局部血管芯片和力学微环境

除了上述相对完整的构建微血管网络芯片模型的案例外，还可以某个局部为重点，研究单一的血管和它相应的微环境。作为以输运血液为主要功能的器官，血管直接承载着众多的力学刺激，这些刺激又因为血液承受的压力、血管的形状、血液流经的方式等因素而各不相同，因此成为血管微环境的一大特点。

10.3.1　由血管内皮细胞构建的血管新生芯片及剪切力对血管新生的影响

在人体微环境中剪切力以及剪切力和血管内皮细胞的关系在生理止血和实

现血小板功能方面至关重要，但目前的诊断和监测设备不能充分评估流动状态下的血管内皮细胞的功能，或者说不够准确，可靠。活体细胞培养体系不够健全是对临床实验室内皮细胞分析或临床诊断医疗的一种挑战。E. Ingber 等[2]用微流控芯片探讨当人全血以动脉剪切速率通过通道时，微流体装置内化学试剂保护的人内皮细胞是否能保持其支持血栓形成和血小板黏附的能力。如果这是可能的话，它可以为临床实验室和未来护理环境中相关生理条件下的止血和血栓形成分析提供一种更可靠的平台。

他们描述了一个带有内皮细胞的微流体装置，这种装置内储存的流体即使在几天之后也能在体外连续流动，仍然保留其调节止血的能力。这个装置内培养有内皮细胞和丰富的血小板，以及血栓存在下的生理剪切力环境，与动脉血管相似。可以取受试者的全血，在几分钟内用少量（0.5 ml）测试抗血小板药物来测定血小板功能。他们通过对抗血小板药物患者血液样品的分析结果与标准聚集法或类似胶原包覆微流控装置的结果相比较，证明了这种微流控装置可应用于固定人内皮细胞，并证明了其生理相关性。这一装置通过血栓形成和血小板功能显示了潜在的临床应用价值。

具体来说，他们利用 AutoCAD 软件设计微流控芯片，在硅芯片上用光刻法制作主模板，用软光刻法制备 PDMS。在标准幻灯片尺寸（75 mm×25 mm）的PDMS 上刻出 6 个独立的 400 μm 宽，100 μm 高，2 cm 长的微通道，用打孔器将进样口切割到直径 3.5 mm 的大小，出样口做成 1 mm 大小。他们将 1/16″鲁尔接头插入出样口，然后将一 35 cm 长约 1/16″医用级聚乙烯管插入鲁尔接头内。管子的另一端连接到一个安装在注射器泵上的 3 ml 注射器上。微流控装置在氧气等离子体中暴露 30 s，功率为 50 W，使用 PE-100 等离子灭菌器，然后用 1%（3-氨基丙基）-三甲氧基硅烷在 100%无水乙醇中处理 10 min，再用 70%乙醇和 100%乙醇漂洗后，在 80℃下烘烤 2 h，涂覆大鼠 I 型胶原蛋白，在 37℃下置于 5%CO$_2$ 孵化器，然后用内皮生长培养基-2 冲洗。人脐静脉内皮细胞首先进入胶原微通道，然后倒置培养 20 min，再将新鲜的内皮细胞悬浮液引入通道内，再孵育 8 h，促进细胞黏附，并在通道的所有表面扩散，再先后用含有 TNF-α和不带有 TNF-α 的 EGM-2 冲洗通道。培养 18 h 后，用 4%甲醛溶液冲洗通道，室温下孵育 15 min。最后，用 EGM-2 冲洗两次，然后在 4℃下放置 36 h。将小鼠或兔抗细胞间黏附分子（ICAM-1）、血管黏附分子（VCAM-1）、组织因子（TF）、血管性血友病因子（vWF）、血管内皮黏附素（VE-Clegin）等抗体灌入装置，孵育 3 h，洗净，用山羊抗鼠或抗兔荧光 IgG 孵育 3 h。

这样一个简单的微流控装置装有由化学试剂防护的人内皮细胞，并且提供一种方法，用以检测生理上有重要贡献的内皮细胞，通过动态血流量分析了解止血和血栓形成过程。这种装置可以很方便地被带到实验室或者即时诊断护理点，储存使用。实验证明，在这一装置上进行的和剪切力相关的全血试验可以

用来评估血小板聚集和药物在病人血液样本中的抑制作用。在分析血流量的
15 min 内，固定的正常（未受刺激的）内皮细胞保持其防止凝血的能力，而在
固定前用 TNF-α 预激活时，内皮细胞在体外能有效地促进血小板黏附和血栓形
成。这一点很重要，因为通常情况下，在病理环境下评估这种全血栓形成的倾
向是不可能的。虽然较简单的检测方法可能允许对单个信号成分（如胶原激活
途径）进行剖析，但迄今为止所取得的结果与临床结果的相关性很低，这可能
是因为与大多数疾病相关的血栓形成更多地与炎症改变而不是与血管壁损伤相
关。相反，这一系统更接近于模仿体内病理生理条件，可以提供一个更好的指
标，避免病人对缺血事件所持有的风险。

　　近年来，在体外，当流动的血液接触各种均一的相关分子配体时，已经观
察到血栓形成和血小板黏附。但这些配体中没有一种能在活体激光诱导血管损
伤模型中以类似于内皮表面凝块的形态诱导血栓形成，而上述这个实验能够重
建这一反应。此外，实验还证明四种重要的黏附配体（vWF、TF、ICAM-1 和
VCAM-1）在固定内皮细胞表面的表达保持不变，因此，这种简单的测定方法
可以定性和定量地分析固定内皮细胞的促血栓和促凝反应，并且观察到的结果
与活内皮细胞的结果非常相似。因为实验分析了细胞因子刺激的内皮细胞中凝
块的形成，使用这个装置进行的测量有可能更好地揭示炎症内皮细胞上血栓的
形成，例如在动脉粥样硬化斑块中比常规止血试验获得的结果更好。血管内皮
细胞很容易获得，但也可以利用来自原代细胞或诱导多功能细胞（iPS）来源的

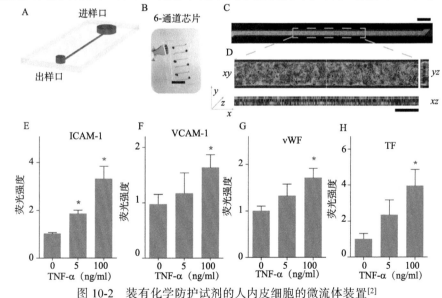

图 10-2　装有化学防护试剂的人内皮细胞的微流体装置[2]

A. 一个直通道，两端分别连接血液进样口和出样口；出样口与注射泵相连，用以抽走血液。B. 微流
控芯片实物图照片，内含 6 个独立微流控单元，与玻璃底片封接在一起。C. 荧光图片显示微流控通道内人脐静脉内
皮细胞表达 Ve-cadherin 的情况（标尺为 1 mm）。D. 激光共聚焦图片。E~H. 不同浓度 TFN-α 处理内皮细胞
后，ICAM-1、VCAM-1，vWF 和 TF 的荧光强度的量化分析结果（ P <0.05；n=3）

内皮细胞进行类似的研究，这为开发患者特异性诊断和推进个性化医学提供了可能性。重要的是，鉴于这种微型设备体积小、简单坚固，它也有可能用于在护理场所进行止血和血小板功能监测，并可用于发现新的血小板调节剂或抗炎药物。装置及相关说明如图 10-2 所示。

10.3.2　血管芯片中的剪切力和循环拉伸力

考虑到血管力学微环境的多元性，蒋兴宇等[3]提出了一个以模拟力学微环境为特征的微流体血管模型，专门模拟微流体在血管内流动时的剪切和拉伸。芯片集成了流体剪切力和循环拉伸力两种心血管系统的主要力学刺激。模型芯片可以将流体剪切力和循环拉伸力以不同的方式传递给血管细胞，模拟体内血管血流动力学微环境，如图 10-3 所示。芯片由微通道层、弹性膜层和拉伸层三个部分集成，置于上部的弹性膜的形变能促使流体剪切力和循环拉伸力把黏附的细胞分离，而拉伸力的频率、大小以及流体的强度和方向均为可控。这样一个芯片系统可研究单一的剪切力，单一的循环拉伸力以及它们的组合对细胞骨架重组的影响。蒋兴宇等把流体剪切力和循环拉伸力同时或分别施加到大鼠骨髓间充质干细胞（RMSC）和人脐静脉内皮细胞（HUVEC）上，观察细胞对刺激的反应，发现细胞的应激纤维随细胞类型和刺激类型的变化而变化，结果表明，流体剪切力和循环拉伸力可协同调节大鼠间充质干细胞和人脐静脉内皮细胞应力纤维的各向异性排列。因此认为，流动拉伸芯片是一个可靠的模拟血液动力学微环境的工具。微流控流体拉伸芯片及其各部分分别如图 10-4 所示。

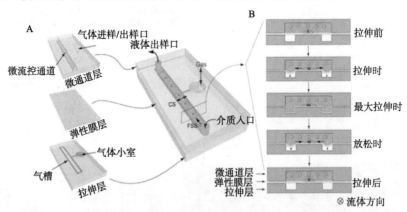

图 10-3　微流控流体拉伸芯片示意[3]

A. 微流体通道层，弹性膜和拉伸层能装在一起形成一个由两部分组成并被膜隔开的集成芯片，一部分用于产生流体剪切力，另一部分则用于产生循环拉伸力；B. 示意图显示芯片的剖面和工作机理，一个连续流被施加到平行于微通道的 X 轴方向，随着弹性膜的循环变型，膜上的细胞被重复拉伸和松弛

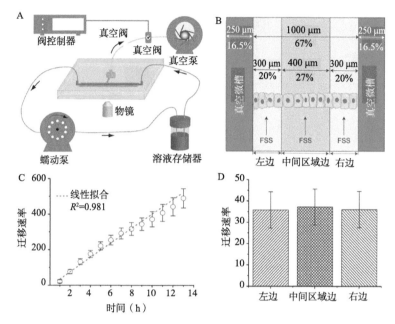

图 10-4　微流控流体拉伸芯片及其各部分[3]

A. 微流体拉伸芯片各部分示意图，用 PE 管把微通道与溶液存储器及蠕动泵连接，用真空阻尼管把气体容器和一个由计算机控制的真空阀与一个真空泵连接。芯片被架在一个显微镜的物镜上用于实时记录。B. 流体剪切力在通道内分布的示意图。C. 显示 PS 珠作为流体驱动时间函数的运行轨迹。D. 显示 PS 珠在不同截面积通道内的运行速度。单线 ANOVA 分析表明不同截面积通道上的流速没有显著差别（$F=0.105$，$P>0.05$）

10.4　血管芯片构建的几个重要病理模型

在具备了构建基于微流控芯片仿生血管生理模型的能力后，人们就有可能进一步地用它来构建不同的病理模型，并以此来研究相关疾病发生的机理，开展药物筛选。下面给出一些例子。

10.4.1　微型动脉粥样硬化（AS）模型

AS 是心血管系统的一种重要疾病。动脉微环境在 AS 的病理中起着至关重要的作用，然而，动脉微环境和 AS 之间的相关性仍然不十分清楚，部分原因是细胞培养和动物试验之间的差距。在深入研究了血管芯片中剪切力和拉伸力等力学微环境对血管的影响后，蒋兴宇等[4]在微流控芯片上构建了一个 AS 模型，力图在体外重现早期的 AS 症状，如图 10-5 所示。

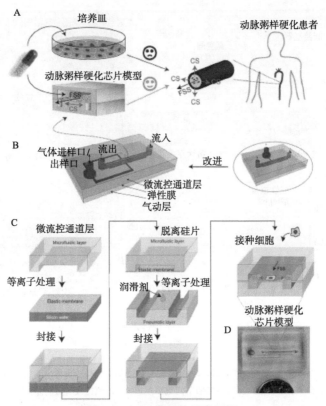

图 10-5　AS 模型的示意图[4]

A. 图解说明传统培养皿和 AS 早期模型不同的生物效果和用药效率。通过在芯片上集成物理和化学因素，早期 AS 模型可以概括体内动脉的生理和病理状况。这里有两个主要的力，流体剪切力和在人体动脉中组成血管细胞血液动力学环境的循环拉伸力，微流体芯片的横截面显示，黏附在弹性体膜上的细胞将同时受到流体剪切力和循环拉伸力的影响。B. 早期 AS 模型的结构；该模型芯片包含三个部分：微流控通道层，弹性膜和气动层。C. 芯片的微制造工艺和工作机制。D. 实际的早期 AS 模型的照片

　　他们在微流控芯片模型上开展了一系列培养皿中难以实现的研究，取得了很重要的研究成果。①在血流动力学背景下，研究了 AS 易化生化因子对内皮细胞的影响，发现高血糖、高脂血症、血管紧张素Ⅱ、TNF-α 和脂多糖（LPS）均可导致内皮细胞功能障碍；②论证了早期 AS 模型在评价生化药物和抗 AS 药物对内皮细胞影响上的优越性；③微流控芯片模型显示出临床抗 AS 药物普罗布考的细胞毒性，并具有临床和病理相关性，但这种毒性在培养皿上却没有出现，因此表明这种模型在评估中不可或缺的优势；④在芯片模型上用铂-纳米粒子（Pt-NPs）扫描治疗肾上腺素诱导的 AS 易发性病变，发现抗 AS 效果显著，并且与动物实验结果一致。

　　更值得注意的是在模型上对血流动力学微环境的模拟。在人体动脉内，内皮细胞不断受到剪切力和循环拉伸力这类血流动力学的作用（图 10-5A）。在普通 Petri 盘上的实验很难再现这种现象，但是在微流控芯片系统中，通过集成

微流体层、弹性 PDMS 膜和气动层（图 10-5B，C），再加入必需的机械元件，并由其他辅助设备协同控制流量和真空，就有可能重现体内动脉中出现的各种现象。在这个早期动脉粥样硬化模型中，能够同时模拟剪切力和循环拉伸力，因此能够复制动脉相对真实的微环境，以反映动脉中发生的事件（图 10-6A）。在这芯片上，原先垂直排列的两对平行槽被一对平行沟槽所取代，因此消除了沿微流道轴线的拉伸，实现了真正的单轴拉伸。另外，将平行槽与圆柱腔连接的单通道风口改为对称双通道风口，使得弹性膜两侧的变形程度相等，减少了不对称拉伸。

进一步，他们对生理模型和病理模型的力学条件予以评估。根据人动脉中剪切力的生理范围（1.5~7 Pa 以上），选择 5.07 Pa 作为生理条件，AS 斑块导致流动紊乱和剪切力降低，因此选择 1.16 Pa 作为病理剪切力条件。在体内，由于心脏跳动和动脉周期性地伸展，在典型的心动周期，心率为每分钟 70 次，收缩/舒张的比率约为 3/7，随着心率的增加，收缩/舒张比增加到接近 1/1，心率为每分钟 140 次，这可能降低冠状动脉血流速度，将血管内皮细胞暴露于动脉粥样硬化性低剪切力中。设生理心率约为 1.17 Hz，心率每分钟 70 次，用 2 Hz，每分钟 120 次心跳来模拟心动过速（心率升高）。为了重现异常剪切力和循环拉伸力在内皮功能障碍中的作用，用培养在芯片上的人脐静脉内皮细胞模拟血管中的四种血流动力学环境（图 10-6A）。（Ⅰ）正常剪切力（5.07 Pa）和正

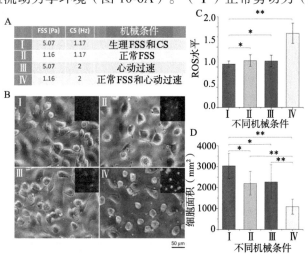

图 10-6 不同血液动力学环境下内皮细胞的活性氧水平[4]

A. 芯片上细胞剪切力和循环拉伸力条件的不同组合。（Ⅰ）剪切力为 5.07 Pa（生理剪切力），循环拉伸力频率为 1.17 Hz（生理频率）；（Ⅱ）剪切力为 1.16 Pa（异常剪切力），循环拉伸力频率为 1.17 Hz（生理频率）；（Ⅲ）剪切力为 5.07 Pa（生理剪切力），循环拉伸力频率为 2 Hz（心动过速）；（Ⅳ）剪切力为 1.16 Pa（异常剪切力），循环拉伸力频率为 2 Hz（心动过速）。B. 相差图像显示在不同力的刺激下血管内皮细胞的形态。嵌入物显示不同的剪切力和循环拉伸力组合刺激下荧光光照下产生的活性氧。C. 细胞在不同刺激条件下的活性氧水平。D. 细胞在不同刺激条件下的面积（*$P<0.05$，**$P<0.01$）

常循环拉伸力频率（1.17 Hz）的组合概括生理血液动力学状态；（Ⅱ）异常剪切力（1.16 Pa）和循环拉伸力（1.17 Hz）的正常频率可以模拟受干扰的流动条件；（Ⅲ）正常剪切力（5.07 Pa）和高循环拉伸力频率（2 Hz）可模拟动脉粥样硬化；（Ⅳ）异常剪切力（1.16 Pa）和高循环拉伸力频率（2 Hz）的组合可模拟人动脉中最为动脉粥样硬化的情况，即并发症中经常出现的心动过速诱发的血流动力学状态。在不同的力学条件下刺激内皮细胞 6 h 后，观察细胞形态变化，并测量其作为病理学中的促炎症反应因子的活性氧水平。在正常条件Ⅰ下，大部分血管内皮细胞扩散良好，形成一层单层细胞（图 10-6B），细胞平均面积为（3038±597）μm（图 10-6）。在条件Ⅰ下活性氧的平均荧光强度为 1.07±0.07（从 1089 个细胞）（图 10-6B, C）。与对照组相比，条件Ⅱ时细胞活性氧水平（1.16±0.14, 618 细胞）显著高于Ⅰ（t 检验，$P<0.05$）（图 10-6B, C）。在条件Ⅱ下（图 10-6B），许多细胞收缩，其平均面积为（2207±568）μm^2，明显小于Ⅰ（t 检验，$P<0.05$）（图 10-6D）。受剪切力异常的影响，细胞形态和功能受到影响。同样，细胞在Ⅲ型条件下收缩，细胞平均面积为（2269±818）μm^2，明显小于Ⅰ（t 检验，$P<0.05$）（图 10-6D）。与条件Ⅰ相比，条件Ⅲ显著升高细胞的活性氧水平（1.15±0.14, 从 577 个细胞）（t 检验，$P<0.05$）（图 10-6B, C），表明心动过速维持正常的细胞代谢。对异常剪切力和心动过速两种情况下细胞状况进行比较，发现活性氧水平与细胞面积之间无显著性差异（t 检验，$P>0.05$）（图 10-6B, C）。

10.4.2　肿瘤细胞侵袭模型

　　另外一个模型与肿瘤相关。肿瘤细胞进入血液是肿瘤转移的关键步骤。尽管在对体内肿瘤的影像学研究方面已经取得了重大进展，然而肿瘤细胞在体内的运动特性，特别是其进入血管内渗的机制仍不甚明了。Ioannis K. Zervantonakis 等[5]构建了一个微流控芯片装置，重现三维肿瘤-血管界面，可作高分辨实时成像，并精确量化内皮细胞屏障功能。他们设法用这种方法来检验一种假说，即上皮肿瘤细胞的血管内渗是受相互作用细胞因子以及它们与巨噬细胞的相互作用调节的。他们开发了一种借助空间分辨测量内皮细胞通透性的方法，显示巨噬细胞通过分泌 TNF-α 导致内皮细胞屏障损伤，并通过实时成像证明，在这些条件下，血管内渗率增加。为进一步研究肿瘤细胞与内皮细胞之间的信号传导，他们使用高侵袭性纤维肉瘤细胞并量化肿瘤细胞迁移动力学，屏蔽干扰条件及可控条件下肿瘤细胞与内皮细胞的相互作用。他们发现内皮细胞屏障损伤与更多和更快的肿瘤细胞与内皮细胞相互作用有关，这与他们关于上皮肿瘤细胞的血管内渗结果一致。这一结果证明内皮细胞对肿瘤血管内渗形成屏障，而这种屏障可以受到存在于肿瘤微环境中各种因子的影响和控制。他们所构建的微流控肿瘤-血管界面模型如图 10-7 所示。

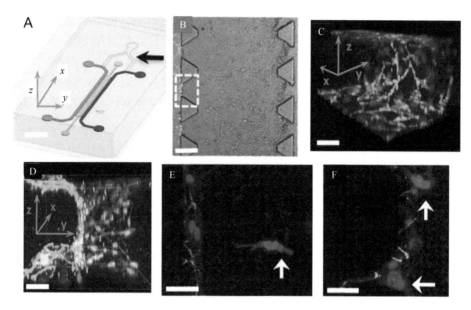

图 10-7　微流控芯片肿瘤-血管界面模式图[5]

A. 内皮细胞通道（绿色）、肿瘤细胞通道（红色）和两种通道之间的三维细胞外基质通道（深灰色）。通道宽 500 μm，长 20 mm，高 120 μm。黑色箭头显示 y-交界处。标尺 = 2 mm。B. 荧光图像，显示纤维肉瘤细胞（HT 1080，红色）通过细胞外基质（灰色）向内皮细胞（MVEC，绿色）浸袭的情况。用白色虚线方格画出了一个三维细胞外基质水凝胶基体区域。标尺 = 300 μm。C. VE-cadherin 和 DAPI 染色显示内皮细胞单层在三维细胞外基质上的融合（图 B 中用白色方块区域）。D. 单一区域共聚焦 z 轴的三维呈现，显示肿瘤细胞侵入基质胶内并黏附于内皮细胞上。标尺 = 30 μm。E. HT 1080 细胞（白色箭头）从三维基质胶内向内皮细胞侵袭。标尺 = 30 μm。F. 内皮细胞单层接触的 HT 1080 细胞。标尺 = 30 μm。VE-cadherin（绿色）；DAPI（蓝色）；HT 1080（红色）。在图 A，C，D 中对 x，y，z 坐标的指向进行了适当的调整

　　从上述基于微流控技术的三维肿瘤血管内皮细胞内灌注实验设计可以看出，微流控芯片由两个独立的微通道组成（图 10-7A），分别接种肿瘤细胞和内皮细胞。这两个通道通过三维细胞外基质水凝胶互连，该水凝胶包括 37 个区域（图 10-7B），因此能同时进行多通道同时观察。肿瘤细胞受到梯度生长因子（如表皮生长因子）或旁分泌信号（如内皮细胞或其他间质细胞，如巨噬细胞）的影响而在三维环境内侵袭。在三维细胞外基质-内皮细胞通道界面相连处，形成一个连续的单层内皮细胞，可以观察到腔内的血管，并允许通过微通道进入基底和相连的内皮细胞表面。与二维培养相比，这种方法的另一个重要优点是引用了一种三维基质，它允许肿瘤和内皮细胞之间的以旁分泌的方式进行信息交流。为了显示汇合的三维内皮细胞屏障（图 10-7C）的形成，进行了血管内皮细胞-钙黏素（VE-cadherin）的免疫荧光染色，显示内皮细胞形成连续的细胞-细胞连接（图 10-7C），还显示微通道表面面积和三维细胞外基质-内皮细胞通道界面。这些聚集的单层内皮细胞是在三维肿瘤细胞存在情况下形成的（图 10-7D）。高分辨率成像能够监测肿瘤细胞向单层内皮细胞（图 10-7E）侵入并

在接触时与内皮细胞的 VE-cadherin 连接（图 10-7F）。

图 10-8 显示的是内皮屏障功能的表征。利用荧光共轭右旋糖酐，建立了一种通过单层内皮细胞扩散溶质流量（图 10-8A），用于测量内皮细胞的通透性（PD）；图 10-8B 是基于器件几何结构的计算模型，同时，用实测的渗透系数预测了实验浓度分布，从而验证了定量框架的有效性。通过及时监测强度分布（图 10-8C），也可以测量内皮细胞对化学因子的瞬间响应。在肿瘤细胞存在的条件下，用 10 kDa 和 70 kDa 的右旋反式分别测定 PD 值，其产率分别为（$4.08 \sim 1.11$）$\times 10^{-5}$cm/s 和（$0.75 \sim 0.093$）$\times 10^{-5}$cm/s。$10 : 70$ kDa PD 值的比值为 5.5（图 10-8D），表明装置内的单层内皮细胞形成了一个有大小选择性的屏障。

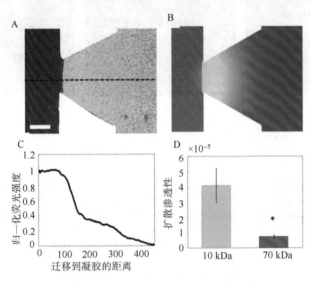

图 10-8　内皮细胞通透性的表征[5]

A. 单共聚焦切片，显示 10 kDa 荧光右旋糖酐在三维水凝胶细胞外基质区域的分布。较暖的颜色显示较高的荧光强度，标尺=50 μm。B. 在 A 实验条件下生物分子输运的计算模拟。C.（A）中沿虚线的归一化荧光强度剖面，说明右旋糖苷浓度在内皮细胞单层上的急剧下降和三维细胞外基质内稳定的扩散通量。D. 单层内皮细胞（MVEC）在肿瘤细胞（HT 1080）存在下的扩散通透性（PD）

10.4.3　肿瘤细胞外渗模型

肿瘤细胞的外渗是肿瘤转移的关键事件。但是，引起肿瘤细胞外渗的机制仍然知之甚少，主要原因是传统细胞培养对生物组织复杂性认识不足，而体内实验又涉及费用昂贵和伦理德操等问题。蒋兴宇等[6]报告了一种基于微流控血管芯片的肿瘤外渗研究模型，能够同时模拟人血管系统的力学和生化微环境并分析其协同作用对肿瘤外渗的影响。一般认为，在不同的力学条件下，血管系统内的肿瘤细胞（HeLa 细胞）在微环境中具有较高的生存力和黏附活性。在热动力学背景下，单层的内皮细胞在 TNF-α 作用下会被摧毁，因此促进了肿瘤细胞的黏附，但这种情况能通过加入铂纳米颗粒（Pt-NP）予以恢复。这个模型在细胞培养和动物试验之间搭起了一座桥梁，是研究血管系统中肿瘤行为的有前景的平台。

血管生态模拟微流控芯片由四部分组成：微流控通道层、弹性膜、气动层和盖玻片层，如图 10-9 所示。除盖玻片外，芯片的其他部分由 PDMS 制成，在微流控层底部有一个微流道（高 0.2 mm，宽 2 mm，长 20 mm）（图 10-9A，B），在微流控层和气动层之间的弹性膜（厚 100 μm）作为微流控通道的底部，在气动层的中部有一个气动室（高 0.3 mm，宽 0.3 mm，长 30 mm），盖玻璃（厚 170 μm）作为气室的底部。当真空作用时，弹性膜和贴壁细胞将经历变形过程。整个芯片生物兼容，均一，各向同性并具有光学透明性（图 10-9C），因此，可以通过显微镜实时观察和记录整个实验过程。此外，在高分辨率透镜的视场深度范围内，细胞培养层到盖玻片的距离小于 270 μm（弹性膜紧贴盖板玻璃），可以直接观察和记录细胞的精细结构和动态过程。

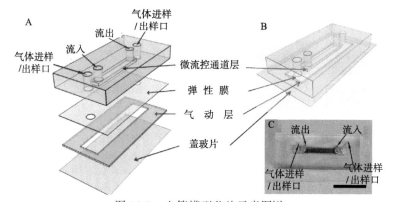

图 10-9　血管模型芯片示意图[6]

A. 芯片模式图。B. 集成芯片的结构。C. 芯片实物图。深蓝色部分为微流道，橙色部分表示拉伸室（标尺=5 cm）

蒋兴宇等利用这一系统研究了基于微流控芯片的模型肿瘤细胞（HeLa 细胞）的转移行为。在芯片模型上可分别或同时对肿瘤细胞和血管内皮细胞施加剪切力和循环拉伸力复制血管系统的力学微环境，还可以通过在培养基中引入肿瘤相关化学因素，研究肿瘤细胞在力学和生化微环境协同作用下的行为。模型研究表明，力学对 HeLa 细胞的活力以及 HeLa 细胞黏附于单层血管内皮细胞的能力有显著的影响，HeLa 细胞凋亡率越低，黏附在毛细血管内皮细胞单层上的比率越高。在生理力学背景下，TNF-α 作为一种典型的生物力学因子，破坏了细胞单层的完整性，促进了细胞的黏附。该模型为研究肿瘤细胞在血管系统中的行为提供了一个理想的平台。

10.4.4　急性呼吸窘迫综合征模型

红细胞（RBC）输血给危重患者带来重大风险，易患急性呼吸窘迫综合征，而人们对这种显示生命基本机制的综合病征至今仍了解甚少。研究提示红细胞诱发的末梢肺微血管损伤在输血后肺损伤病情的发展中起到核心作用。

Seo 等[7]提出了一种新的基于微流控芯片的研究方案，建立模型并研究这种疾病的关键过程。首先，他们构建了一套微型装置，用于培养原代人肺内皮细胞，在生理流动条件下来模拟体内的肺内皮血管形态学和血流动力学环境。把人红细胞灌入芯片血管中，导致异常的细胞骨架重排和细胞内分子的释放，而这些分子与正常坏死性细胞死亡相关；复制体内肺部急性内皮细胞损伤的特征，数据显示血流剪切力对红细胞诱导的微血管损伤影响显著。在此基础上，他们把微流控芯片中的内皮细胞与一个计算机控制的力学拉伸系统相连，结果显示，从生理上看，呼吸引起的肺微血管变形可能加剧红细胞灌入期间的血管损伤。图 10-10 为红细胞输血引起的急性血管损伤的微仿生系统模型，这样一个微仿生系统为输血相关的肺血管并发症易感患者致病机理研究提供了一个有利的力学研究平台。

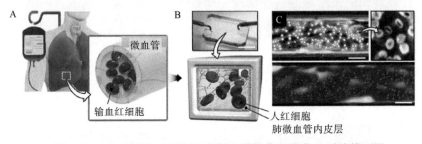

图 10-10　红细胞输血引起的急性血管损伤的微仿生系统模型[7]

A. 输血引起人肺中的血管损伤。输入的红细胞分散在整个肺部的微血管内，并可能导致内皮细胞损伤，甚至由此造成严重急性呼吸衰竭。B. 输血红细胞与肺微血管内皮细胞之间的动态相互作用的微型体外模型，一个微流体通道内衬人肺微血管内皮细胞（标尺=1 cm）。C. 微流体的腔表面用人红细胞灌注内皮以模拟输血。在显示的荧光显微照片底部，内皮细胞和红细胞分别染成绿色和红色。蓝色显示核染色内皮细胞（标尺=50 μm）

也就是说，Seo 等展示的是一个微仿生系统模型，用这个专门的体外模型来复制肺微血管内皮的自然表型和血流动力学环境；以及所输入的同种异体红细胞在人体肺中与生理相关内皮细胞的相互作用（图 10-10A）。这种微生理模型在一个简单的微流控通道内形成一个可灌注的血管腔，内衬原代人肺微血管内皮细胞，其大小与人肺内微血管的大小相当。该模型的腔内灌流产生生理水平的剪切力，以模拟血流动力学和红细胞在体内的灌注（图 10-10B,C）。利用该微系统研究了红细胞在输血过程中对肺微血管内皮细胞的有害作用。研究表明，红细胞灌注可造成内皮细胞的坏死，并导致急性血管损伤，这与先前的活体研究结果一致。这种不良反应伴随着血管内皮细胞内结构的异常改变。研究还发现，血管内流动所产生的流体剪切力是输血所致内皮细胞损伤的重要决定因素。在此基础上，他们进一步改进模型，使培养的内皮细胞暴露于血流动力学剪切力和循环拉伸力之中，尝试模拟呼吸引起红细胞灌注过程中的血管组织变形。这一组合模型的模拟数据表明，周期性呼吸运动产生的生理力可能会加重灌注红细胞对肺微血管的损伤作用。这种芯片上血管损伤的研究为开发各种不同的病理模型提供了一个相对简单的案例，也为探讨输血后呼吸道并发症的发生机制奠定了基础。

进一步，Seo 等讨论了具有生理特征内皮细胞表型的微仿生血管的形成，如图 10-11 所示。肺微血管内皮细胞种入微通道后，内皮细胞与细胞外基质包覆的通道壁之间产生牢固的黏附，并在静态条件下 1 h 内开始扩散。考虑到通道的微小尺寸，采用了高细胞接种密度，允许种植的细胞不仅附着在底面，而且附着在垂直侧壁和顶部通道。初始附着后，可观察到细胞覆盖微通道表面并发现已形成具有矩形截面的封闭腔结构（图 10-11A）。然而，在尖角处许多细胞没有表现出相同程度的粘连，并且常常在两个相邻通道壁之间形成一个拱，使微流控内皮细胞腔的转角呈圆形（图 10-11A）。当附着细胞用培养基灌注时，它们仍保持贴壁，并增加了扩散，尽管此时在通道壁上施加的生理剪切力相对偏高。在灌流培养期间，观察到细胞在数天内持续增殖直至达到完全汇合。从图 10-11B 看出，免疫荧光分析显示紧密堆积的微血管内皮细胞，在整个微通道中具有黏附性结合，如 VE-cadherin 的强表达。这个交界处清晰可见沿相邻细胞之间的边界，并没有检测到细胞间的间隙。从肌动蛋白细胞骨架的染色可见内皮的结构完整性（图 10-11B）。此外，绝大多数细胞表现出细胞伸长和沿纵向的应力纤维的线性组装，与血管内皮细胞的特征形态非常相似。

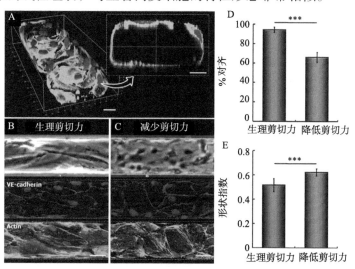

图 10-11 生理特征内皮细胞表型的微仿生血管的形成[7]

A. 原代人肺微血管内皮细胞高密度接种到微通道顶部和底部的表面和侧壁。附着的细胞迅速传播。图像为种植后 1 h 显示荧光标记的细胞（标尺= 20 μm）。B. 培养的内皮细胞变得延长并且沿着流动方向延伸。灌注培养 4 天的单层内皮细胞，其表达 VE-cadherin（红色）和高度组织的肌动蛋白细胞骨架（F-肌动蛋白，绿色）。细胞核用 DAPI（蓝色）染色。生理剪切力 14.8 dyn / cm²。C. 在剪切应力下降时（1.78 dyn / cm²）细胞伸长减缓，排列变稀。D. 在生理剪切力（14.8 dyn / cm²）下内皮细胞的均衡度显著大于低剪切力（1.78 dyn / cm²）时的均衡度值。E. 生理剪切应力也增加细胞延伸（标尺= 50 μm）

10.4.5　哈钦森-吉尔福德早衰综合征模型

哈钦森-吉尔福德早衰综合征（HGPS）是一种提早老化的疾病，表现为血管老化加速，导致患者因心血管疾病而死亡。HGPS 主要靶向是维持组织机械活性的血管细胞。Ali Khademhosseini 等[8]开发了一种血管早老化芯片模型，用以模拟生物力学应变对血管老化的影响和相关疾病。他们用生理应变诱导原发性收缩表型平滑肌细胞（SMC），而病理应变诱导高血压表型相似血管紧张素Ⅱ治疗。有趣的是，SMC 来源于人诱导多能干细胞的哈钦森-吉尔福德早衰综合征供体（HGPS iPS-SMC），而不是来自健康的供体，表现出加剧的炎症对应变的反应。他们发现，可以观察到炎症标志物水平的升高以及 DNA 损伤。

血管早老化芯片模型是一个研究生物力学相关血管生物学，特别是血管疾病和血管衰老的装置，也可用于新药物和治疗靶点的发现。芯片上血管动力学的模拟如图 10-12 所示。

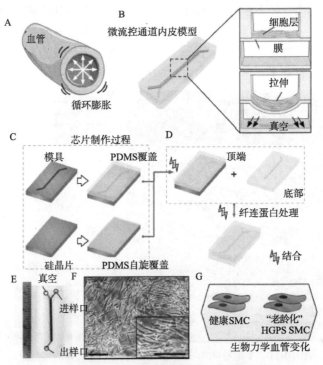

图 10-12　芯片上血管动力学的模拟[8]

A. 由于血流的脉动性质，血管经历周期性应力变化。B. 含有两个重叠通道的仿生微流体血管模型。C. 芯片制作过程。D. 用氧等离子体使 PDMS 装置的顶端和膜结合，然后剥下硅片，再将顶部黏合到先前模制的 PDMS 底部，并用纤连蛋白溶液处理，供细胞培养使用。E. 微流体通道实物图，显示液体进样口、出样口和真空端口。F. 微流控芯片上培养的 SMC 的明场图（标尺＝250 μm）。G. 哈钦森-吉尔福德早衰综合征患者在人诱导多能干细胞衍生的平滑肌细胞中与拉伸有关的血管变化比较

为了对该装置进行表征，Ali Khademhosseini 等在原位和硅片上测量膜变形

程度，这种原位测定法可以即时、直接地显示膜变形。微流控装置在不同真空度（0~50 kPa）下的截面图显示膜变形随压力的增加而增加（图 10-13A）。膜的厚度和力学性能根据在低压下的功能调整，达到了所需的应变。压降为 10 kPa，平均为 9%±2%，20 kPa 至 16%±1%，30 kPa 至 24%±2%（图 10-13B）。在硅膜变形的模拟中，在 0~30 kPa 范围内显示了类似的结果。实际上，横断面测量与模拟数据之间存在着很强的相关性（图 10-13B；皮尔逊相关系数 $r = 0.9825$），还可通过描述表面应变来映射机械应变的变异性。此外，他们利用装置内原子核显微照片模拟了这种空间应变分布对附着在膜上的细胞的影响（图 10-13C）。根据这一模型观察到的梯度应变类似于其他微流控应变装置的报道。重要的是，实验也证实施加的应变主要是单轴应变（图 10-13D），可以用平均应变值分析微流控装置内的整个细胞群。

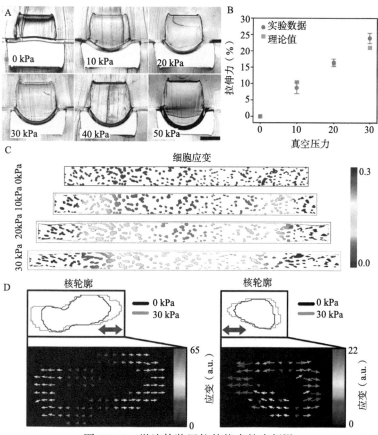

图 10-13　微流体装置拉伸能力的表征[8]

A. 在不同的压降下微流体装置和膜变形的横截面（标尺= 500 μm）。B. 截面之间 y 轴上的整体应变的比较测量和理论计算模拟（$n = 5$，平均值±SD）。C. 在 1 mm×0.1 mm 膜片上应变的计算模拟，在不同水平的压降下叠加的代表性核素图像。D. 代表在 0 和 30 kPa 下的两个细胞核轮廓和各自的矢量位移图（上图中的厚红色箭头指示应变方向）

10.5　血管糖萼芯片的设计、制备和初步应用

糖萼即细胞外被,存在于质膜外表面,由多糖与质膜中的蛋白质结合而成,是质膜的正常成分。血管内皮糖萼是在血管内皮腔表面覆盖着的一层多糖-蛋白质复合物,或称血管糖萼。为了研究血管糖萼在糖尿病条件下的动态变化过程以及确切机制,中国科学院过程工程研究所杜昱光团队和大连微流控芯片团队罗勇课题组合作,开展了血管糖萼的相关研究。杜昱光等设计并构建了血管糖萼微流控芯片,利用微流控芯片进行血管糖萼的培养和观测,得到其 2D 和 3D 特征(图 10-14);并通过糖萼降解酶的处理,明确了血管糖萼的存在,初步建立了糖萼的生理模型(图 10-15);在此基础上以高浓度葡萄糖(高糖)处理糖萼,模拟糖尿病条件下高血糖本身对糖萼的破坏,得到了损伤糖萼,并确定糖萼损伤度达到30.1%,初步建立了血管糖萼的损伤模型(图 10-16);在所建立的损伤模型基础上,以肝素(阳性对照)处理细胞,使损伤糖萼得以修复,糖萼修复度达到114%,初步建立了血管糖萼的修复模型(图 10-17);利用这一模型,杜昱光等进行了一系列寡糖的促糖萼修复功能筛选,初步筛选出 4 种具有糖萼修复功能的寡糖(图 10-18)。

10.5.1　芯片上血管糖萼的培养、观测及酶切鉴定

设计并制作了直通道双层 PDMS 芯片(图 10-14A),将 HUVEC 植入通道多孔膜上(图 10-14B),以低流速使细胞融合度达到 80% 以上后,再以达到体内动脉血流剪切力的高流速继续培养 24 h。通过共聚焦荧光显微镜 3D 重构技术在内皮细胞表面看到了明显的糖萼层(图 10-14C,绿色荧光为糖萼层,蓝色荧光为细胞层)。

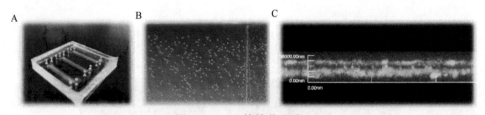

图 10-14　血管糖萼芯片

A. 芯片实物图;B. 糖萼芯片上细胞形态观察;C. 荧光共聚焦显微镜观察血管糖萼(绿色荧光为糖萼层,蓝色荧光为细胞层)

为进一步确认糖萼的存在,以糖萼特异降解酶(肝素酶 5 U/mL、软骨素酶 1 U/mL、透明质酸酶 50 U/mL 和唾液酸酶 1 U/mL)处理内皮细胞 24 h 后,通过荧光显微镜观察糖萼的状态(图 10-15D~F),以 PBS 处理细胞为对照(图10-15A~C),可以明显看出糖萼特异酶处理过的细胞,其产生糖萼的量减

少（图 10-15F 和 10-15C，绿色荧光），由此证明了血管糖萼的存在。

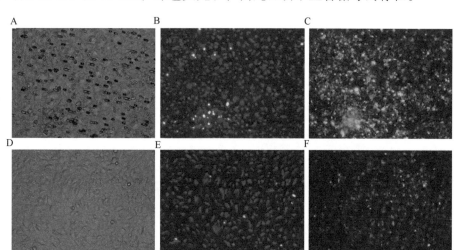

图 10-15　荧光显微镜观察糖萼状态

A~C. 以 PBS 处理细胞后的明场、细胞核和糖萼；D~F. 以糖萼特异酶处理细胞后的明场、细胞核和糖萼

10.5.2　基于微流控血管糖萼芯片的高糖损伤和修复模型的构建

在糖萼培养的基础上，在芯片上添加 25 mmol/L 葡萄糖，以等浓度的甘露醇（Mannotiol，Man）做对照。继续以达到体内动脉血流剪切力的高流速培养24 h，通过荧光显微镜观察糖萼的损伤情况（图 10-16D~F），随机选择 5 个视野，计算平均荧光强度，通过与对照（图 10-16A~C）对比，计算糖萼的损伤率达到30.2%（图 10-16G），由此初步建立了糖萼高糖损伤模型。

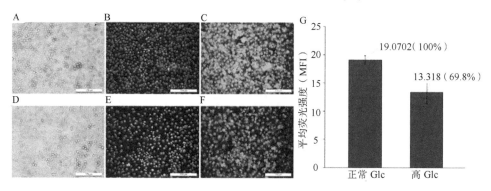

图 10-16　糖萼高糖损伤模型的构建

A~C. 以 Man 处理细胞后的明场、细胞核和糖萼；D~F. 以高糖处理细胞后的明场、细胞核和糖萼；G. 对照
和高糖组糖萼的平均荧光强度

在糖萼损伤模型的基础上，向芯片中添加 200 μg/ml 肝素，继续以达到体内

动脉血流剪切力的高流速培养 24 h，通过荧光显微镜观察糖萼的修复情况（图
10-17G~I），随机选择 5 个视野，计算平均荧光强度通过与空白对照（图
10-17A~C）对比，计算糖萼的修复率达到 114%（图 10-17J），由此初步建立
糖萼高糖损伤修复模型。

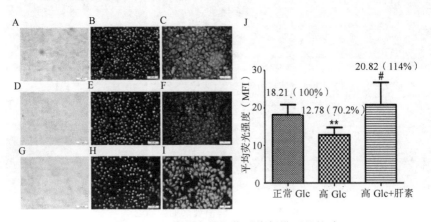

图 10-17　糖萼高糖损伤后修复模型的构建

A~C. 以 Man 处理细胞后的明场、细胞核和糖萼；D~F. 以高糖处理细胞后的明场、细胞核和糖萼；G~I. 高
糖+肝素处理细胞后的明场、细胞核和糖萼；J. 对照组、高糖组和高糖+肝素组糖萼的平均荧光强度

10.5.3　基于微流控芯片血管糖萼模型的寡糖筛选

在微流控芯片上进行糖萼损伤和修复模型构建的同时，用一系列寡糖处理
细胞，在达到体内动脉血流剪切力的高流速下培养 24 h。在荧光显微镜下随机
选择 5 个视野，计算平均荧光强度（mean fluorescence intensity，MFI），通过
与空白对照，损伤模型及修复模型对比，计算寡糖的修复率（图 10-18），发现
有 4 种寡糖具有修复糖萼的功能。

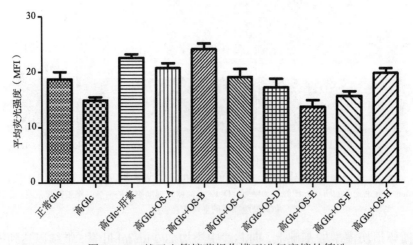

图 10-18　基于血管糖萼损伤模型进行寡糖的筛选

参 考 文 献

[1] Wang X, Phan D T, Sobrino A, George S C, Hughes C C, Lee A P. Engineering anastomosis between living capillary networks and endothelial cell-lined microfluidic channels. Lab on a Chip, 2016, 16(2): 282-290.

[2] Jain A, van der Meer A D, Papa A L, Barrile R, Lai A, Schlechter B L, Otieno M A, Louden C S, Hamilton G A, Michelson A D, Frelinger A L III, Ingber D E. Assessment of whole blood thrombosis in a microfluidic device lined by fixed human endothelium. Biomedical Microdevices, 2016, 18(4): 73.

[3] Zheng W, Jiang B, Wang D, Zhang W, Wang Z, Jiang X. A microfluidic flow-stretch chip for investigating blood vessel biomechanics. Lab on a Chip, 2012, 12(18): 3441-3450.

[4] Zheng W, Huang R, Jiang B, Zhao Y, Zhang W, Jiang X. An early-stage atherosclerosis research model based on microfluidics. Small, 2016, 12(15): 2022-2034.

[5] Zervantonakis I K, Hughes-Alford S K, Charest J L, Condeelis J S, Gertler F B, Kamm R D. Three-dimensional microfluidic model for tumor cell intravasation and endothelial barrier function. Proceedings of the National Academy of Sciences of the United States of America, 2012, 109(34): 13515-13520.

[6] Huang R, Zheng W, Liu W, Zhang W, Long Y, Jiang X. Investigation of tumor cell behaviors on a vascular microenvironment-mimicking microfluidic chip. Scientific Reports, 2015, 5:17768.

[7] Seo J, Conegliano D, Farrell M, Cho M, Ding X, Seykora T, Qing D, Mangalmurti N S, Huh D. A microengineered model of RBC transfusion-induced pulmonary vascular injury. Scientific Reports, 2017, 7(1): 3413.

[8] Ribas J, Zhang Y S, Pitrez P R, Leijten J, Miscuglio M, Rouwkema J, Dokmeci M R, Nissan X, Ferreira L, Khademhosseini A. Biomechanical strain exacerbates inflammation on a progeria-on-a-chip model. Small, 2017, 13(15).

第 11 章　肿　瘤　芯　片

11.1　肿瘤和肿瘤芯片

　　肿瘤（tumor）是以细胞异常增殖为特点的一大类疾病。肿瘤细胞的失控生长多由基因突变导致，增生的肿瘤细胞常在局部组织形成肿块，称为原发肿瘤或原发灶。肿瘤可以分为良性和恶性两大类。良性肿瘤表现为局部的膨胀性生长，很少侵袭，不转移。恶性肿瘤呈侵袭性生长，可转移至淋巴结和远处器官，形成转移瘤或转移灶，远处转移是导致肿瘤患者死亡的最主要原因。恶性肿瘤组织来源不同，起源于上皮组织的恶性肿瘤称为癌（carcinoma），起源于间叶组织的恶性肿瘤称为肉瘤（sarcoma），人们常说的癌症（cancer）是恶性肿瘤的全称。肿瘤原发灶是一个包括肿瘤细胞、肿瘤间质细胞、细胞外基质（extracellular matrix, ECM）、细胞因子等多种成分的组织微环境，肿瘤微环境对肿瘤细胞的生长、侵袭、转移及对药物反应等发挥重要的调控作用。肿瘤转移是个复杂的、多步骤的过程，以血行转移为例，通常包括以下几个步骤：①肿瘤细胞在原发灶增殖和侵袭；②肿瘤细胞侵犯血管进入血液循环成为循环肿瘤细胞（circulating tumor cell, CTC），即内渗；③CTC逃避免疫监视在血液循环中存活下来；④CTC到达远处器官，黏附于血管内皮细胞并穿出血管进入组织间隙，即外渗；⑤肿瘤细胞定植于远处器官呈休眠状态，或克隆性增殖形成转移灶。

　　在体内无论是肿瘤原发灶还是转移灶都是一个非常复杂的微环境，多种细胞按照一定的方式排列形成特殊的组织结构，这些特殊的组织结构是当代肿瘤病理学诊断的重要依据。尽管这些肿瘤特异性的组织结构与其起源器官具有很大的差别，它们仍然保存了起源器官的某些特征，例如，鳞状上皮来源的鳞状细胞癌的癌细胞紧密排列、细胞之间有时可以见到细胞间桥、分化较成熟的癌细胞可以发生角化等，这些都是正常鳞状上皮的特征；外分泌腺（如乳腺和唾液腺）来源的腺癌组织中常常可以见到类似于正常腺体的导管样结构。因此，可以把肿瘤看作是一类特殊的器官，它们具有起源器官的一些基本特征，但是组织结构独特，并且在功能上异于正常器官。

　　微流控技术已经被证明是体外构建仿生器官的理想平台，器官芯片在生物学基础研究、新药研发等领域已经显示了广阔的应用前景。大连微流控芯片研究团队大连医科大学刘婷姣研究组长期致力于肿瘤芯片和肿瘤检验芯片的研

究，他们将肿瘤视为一类特殊的器官，将诸如肿瘤原发灶的组织微环境、肿瘤
转移过程、肿瘤诊断、肿瘤治疗等肿瘤研究中的重要事件尽可能地置于微流控
芯片平台上进行，在微流控肿瘤芯片领域形成了一系列重要积累，本章将以刘
婷姣研究组关于肿瘤芯片的工作为基础，结合其他研究组的相关工作，对涉及
肿瘤芯片的一些基本问题，予以探讨。

11.2 肿瘤细胞侵袭芯片

迁移（migration）和侵袭（invasion）是肿瘤研究中衡量肿瘤细胞移动能力
的两个常用生物学指标。迁移是指细胞在二维平面上的移动；侵袭则是指细胞
在三维基质内的移动，侵袭过程涉及 3D 基质的降解。传统细胞培养常采用培
养瓶、皿、孔板等，进行细胞贴壁培养，即 2D 培养。但是，在体内细胞周围
存在其他细胞和 ECM 支撑，是一个 3D 微环境，其他细胞和 ECM 除支撑作用
外，还存在细胞-细胞、细胞-ECM 之间信息交流，调节细胞的诸多生物学行为，
如生长、分化、侵袭、功能发挥等。有研究证实当细胞处于 3D 微环境中时，
其生物学行为及所表达的基因更接近于体内状况[1]。微流控芯片在细胞 3D 培养
和肿瘤侵袭研究方面具有独特的优势。

11.2.1 生长因子诱导的肿瘤细胞侵袭芯片

细胞的定向移动在肿瘤侵袭及转移过程中发挥重要作用，肿瘤细胞沿着生
长因子或趋化因子的浓度梯度由低浓度向高浓度方向移动。刘婷姣等制备了一
种微流控芯片，模拟生长因子诱导的肿瘤细胞在 3D 基质内的侵袭[2]。如图 11-1A
所示，该微流控芯片由注射泵、两条平行的灌流通道、细胞进样口、细胞培养
池、注射泵连接口、废液池组成；灌流通道的上端连接注射泵，下端连接废液
池；细胞培养池位于两条平行的灌流通道之间并与之相连，它的上端与细胞进
样口相连。微流控芯片的材料为 PDMS 聚合物，与玻璃材料不可逆封接。在该
微流控芯片上，他们考察了表皮生长因子（EGF）诱导的乳腺癌细胞株 MCF7
的侵袭。他们采用的 ECM 替代物是一种基底膜提取物（basement membrane
extract, BME）。BME 是从富含胞外基质蛋白的 EHS 小鼠肉瘤中提取出来的可
溶性基底膜，其主要成分由层粘连蛋白、Ⅳ型胶原、硫酸乙酰肝素蛋白聚糖和
巢蛋白等组成，还包含生长因子如 TGF-β、EGF、IGF、FGF、组织纤溶酶原激
活物和 EHS 肿瘤自身含有的其他生长因子。BME 在 4℃条件下为液态，在 37℃
条件下，会凝集固化成胶状。全球范围内最知名的两类 BME 产品分别为 BD
公司的 Matrigel® 和 RD 公司的 Cultrex® BME。刘婷姣等将生长状态良好的
MCF7 细胞胰酶消化、离心、在冰上与 BME 混匀，通过细胞进样口将细胞与
BME 混合物加入细胞培养池内，放置于室温约 30 min 待 BME 凝固成胶状，

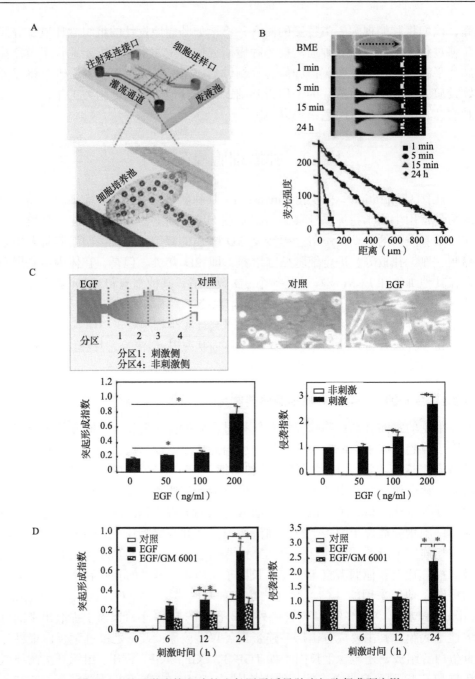

图 11-1　基于微流控芯片的生长因子诱导肿瘤细胞侵袭研究[2]

A. 微流控芯片设计示意图，将肿瘤细胞包埋于 ECM 替代物内进行 3D 培养；B. 通过持续灌流，在 3D 基质
内生成稳定的生长因子浓度梯度；C. MCF7 在 EGF 诱导下伸出伪足，并朝向高浓度方向移动；D. 在 3D 基质
中 EGF 诱导 MCF7 伸出伪足的数量和移动距离可以被 MMP 抑制剂 GM6001 抑制

然后将芯片与微量注射泵连接，其中一侧灌流通道内灌注含有 EGF 的细胞培养液，另一侧灌注不含 EGF 的细胞培养液，连续灌流培养细胞 24 h，考察细胞的生长状态和活性。他们首先考察了连续灌流条件下，EGF 在细胞培养池的基质内形成的浓度梯度情况，结果显示大概在灌流后 15 min 左右 EGF 在细胞培养池内形成了一个线性的浓度梯度，并能够在灌流期间保持稳定（图 11-1B）。对比 2D 和 3D 培养条件下的 MCF7 细胞，在 2D 培养条件下细胞呈扁平状，具有多个细胞突起，而 3D 培养细胞多呈圆形，基本没有细胞突起。采用罗丹明 123（Rodamin 123）和碘化丙啶（PI）联合检测 MCF7 活性，结果显示灌流培养 24 h 后 MCF7 在 BME 中的存活率大于 90%。进而他们考察了 MCF7 细胞在 EGF 浓度梯度诱导下的侵袭，发现灌流 24 h 后，靠近 EGF 灌流通道侧的大部分 MCF7 细胞出现突起，并向 EGF 浓度较高的方向侵袭，甚至部分细胞穿出 BME 进入灌流通道，之后随液体流走，此过程类似于肿瘤细胞侵入血管的过程；而靠近对照侧的大部分细胞仍呈球形，少部分细胞出现突起，细胞基本没有移动。统计学结果显示随着 EGF 浓度增大，出现突起的细胞数量显著增加，靠近 EGF 灌流通道侧（刺激侧）的细胞侵袭指数显著高于对照侧（非刺激侧）。有研究表明基质金属蛋白酶（MMP）在多种肿瘤的局部侵袭和远处转移中具有重要作用（图 11-1C）。在本研究中，刘婷姣等还在芯片平台上考察了 MMP 广谱抑制剂 GM6001 在抑制肿瘤局部侵袭中的作用。在 MCF7-BME 混合物中添加 GM 6001 后，MCF7 细胞在 EGF 诱导下出现突起的比率明显下降，侵袭指数显著降低（图 11-1D）。综上所述，在该微流控芯片上，BME 可以为细胞的生长和侵袭提供 3D 介质支持，并利用层流原理在 3D 介质内生成稳定的生长因子浓度梯度，诱导肿瘤细胞在 3D 介质内定向侵袭。与传统 2D 研究模型比较，该微流控芯片为细胞生长及侵袭提供的 3D 微环境，更接近体内状况，该芯片操作简单、快速，易为生物医学研究者所接受。

11.2.2 肿瘤细胞侵袭的过程及其量化

传统细胞侵袭研究的体外模型是商品化的 Transwell 小室，该小室分为上室和下室，上室底部是孔径为 3~12 μm 的聚碳酸酯薄膜，将上、下室分隔开。考察细胞侵袭时，首先在上室薄膜表面铺一层 ECM 替代物，然后于其上接种待考察细胞，在下室加入趋化物，诱导上室细胞穿过 ECM 替代物和薄膜上的微孔进入下室，贴附于薄膜底面。Transwell 侵袭模型有一定的缺点：①细胞侵袭能力考察不精准。该模型以在某个时间点到达侵袭终点（即薄膜底部）的细胞数量来评价细胞侵袭能力，侵袭能力越强的细胞群到达薄膜底面的数量就越多。但是，某些细胞即使具有更强的侵袭能力，到达终点后也无法继续侵袭，只能停在终点，导致该模型不能对细胞的侵袭能力精确区分。②侵袭时间的设定需要反复摸索，对实验结果影响过大。时间太短，无论侵袭能力强弱的细胞都没有足够数量到达薄膜底面；时间过长，不同侵袭能力的细胞均已到达薄膜底面。③由于细胞侵袭自上而下，研究者不能实时、动态观察细胞侵袭过程。④薄膜的最大孔径只有 12 μm，不适合于体积较大的细胞团侵袭研究。微流控芯片作为一个新的细胞培养平台可以弥补传统细胞侵袭模型的一些缺点。

　　刘婷姣研究组以微流控芯片为平台发展了一种可以精确量化细胞侵袭能力、实时观察侵袭过程的方法[3]。微流控芯片设计包括细胞培养通道、刺激通道和侵袭通道（长度 500 μm），侵袭通道位于细胞培养通道和刺激通道之间，各有其相对独立的进样口（图 11-2A）。在该研究中他们使用的细胞包括两株唾液腺腺样囊性癌（salivary gland adenoid cystic carcinoma, SACC）细胞 SACC-LM 和 SACC-83、两株 SACC 患者肿瘤组织来源的癌相关成纤维细胞（CAF-A1 和 CAF-A2）和正常人牙龈组织来源的成纤维细胞（NF）。他们首先将液态的 BME 加入到芯片侵袭通道内。由于侵袭通道的高度低于两侧的细胞培养通道和刺激通道，这种高度差起到微阀的作用，基质进样时液态 BME 停在通道的连接处而不会流入侧通道。待 BME 凝固为胶状后，将细胞在无血清培养基中混悬并加入细胞培养通道，将含 20%血清的培养液加入刺激诱导通道。培养 48 h 后，可见 NF、CAF-A1 和 CAF-A2 细胞均伸出长的突起，侵袭进入 BME 基质内。他们采用侵袭面积来衡量细胞侵袭能力，结果表明来源于恶性肿瘤的 CAF-A1 和 CAF-A2 比来源于正常组织的 NF 具有更强的侵袭能力（图 11-2B）。利用该平台，还可以考察肿瘤细胞和间质细胞在侵袭过程中的相互关系。刘婷姣等将肿瘤细胞（SACC-LM 和 SACC-83）和间质细胞（CAF 和 NF）用不同的细胞示踪剂标记，红色荧光标记间质细胞，绿色荧光标记肿瘤细胞，将无血清细胞混悬液接种于细胞培养通道，对侧通道加入含 20%血清的细胞培养液。两类细胞共培养 48 h 后，肿瘤细胞与间质细胞均侵袭到 BME 中。进一步观察发现 CAF-A1 和 CAF-A2 细胞一直位于侵袭前沿，而 SACC-LM 和 SACC-83 细胞则跟随其后，提示 CAF 可能通过在 ECM 中建立侵袭通道来促进肿瘤细胞的侵袭。在肿瘤细胞与 NF 共培养时，一些 SACC-LM 和 SACC-83 细胞位于侵袭前沿，显示出较强的侵袭能力（图 11-2C）。

　　由于该芯片的侵袭通道长度为 500 μm，在通道内细胞呈水平方向侵袭，不同侵袭能力的细胞犹如运动员赛跑一样位于通道内不同的位置，可以精确区分出它们的侵袭能力。而且整个侵袭过程可以实时监测，实时监测的优点是可以得到完整的细胞侵袭轨迹，并非只能得到一个终末结果。在对两种细胞的侵袭过程进行研究时，在该芯片平台上有助于发现何种细胞位于侵袭前沿，具有更强的侵袭能力；也可以发现细胞是否可以利用其他细胞在基质内建立的侵袭通道。细胞的这些生物学行为难以在 Transwell 侵袭模型中观察到，该微流控芯片及其研究方法为细胞侵袭的深入研究提供了一个新的技术平台。

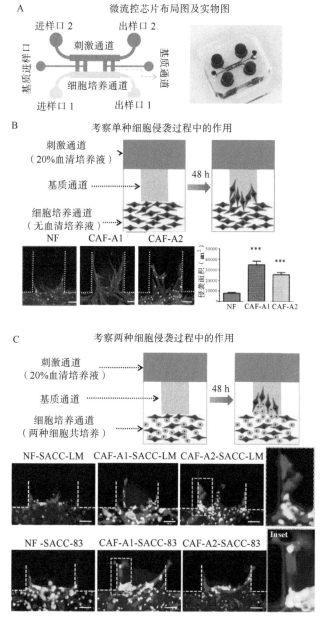

图 11-2　细胞侵袭的量化及侵袭过程 [3]

A. 微流控芯片布局图和实物；B. 细胞侵袭过程的考察和量化；C. 两种细胞的侵袭过程

11.2.3　间质细胞诱导的肿瘤细胞侵袭芯片

越来越多的研究证实肿瘤微环境中的间质细胞可以调控肿瘤细胞的生长和

侵袭，共培养是研究肿瘤细胞和间质细胞相互作用的重要方法。刘婷姣等构建了一个微流控芯片平台，为不同种类细胞搭建了既相互连通又相对独立的 3D 培养空间，便于考察它们之间的相互作用[4]。该微流控芯片由 6 个细胞共培养单元和 1 条培养液通道组成；每个细胞共培养单元包含两个细胞培养池，即 A 和 B，培养池 A 与进样口 1 和出样口 1 相连；培养池 B 与进样口 2 和出样口 2 相连；培养液通道与培养液进样口和培养液出样口相连。他们采用高度差在培养池 A 与培养液通道、培养池 A 与培养池 B 之间分别形成两个流体阻断连接，防止细胞-基质进样过程中培养池 A 内的流体进入培养液通道和培养池 B 内(图 11-3A)。他们通过细胞进样口 1 在低温下向细胞培养池 A 内加入细胞 A 与 BME 的混合物，待混合物形成凝胶后，通过细胞进样口 2 在低温下向细胞培养池 B 内加入细胞 B 与 BME 的混合物，待混合物形成凝胶后，在培养液进样口内加入细胞培养液，置于 37℃ 的 CO_2 培养箱内将细胞 A 和 B 共培养。他们在研究中使用了 SACC 细胞株 ACC-M、人胚肺成纤维细胞（HFL1）和 SACC 来源的 CAF 等三种细胞。他们在该微流控芯片平台上分别考察了 ACC-M 与 CAF、ACC-M 与 HFL1 在 3D 基质共培养时 ACC-M 的侵袭状况，以不含任何细胞的 BME 基质作为对照。细胞共培养持续 6 天，每隔 2 天拍照确定细胞相对位置。结果发现 CAF 可以促进 ACC-M 在 BME 基质内的侵袭，而 HFL1 细胞基本不能诱导 ACC-M 的侵袭，对照组 ACC-M 也未见侵袭。特别值得关注的是 ACC-M 细胞以多细胞球的形式侵袭进入含有 CAF 的 BME 基质内，这些多细胞球在结构上与体内的"癌巢"相似。他们对 CAF 诱导的 ACC-M 侵袭程度进行了量化研究，结果显示 CAF 诱导的 ACC-M 侵袭距离和侵袭面积均较 HFL1 组和对照组显著增加(图 11-3B)。进而，他们以芯片为平台考察了 MMP 广谱抑制剂 GM6001 在抑制 CAF 诱导的 ACC-M 局部侵袭中的作用，结果表明 GM6001 能够显著抑制 CAF 所诱导的 ACC-M 侵袭，并且呈浓度依赖性（图 11-3C ）。

其他研究者也在微流控芯片上进行了不同种类细胞 3D 共培养的尝试，Jeong 等将结直肠癌细胞与成纤维细胞共培养，结果发现癌细胞的增殖活性和基因表达与单独 3D 培养的癌细胞比较均发生明显的变化[5]。Kobayashi 等利用微流控芯片细胞图案化功能将肝癌细胞和成纤维细胞排列成紧密相邻的条带，结果表明肝癌细胞分泌白蛋白的功能显著增强[6]。这些实验结果均表明癌细胞与间质细胞的 3D 共培养为癌细胞提供了一个与体内接近的微环境。

综上所述，微流控芯片为不同种类细胞的生长和相互作用提供一个更接近体内的微环境，大多数研究以此为主要技术手段考察了肿瘤细胞与间质细胞的相互作用。在此基础上，研究者可以将其拓展到更多的细胞-细胞之间、细胞-ECM 之间的相互作用研究。相对于传统的研究方法，微流控芯片具有样品用量少、设计灵活、规模集成、便于和其他技术整合等优点，显示了重要的生物医学研究价值和经济价值。

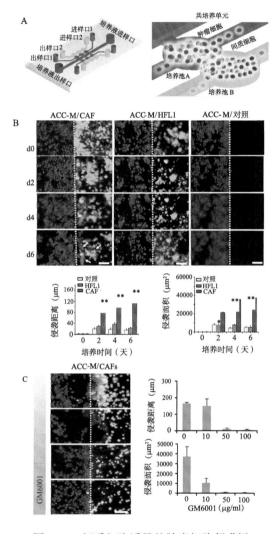

图 11-3 间质细胞诱导的肿瘤细胞侵袭[4]

A. 微流控芯片设计示意图；B. 肿瘤细胞分别与 CAF、HFL1 三维共培养，以不含细胞的基质为对照，考察肿瘤细胞的侵袭距离和面积；C. GM6001 抑制 CAF 诱导的肿瘤细胞侵袭距离和面积

11.3 肿瘤细胞诱导血管新生芯片

血管新生（angiogenesis）是指从原有血管通过"芽生"的方式形成新的腔状毛细血管的过程，其中涉及 ECM 降解、血管内皮细胞增殖和迁移、管腔形成等诸多生物学事件[7]。出芽的内皮细胞包括位于最前端的端细胞（tip cells）和紧随其后的茎细胞（stalk cells）。端细胞具有长的丝足，侵袭能力较强，能够引导其他内皮细胞朝着有血管生成刺激因素的方向生长；茎细胞紧随端细胞之后，具有

较强的增殖能力，可以形成新的管腔。在生理条件下，成年人的血管是稳定的，很少发生血管新生，然而在一些病理情况下，发生病变的组织需要获得额外的氧气和营养，此时已存在的血管就会再次出现新生现象，如眼部血管新生性疾病、恶性肿瘤等。血管新生在肿瘤生长和转移过程中起到非常重要的作用，实体肿瘤组织由于活跃的血管新生常伴有较高的微血管密度（microvessel density，MVD）。因此有学者提出 MVD 可以作为判断患者预后的一项重要指标，这一猜测在非小细胞肺癌、乳腺癌、胃癌、直结肠癌、口腔癌等都得到了证实。

血管新生研究成果很多是在生物模型上完成的，内皮细胞增殖和迁移、毛细血管网形成和血流灌注等过程均能在这些模型上被一定程度地模仿。目前血管新生常用实验模型包括体外模型和体内模型。体外模型包括：①内皮细胞增殖实验，内皮细胞活化增殖是血管新生的起始阶段，促进或拮抗血管新生药物对内皮增殖的影响可通过直接细胞计数、DNA 合成量化、代谢活性评估等检测；②内皮细胞迁移实验，ECM 降解以后，内皮细胞在血管新生因子诱导下朝一定方向迁移，检测细胞迁移能力的常用方法有细胞划痕实验、Transwell 小室迁移或侵袭实验、琼脂糖下迁移实验等；③小管形成实验，研究者将血管内皮细胞接种于 BME 上，一般 12~24 h 后可形成有分支的网状结构，用于模拟内皮细胞出芽、增殖、网状结构形成等体内毛细血管新生步骤，是研究血管新生最常用的体外模型；④大鼠动脉环实验，离体培养大鼠动脉环，可观察到新生血管从一段动脉环中长出，此新生血管组分包括内皮细胞、平滑肌细胞和周细胞，可形成管腔，与体内新生血管相似。血管新生体内模型主要包括：①鸡胚绒毛尿囊膜模型，将含有促进或拮抗血管新生药物的载体置于受精种蛋的鸡胚绒毛尿囊膜中，继续孵化后取出鸡胚绒毛尿囊膜，测定 MVD，分析血管新生活跃度；②角膜血管新生模型，在实验动物的角膜基质中开一个"小口袋"，在里面植入促血管新生物质，考察血管生长情况；③植入体模型，是将含有细胞和（或）血管新生因子的基质植入皮下，可用来研究体内血管新生；④移植瘤模型，将肿瘤细胞悬液接种于免疫缺陷小鼠皮下或原位组织内，待肿瘤生长到一定体积后取出，检测组织 MVD，评价肿瘤诱导的血管新生。综上，体外模型操作相对简单，时间较短，费用也较低，对实验过程易于监控，但体外实验结果不能完全真实地反映体内情况，结果依然需要体内模型验证。体内模型再现了血管新生的体内微环境，但操作过程烦琐，耗时长，花费较高，由于动物的个体差异性结果易变性大。

体外构建肿瘤诱导的血管新生模型需要的要素至少包括肿瘤细胞、血管内皮细胞、ECM、血管新生诱导因子等，并需要为血管新生提供适当的空间。刘婷姣研究组以微流控芯片为平台构建了一个具有较高通量、操作简便的肿瘤诱导血管新生体外模型[8]。芯片设计如图 11-4A 所示，两侧为两条平行的内皮细胞培养通道，上下两端分别接细胞进样孔和储液池，通道内接种 HUVEC 细胞，模拟已存在的血管。两条侧通道之间有六组血管新生单元，每组血管新生单元包括位于中央的细胞培养池和位于两侧的两条血管新生通道,细胞培养池内接种肿瘤细胞模拟原发肿瘤,血管新生通道内加入 BME 模拟肿瘤周围的 ECM。内皮细胞培养通道与血管新生通道之间的高度差作为微阀防止液态基质 BME 进样时从血管新生通道流入两侧的内皮细胞培养通道。原发肿瘤在进展过程中会产生一系列促血管新生因子,其中 VEGF 是主要的促血管新生因子之一,这些因子在肿瘤与血管之间的 ECM 内扩散,诱导血管新生。利用此芯片,刘婷姣等考察了 SACC 细胞株 ACC-M 和口腔鳞癌细胞株 UM-SCC6 诱导的血管新生。他们发现 ACC-M 和 UM-SCC6 均能诱导 HUVEC 向血管新生通道内呈出芽性生长,并且随时间增加,HUVEC 在血管新生通道内迁移的距离与面积逐渐增加。在血管芽的前端可见有端细胞形成,这些细胞具有细长的丝足。UM-SCC6 组诱导的 HUVEC 侵袭面积及距离均大于 ACC-M 组,两者统计学差异显著,提示 UM-SCC6 比 ACC-M 具有更强的诱导血管新生能力。将两种肿瘤细胞在芯片上培养 2 天后,可见有血管样结构形成,并且血管新生的标志物 CD105 表达阳性,UM-SCC6 组诱导的血管样结构长于 ACC-M 组(图 11-4A)。为考察微流控血管新生模型与体内模型的一致性,他们将 ACC-M 及 UM-SCC6 细胞悬液接种于裸鼠后腿皮下,获得 ACC-M 及 UM-SCC6 异种移植瘤组织,并将组织进行石蜡切片制作。CD34 为血管内皮细胞标记物,能显示极微小的肿瘤新生血管,具有较高的特异性和敏感性,因此将肿瘤组织切片进行 CD34 抗体免疫组织化学染色,计算 MVD。结果显示 UM-SCC6 皮下移植瘤的 MVD 显著大于 ACC-M 皮下移植瘤组 MVD,提示在体内 UM-SCC6 比 ACC-M 诱导血管新生的能力更强,此实验结果与前期微流控芯片模型结果具有一致性,验证了该芯片的可靠性(图 11-4B)。进而,他们将 HUVEC 接种于芯片模型的内皮细胞培养通道,ACC-M 及 UM-SCC6 接种于细胞培养池,同时在内皮细胞培养通道中加入 anti-VEGF、SU5416、PI-103 三种血管新生抑制剂,分别观察三种抑制剂对 ACC-M 及 UM-SCC6 诱导血管新生的抑制作用。他们发现三种血管新生抑制剂对 ACC-M 诱导的血管新生均有抑制作用,显著降低 HUVEC 的侵袭面积和距离,但 SU5416 对 HUVEC 侵袭距离的影响较小。针对 UM-SCC6 诱导的血管新生,在微流控模型上 anti-VEGF、SU5416、PI-103 三种血管新生抑制剂显著降低了 HUVEC 的侵袭面积和距离。为进一步验证芯片模型研究结果,他们将 ACC-M、UM-SCC6 分别接种于裸鼠皮下,待移植瘤长到最长径 5 mm 时,实验组裸鼠腹腔注射贝伐单抗,对照组裸鼠腹腔注射等体积生理盐水作为对照。贝伐单抗是人源化 VEGF 单克隆抗体,与芯片实验中用到的 anti-VEGF 作用机制一致。用药周期结束后,取肿瘤组织制石蜡切片,进行抗 CD34 免疫组织化学染色,并分别对 ACC-M 和 UM-SCC6 的对照组及贝伐单抗组皮下移植瘤组织切片进行 MVD 计数。结果表明,贝伐单抗显著抑制了 ACC-M 在裸鼠体内诱导的血管新生;贝伐单抗可以抑制 UM-SCC6 在裸鼠体内诱导的血管新生,但与对照组比较无显著统计学差异。此实验结果说明,在芯片模型和裸鼠移植瘤模型中，阻断 VEGF 信号通路均能抑制 ACC-M 和 UM-SCC6 诱导的血管新生。考虑到 UM-SCC6 诱导血管新生的能力强于 ACC-M，相同浓度的贝伐单抗在体外动物模型中可以显著抑制 ACC-M 诱导的血管新生，而对 UM-SCC6 诱导血管新生的抑制作用不十分显著。

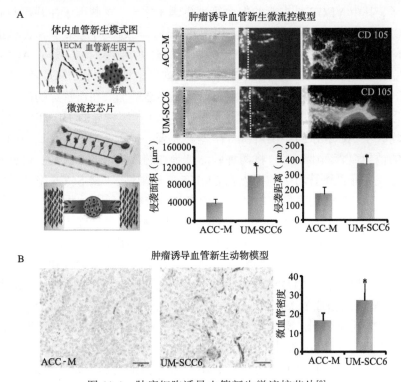

图 11-4　肿瘤细胞诱导血管新生微流控芯片[8]

A. 肿瘤诱导血管新生微流控模型的构建，ACC-M 和 UM-SCC6 在微流控模型上诱导的血管新生，及血管面积和长度的量化；B. ACC-M 和 UM-SCC6 在动物模型上诱导的血管新生，及微血管密度的量化

其他学者也以微流控芯片为平台构建了血管新生模型，这些研究大体分为两类，一类是直接构建带管腔的血管，如 Bischel 等[9]利用微流控芯片平台，通过内衬单层内皮细胞的细胞外基质，制作了有圆形横截面的 3D 管腔来模拟体内血管结构。此实验中形成的内皮细胞内衬管腔具有完整的内皮细胞层，用 VEGF 对内衬的内皮细胞进行诱导，发现其出芽数量、长度、面积均明显增加。另一类是通过肿瘤细胞或血管新生因子诱导血管新生，例如刘婷姣课题组的上述研究。Kim 等[10]构建了一个具有 5 条平行通道的微流控芯片，通道间以微柱相隔，在不同的通道内分别接种血管内皮细胞、周细胞、成纤维细胞和癌细胞，培养一段时间后，内皮细胞向基质通道出芽生长，形成了具有管腔的微血管，这些微血管表达 VE-cadherin、CD31、ICAM-1 等正常微血管的标志物，而且具有血管的屏障功能，并在一定时间内保持稳定。微流控芯片作为血管新生平台

的一个显著优势是能够模仿间隙流和血管灌注等动态的体内微环境。间隙流是指在 ECM 间隙内流动的液体，可以在毛细血管、淋巴管、ECM 之间进行物质传递，这种缓慢流动的液体还对位于 ECM 内的细胞产生剪切力刺激，从而影响细胞的增殖和分化等。Kim 等利用微流控技术精确控制生长因子的浓度和空间分布、内皮细胞-间质细胞相互作用、间隙流对淋巴管内皮细胞的力学刺激等多种化学和力学因素，在微流控芯片上成功再现了淋巴管新生[11]。

11.4　肿瘤细胞外渗芯片

　　CTC 经血液循环到达远处器官，黏附于血管内皮细胞，穿出血管壁的过程称为外渗，这是肿瘤转移过程中的一个重要限速步骤。体外构建肿瘤细胞外渗模型至少需要集成 CTC、血管、特异性血管周围 ECM 等单元。生物学研究已经证实肺、肝、骨等器官高表达趋化因子 CXCL12，乳腺癌细胞高表达 CXCL12 的受体 CXCR4，CXCL12/CXCR4 生物轴在乳腺癌的血行转移中发挥重要作用。刘婷姣课题组在微流控芯片上构建了内衬血管内皮细胞的微血管和具有 CXCL12 浓度梯度的管周基质，然后将高表达 CXCR4 的肿瘤细胞团加入微血管单元，实时考察了肿瘤细胞团在趋化因子诱导下穿过血管内皮细胞进入管周组织的外渗过程及其影响因素[12]。如图 11-5A 所示，他们设计的微流控芯片由三个结构相同的血管单元组成，血管单元依次首尾相接，构成了微血管系统，微血管系统的两端与培养液进样口和废液池相连。每个血管单元包括一个主通道和五个侧通道。侧通道位于主通道一侧并与主通道垂直连接。每个血管单元的侧通道与独立基质进样口相连。侧通道的高度低于主通道，防止进样过程中液态基质从侧通道泄漏流入主通道。他们首先通过基质进样口在侧通道内加入 ECM 替代物 BME，待 BME 凝固成胶状后，通过培养液进样口在主通道内加入 HUVEC 细胞，并使其贴附在 BME 的表面，模拟血管内皮细胞，最后在基质进样口内加入作为诱导剂的趋化因子（图 11-5B）。他们使用分子量大小 10 kDa 的 FITC-Dextran 来表征趋化因子血管周围基质内的扩散过程，荧光显微镜下可见 FITC-Dextran 分子逐渐扩散进入 BME 中，约 3 h 后完全扩散到 BME 内，并达到稳定状态。为保持趋化因子的浓度，每 12 h 更换主通道内的培养液和基质进样口内的趋化因子。为形成多细胞球，他们将 ACC-M 培养在琼脂板上，肿瘤细胞自发聚集成大小不一的多细胞球。Hoechst 和 PI 联合检测结果表明，ACC-M 细胞球内大多数为活细胞，仅见少数凋亡细胞，活细胞比例大于 90% 总细胞。为了进一步鉴定 ACC-M 细胞球是否通过黏附聚集而成，还是仅为细胞堆积成团，他们采用免疫荧光染色方法检测 E-钙黏蛋的表达，结果表明多细胞球内的细胞之间有 E-钙黏蛋白表达，证明 ACC-M 细胞球是靠黏附分子紧密联系在一起的。进而，他们采用免疫荧光染色方法验证了 CXCR4 在 ACC-M 细胞球的表达，提示 CXCL12/ CXCR4

信号通路可能会参与调控 ACC-M 细胞球的生物学行为。为此，他们在基质进样口内加入不同浓度的 CXCL12，结果发现 CXCL12 可以诱导 ACC-M 细胞球穿过 HUVEC 屏障逐渐侵袭进入 BME 中，外渗过程中可见 HUVEC 细胞破坏。为了检测 CXCR4 受体拮抗剂是否可以抑制 CXCL12 诱导的 ACC-M 细胞球侵袭，他们在主通道内加入不同浓度的 AMD3100，结果表明 AMD3100 可以抑制 CXCL12 诱导的 ACC-M 细胞球侵袭，提示 AMD3100 可以作为抑制 ACC 转移的潜在药物（图 11-5C）。

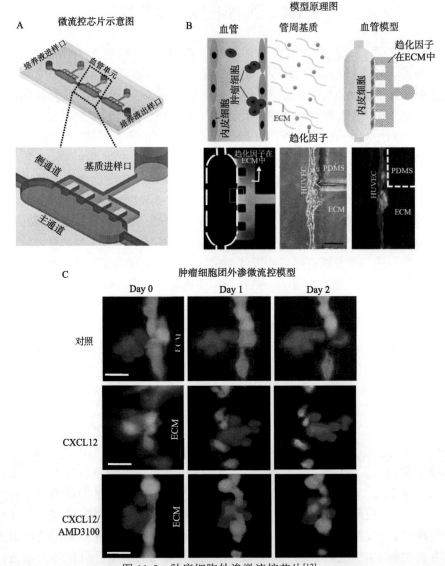

图 11-5　肿瘤细胞外渗微流控芯片[12]

A. 微流控芯片示意图；B. 以微流控模型模拟体内肿瘤细胞的外渗过程；C. 在微流控模型上再现趋化因子
CXCL12 诱导的肿瘤细胞团外渗及其抑制

11.5　肿瘤多器官转移芯片

多数肿瘤转移具有器官选择性，例如乳腺癌细胞容易发生转移的器官包括肺、肝、骨等，但是脾脏和肌肉却不容易发生转移。肿瘤器官选择性转移的生物学机制存在许多争议。在 1928 年，Ewing 等就已提出机械捕获学说，即肿瘤转移与转移发生器官的血管形态和机械应力相关。但是早在 1889 年，英国外科医生 Stephen Paget 通过对 735 例女性乳腺癌患者进行尸检后提出了影响肿瘤器官选择性转移的重要学说，即种子和土壤学说，该学说认为肿瘤细胞"种子"的生长，需要合适的微环境"土壤"，靶器官的微环境对肿瘤转移具有重要影响。

抑制肿瘤转移对于提高患者生存率至关重要，肿瘤转移模型是转移研究的重要工具。为考察肿瘤转移的器官选择性，常常需要把肿瘤细胞注射入动物体内，一段时间后检查各器官是否有转移灶。常用的注射方式包括：①尾静脉注射，用于构建肺转移模型；②门静脉或脾静脉注射，用于构建肝转移模型；③颈动脉注射，用于构建脑转移模型；④腹膜内注射，用于构建种植性转移模型；⑤心脏内注射，用于构建全身转移模型等。体内模型操作难度大，实验周期长，动物死亡率高，特别是心脏注射，致死率常达到半数以上。因此，构建一个接近体内器官微环境、操作简单、实验周期短的肿瘤转移模型可望大幅度促进肿瘤转移研究的发展。

刘婷姣课题组以微流控芯片为平台，构建肿瘤多器官转移芯片模型[13]。他们以不同器官来源的原代细胞代替器官，利用微量注射泵控制肿瘤细胞在微通道内流动，模拟 CTC 在血管内流经各器官，并与动物转移模型比较，验证芯片模型的可靠性。如图 11-6A 所示，芯片设计分四层：①上层 PDMS，由多分支结构的微通道及两侧的进样孔和注射泵连接口构成；②中间夹层，由多孔的聚碳酸酯薄膜构成，孔径为 2 μm，用来分割上下两层 PDMS；③下层 PDMS，由四个独立的培养池构成，每个培养池有独立的进样孔和出样孔，用于培养原代细胞或添加趋化因子；④最下层的玻璃基底。芯片的四层结构封接后，上层 PDMS 的微通道位于下层 PDMS 细胞培养池的上方，中间隔以多孔聚碳酸酯膜。他们以上层 PDMS 微通道模拟微血管，以接种于聚碳酸酯膜上的 HUVEC 模拟血管内皮屏障，以下层 PDMS 培养池内不同器官来源的原代细胞模拟各器官。CTC 的器官选择性转移常取决于肿瘤细胞膜表面趋化因子受体与转移微环境中趋化因子的相互作用，CXCL12/CXCR4 生物轴在调节肿瘤器官选择性转移过程中发挥重要作用。刘婷姣等通过流式细胞术检测到 MCF7、MDA-MB-231 和 ACC-M 细胞膜表面均表达 CXCR4 受体蛋白。因此，他们在芯片模型上考察了 CXCL12 诱导的这些细胞的体外转移。首先，他们分别在下层培养池中加入不同浓度的 CXCL12，并将芯片置于培养箱中，保持上层通道液体流动，孵育 5 h，

然后通过微量注射泵控制细胞悬液匀速通过上层通道。结果显示随着 CXCL12
浓度的增加，黏附于内皮细胞的三种肿瘤细胞数目也随之增加。为构建多器官
转移微流控芯片模型，他们采用小鼠的原代细胞作为器官的替代物。他们首先
利用酶联免疫测定法检测这些原代细胞是否分泌 CXCL12，结果表明肺、肝、
骨原代细胞均分泌 CXCL12，其中肝原代细胞的 CXCL12 分泌量最高，骨骼肌
细胞几乎不分泌 CXCL12。接下来他们考察了肿瘤细胞的肺转移，以骨骼肌为
对照（图 11-6B）。他们将这些原代细胞接种于下层 PDMS 的细胞培养池中，
通过微量注射泵控制肿瘤细胞以一定的速度在上层 PDMS 微通道内流动，实
验结束后计数黏附于微通道内 HUVEC 表面的细胞数量。结果显示肺原代细胞

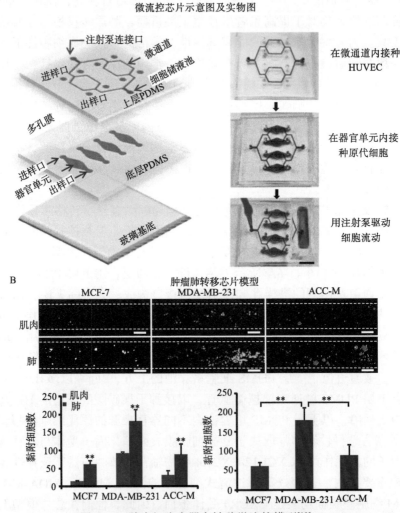

图 11-6 肿瘤细胞多器官转移微流控模型[13]

A. 微流控芯片设计；B. 基于芯片模型的肿瘤肺转移

组的 MCF7、MDA-MB-231、ACC-M 细胞黏附数量远大于骨骼肌原代细胞组，而且 MDA-MB-231 组黏附细胞数量最多。分析三种肿瘤细胞在微流控模型上的肺转移能力，结果显示 MDA-MB-231 的肺转移能力显著大于 MCF7 和 ACC-M 细胞，后二者之间无显著差异。为了检验芯片模型结果是否与体内实验结果一致，他们采用鼠尾静脉注射三种肿瘤细胞，实验结束后，将裸鼠肺组织固定包埋，制备 4 μm 厚度的组织切片，进行苏木精和伊红联合染色、广谱人角蛋白免疫组织化学染色鉴定转移灶。动物模型检测结果表明 MDA-MB-231 在体内的肺转移能力显著大于 MCF7 和 ACC-M 细胞，与微流控模型检测结果一致。AMD3100 是 CXCR4 受体拮抗剂，可特异地阻断 CXCR4 与 CXCL12 结合，抑制 CXCL12/CXCR4 生物轴调控的肿瘤转移。他们在芯片平台和动物模型上考察了 AMD3100 对 MDA-MB-231 转移的抑制作用，他们发现在微流控模型和裸鼠模型上 AMD3100 均能够抑制 MDA-MB-231 肺转移。进而，他们又在微流控模型上模拟了肿瘤的肝和骨转移，以肌肉为对照，结果显示肝和骨原代细胞组的 MCF7、MDA-MB-231、ACC-M 细胞黏附数量远大于骨骼肌原代细胞组。这些结果提示该微流控模型可以在一定程度上替代动物模型，开展抗肿瘤转移药物的筛查。

11.6 肿瘤诊断芯片

生物体内所有细胞均可以产生膜被囊泡，并将这些囊泡分泌至细胞外，即细胞外囊泡（extracellular vesicle, EV）。这些囊泡虽然都被称为 EV，但是它们具有高度的异质性。对于 EV 的特征和功能至今尚有许多不明之处，根据现有了解，主要包括两大类，即外泌体（exosomes）和微泡（microvesicles），外泌体起源于多泡内体（multivesicular endosomes），多泡内体与细胞膜融合，将外泌体释放至胞外空间，其大小在 30~200 nm，而微泡的产生是由细胞膜包裹胞浆成分向外出芽形成的，其大小在 200~1000 nm[14]。分泌至细胞外以后，我们很难辨认出 EV 的起源方式。因此，国际细胞外囊泡学会的最新指导建议研究者将常规方法分离得到的这些结构统称为"EV"，对 EV 进行细化时使用物理性质界定，如小 EV（sEV），中/大 EV（m/lEV），外泌体仅适用于通过特殊技术获得的多泡内体来源释放到细胞外的膜泡结构[15]。

EV 可以在细胞和细胞之间转运蛋白质、脂质和核酸，是细胞间信息传递的重要媒介。EV 作为转运各种生物分子的重要载体，能以介导受体-配体结合的方式，或以磷脂酰丝氨酸依赖性方式与细胞膜融合，从而传递各类信息，其内含的蛋白质和核酸物质可作用于受体细胞，通过改变受体细胞蛋白表达谱、基因调控等方式，影响细胞间的通讯和正常生理过程。EV 表面含有很多膜蛋白，如 CD9、CD63、CD81、MHC-I、MHC-II 等，肿瘤细胞产生的 EV 还携带过度表达的肿瘤细胞标志物，这使得 EV 在肿瘤及相关疾病的诊断中具有重要的潜在应用价值。

正常细胞产生 EV 后，以自分泌、旁分泌和内分泌三种方式进行细胞间信息的交换和传递。与正常细胞相比，肿瘤细胞的 EV 分泌量增加，这些 EV 既可以作用于周边细胞，形成适于肿瘤生存的微环境，又可以进入循环系统介导原发肿瘤与远处器官之间的信息交流。因此，检测体液中的 EV 可以作为肿瘤的早期筛查的有效手段，是液体活检的重要组成部分。液体活检指的是通过对血液、尿液、唾液等体液中的循环肿瘤细胞（CTC）、循环肿瘤 DNA（ctDNA）和 EV 进行检查而对癌症等疾病做出诊断的技术。液体活检相对于组织活检具有以下优势：①液体活检可以降低肿瘤异质性对诊断造成的偏差，更能反映肿瘤整体情况；②液体活检比组织活检创伤小；③液体活检可以反复取材，多次检测；④液体活检指标的变化早于组织学变化，可以发现早期的肿瘤患者。

目前常用的 EV 分离富集方法有：①离心力达到 100 000 g 的超高速离心法，时间一般为 70 min 到 2 h，超长时间超高速离心会导致非囊泡组分被富集；②蔗糖密度梯度离心，离心力达到 100 000 g，富集到的 EV 特异性高，是目前比较公认的 EV 富集方法，但是回收效率低；③通过高聚物作用的沉淀试剂盒，如聚乙二醇（polyethylene glycol, PEG）沉淀方法，具有高回收率和低特异性的特点；④低分子量或低分子量截流的超滤分离；⑤利用免疫亲和原理的富集方法，具有高特异性低回收率的特点，可以富集不同 EV 亚群。

利用免疫亲和原理富集 EV 的一个常用方法是采用免疫磁性纳米粒子，由于纳米粒子具有较大的表面积，可以增强 EV 回收效率。刘婷姣研究组以微流控芯片为主要技术手段构建基于免疫磁性纳米粒子的 EV 捕获和检测平台，以乳腺癌为研究对象，捕获并检测乳腺癌细胞株所分泌的 EV，优化平台及方法，进而对乳腺癌患者血清中 EV 进行捕获和检测，并与健康人血清中的 EV 对照[16]。如图 11-7A 所示，微流控芯片包括四个进样口、两个曲形混液器、两个收集池、一个出样口。这些结构分别命名为进样口 1、2、3、4，曲形混液器 1和 2，收集池 1 和 2。该芯片由一层玻璃基底和单层 PDMS 基片构成，PDMS基片与玻璃基底之间用等离子进行不可逆封接。由于绝大多数 EV 在其膜表面表达 CD63 抗原，他们采用表面连接有 CD63 抗体的磁性纳米粒子来捕获 EV。标准化操作流程为，首先，将连接有 CD63 抗体的磁性纳米粒子与 EV 充分孵育，形成磁性纳米粒子-CD63-EV 初级复合物，然后将初级复合物加入进样口 1，在进样口 2 加入检测一抗（如 MHC I），注射泵推动两种液体在曲形混悬器 1处充分混合，层流的磁性纳米粒子-CD63-EV 和待检测的一抗结合，进而形成磁性纳米粒子-CD63-EV-检测一抗的复合物。曲形混液器 1 下端与收集池 1 相连，收集池 1 下方加一个微型磁铁，对流经收集池 1 的磁性纳米粒子-CD63-EV-检测一抗的复合物进行富集。在进样口 3 处加入荧光二抗，将微型磁铁移动至收集池 2 的位置，注射泵驱动荧光二抗溶液和磁性纳米粒子-CD63-EV-检测一抗的复合物在曲形混液器 2 处充分混合，形成磁性纳米粒子-CD63-EV-检测一抗-荧光二抗的终末复合物，并富集于收集池 2 处。在进样口 4 处加入 PBS，对富集的终末复合物进行冲洗。使用倒置荧光显微镜对收集池 2 中的终末复合物进行图像采集。刘婷姣等用无血清的培养基培养正常成纤维细胞（NF）、MCF7、MDA-MB-231 细胞，48 h 后分别收集各个细胞的条件培养基，和免疫磁性纳米粒子-CD63 充分混合后，通入芯片中，以未培养细胞的培养基作为空白对照。在进样口 2 加入 EpCAM 抗体。其他操作根据标准化操作规范进行。结果显示空白对照组与 NF 细胞组无显著差异；MCF7 和 MDA-MB-231 组捕获的肿瘤源性 EV 的量显著高于空白对照组和 NF 组（$P < 0.05$）；MCF7、MDA-MB-231 组之间并无显著差异。他们又选择了 6 例乳腺癌患者的血液样本，在微流控芯片上进行 EpCAM 阳性 EV 的捕获和检测，以 3 例健康女性的血液为对照。首先从全血中分离血浆，以 1∶4 比例稀释过后，取 1 ml 样本和免疫磁性纳米粒子-CD63 充分混合，再通入芯片中，在进样口 2 加入 EpCAM 抗体，其他操作根据标准化操作规范进行。结果显示 EpCAM 阳性 EV 在乳腺癌患者血浆中的量显著高于正常人组（$P < 0.05$），各乳腺癌病例之间虽有差异，但无统计学意义（$P > 0.05$）（图 11-7B）。该结果提示本芯片可以通过检测血清中 EpCAM 阳性 EV 辅助乳腺癌临床诊断，使得 EpCAM 阳性 EV 有望作为乳腺癌液体活检的指标之一。为检测乳腺癌细胞株是否分泌 HER2 阳性 EV，他们在微流控芯片平台上对 MCF7、MDA-MB-231 和 SK-BR-3 乳腺癌细胞株的培养液进行了检测，以空白培养基为对照。MCF7 和 MDA-MB-231 是 HER2 低表达型乳腺癌细胞，而 SK-BR-3 是 HER2 高表达型乳腺癌细胞。结果显示三株乳腺癌细胞培养液中 HER2 阳性 EV 的量显著高于对照组，SK-BR-3 细胞培养液中 HER2 阳性 EV 的量显著高于 MCF7 和 MDA-MB-231 组，MCF7 和 MDA-MB-231 组之间无显著差异。进而，他们对 19 例 HER2 在组织学上表达程度不同的乳腺癌患者血浆中的 EV 进行了检测，根据 HER2 免疫组织化学染色结果，将患者分为三组：①HER2+；②HER2++；③HER2+++。检测结果发现乳腺癌组织高表达 HER2 的患者，他们血清中 HER2 阳性 EV 的量显著增加，乳腺癌患者血浆 HER2 阳性 EV 的量与肿瘤组织 HER2 表达水平基本一致（图 11-7C）。该结果提示血浆 HER2 阳性 EV 可以辅助乳腺癌的分子分型。

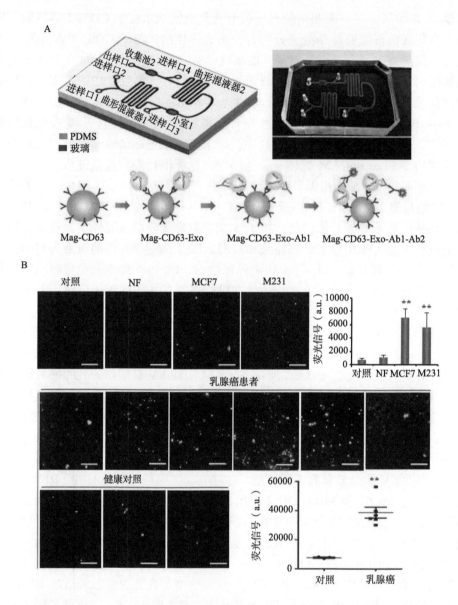

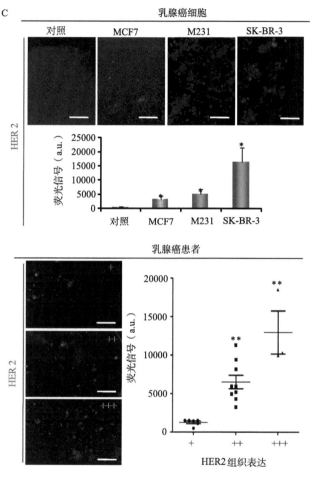

图 11-7　基于微流控芯片的 EV 捕获和检测[16]

A. 微流控芯片设计和实验原理图；B. 乳腺癌细胞培养液和患者血浆中 EpCAM 阳性 EV 的检测；C. 乳腺癌
细胞培养液和患者血浆中 HER2 阳性 EV 的检测

11.7　肿瘤药物治疗芯片

化疗是指用化学药物杀死肿瘤细胞的肿瘤治疗方法。临床应用的化疗药物有数十种，这些特殊的药物均能够不同程度地抑制或杀死细胞，因此常常称作细胞毒性类药物。常用的化疗药物有顺铂（cisplatin, CDDP）、紫杉醇（paclitaxel, PTX）、5-氟尿嘧啶（5-fluorouracil, 5-FU）等。CDDP 是无机金属结合物类广谱的抗癌药物，作用类似烷化剂，通过抑制细胞的 DNA 整个复制过程并损伤细胞膜的结构，使细胞发生凋亡，被广泛应用于各类肿瘤中。PTX 属于植物类抗癌药物，是细胞有丝分裂中的微管抑制剂。5-FU 是一种嘧啶类似物的抗代谢类化疗药物，属于 S 期特异性药物，干扰 DNA 和 RNA 正常的合成，导致细胞的凋亡。化疗药物的给药方式可以是口服或注射，注射方式包括静脉、肌肉或皮下注射等。静脉注射是最常用的方式，可以在短时间内使药物持续进入血管，随着血液流动，透过血管内皮细胞作用于肿瘤，达到全身性治疗的效果。患者的个体差异性和肿瘤异质性导致患者对化疗药物的反应不同。目前，化疗方案的制定主要是根据医师的临床经验，缺少明确的客观指标，具有一定的盲目性，容易导致化疗失败。而且，化疗药物在杀伤肿瘤细胞的同时，对正常组织细胞也具有一定损伤，引起肿瘤患者身体衰弱、免疫力下降、胃肠功能紊乱、骨髓抑制、器官毒性、静脉炎等毒副作用，降低患者生存质量。因此，在化疗前对个体进行考察，根据药敏试验结果选择药物，可以在提高疗效的同时降低毒副作用。

刘婷姣课题组以微流控芯片为技术平台，模拟肿瘤细胞在体内的细胞-细胞、细胞-ECM 之间相互作用，以及化疗药物静脉注射给药方法透过血管内皮屏障作用于 3D 基质中的肿瘤细胞的作用方式，并利用浓度梯度生成器（concentration gradient generator, CGG）生成多种的药物浓度考察其对肿瘤细胞的作用，同时部分观察其对血管内皮细胞的损伤，以此选择最优的治疗方案[17]。如图 11-8 所示，该芯片由一层玻璃基底和双层 PDMS 构成，双层 PDMS 中间有一层聚碳酸酯膜（孔径 2 μm）分隔。上层 PDMS 由两部分组成，即上游的 CGG 和下游 6 个平行的血管内皮细胞培养通道。CGG 上端与 2 个药物进样口相连，通道呈弯曲状，层流的药液在此处相互扩散并充分混匀，进而形成 6 种不同的药物浓度。血管内皮细胞培养通道上端与 CGG 相连，下端开口于内皮细胞进样口。下层 PDMS 是 6 组平行的肿瘤细胞培养单元，与上层 PDMS 的血管内皮细胞培养通道对应，其中每组肿瘤细胞培养单元又包括 3 个首尾相连的细胞培养池，分别有独立的肿瘤细胞进样口和出样口。刘婷姣等以上层内皮细胞培养通道模拟微血管，以下层肿瘤细胞培养单元中的肿瘤细胞模拟体内管周 3D 微环境肿瘤组织，两者之间以具有通透性的聚碳酸酯膜分隔，整个模型形成了一个具有多维空间的仿生模型，用于考察多浓度药物透过内皮屏障作用于 3D 培养的肿瘤细胞的效果，同时考察药物对内皮屏障的影响。芯片封接好后，首先于下层 PDMS 培养单元中加入 BME 包裹的肿瘤细胞，培养 3 天后肿瘤细胞聚集成多细胞球体；然后于上层 PDMS 通道中加入 HUVEC，使其贴附于内皮屏障表面。刘婷姣等分别比较了 2D 和 3D 培养下 UM-SCC6 和 ACC-M 分别对 CDDP、PTX 的 5-FU 等单个药物的敏感性，结果显示 3D 培养的 UM-SCC6 和 ACC-M 对三种药物的敏感程度具有一定浓度依赖性，3D 培养使 UM-SCC6 和 ACC-M 对药物的敏感性均下降。进而，他们考察了 PTX 联合 CDDP（PTX-CDDP）、5-FU 联合 CDDP（5-FU-CDDP）对 UM-SCC6 和 ACC-M 的作用，以及对 HUVEC 的毒性。研究结果显示微流控芯片 6 个通道药物诱导的肿瘤细胞凋亡数量比较接近，提示联合用药下各单药的浓度均可以适当降低，其效果与高浓度单药效果基本一致。他们在考察药效的同时，也考察了联合用药下对血管内皮屏障的影响。结果发现，PTX-CDDP 组的 b 和 c 通道、5-FU-CDDP 组的 c 和 d 通道 HUVEC 细胞之间的连接尚紧密，其余各通道可见细胞间隙增加，内皮屏障破坏。因此对于 UM-SCC6 和 ACC-M，均建议采用联合治疗方案。进而，他们在该微流控芯片考察了 3 例 SCC 和 3 例 ACC 患者肿瘤细胞对 PTX-CDDP、5-FU-CDDP 的药物敏感性。结果发现这些患者来源肿瘤细胞对检测药物反应不同，SCC1、SCC2、ACC1 和 ACC2 表现出对 PTX-CDDP 和 5-FU-CDDP 的敏感性，细胞的存活率约为 60%，而 SCC3 和 ACC3 表现为对 PTX-CDDP 和 5-FU-CDDP 均不敏感，细胞的存活率达到约 80%。另外，刘婷姣等发现患者原代细胞对药物的敏感性低于肿瘤细胞株。他们推测从患者肿瘤组织分离得到的细胞中混有肿瘤间质细胞，这些间质细胞增加了肿瘤细胞的抗药性。

除了刘婷姣等的工作外，Hsiao 等设计了一个具有双层结构的芯片模型，上层通道用于细胞 3D 球体的形成，下层通道则实现培养基的持续交换，中间由多孔膜分隔，前列腺癌细胞经过设计的两边 28 个侧通道拦截捕获，互相聚集形成球体；下层通道较宽，持续灌流的培养基或药物直接接触细胞进行营养物质等交换及药物作用反应[18]。Wu 等模拟了乳腺癌的构造，设计了一种细胞高通量的芯片模型。其在芯片通道内布满了多个置于底层的 2 μm 微井样结构，乳腺癌细胞在微井的凹槽中被捕获并聚集，可生长成与微井凹槽大小相当的球体。一种药物从两侧 2 μm 的间隙中渗入作用肿瘤细胞球体，同样实现了芯片仿生性的细胞 3D 培养药敏试验的应用[19]。Toh 等构建了高通量药物浓度梯度细胞 3D 培养的芯片模型。该芯片模型是由上层的线形药物浓度梯度生成器和下层多条平行的细胞培养通道构成的双层结构。其中细胞培养通道中设计了一定形态的紧密排列的微柱形结构，细胞同样可以被微柱结构拦截，进而集聚形成细胞球体。该模型考察了肝癌细胞球体 8 个浓度的化疗药物毒性[20]。这几种模型可以同时实现不同浓度药物作用于 3D 培养的肿瘤细胞球体，但是不能模拟静脉类注射药物透过血管的内皮屏障渗透扩散至 3D 肿瘤细胞球体的现象，而且只考察药物对肿瘤的作用效果，未能同时观察其毒性。

综上所述，基于微流控芯片构建肿瘤细胞药敏试验模型具有广阔的发展前景。以往的学者更偏重于平台构建，对体内微环境及药物反应的基本形式尚未来得及作深入模拟研究，这些平台通常还只注重考察药物疗效，不能同时兼顾药物的毒性伤害。发展能够同时检测药效和药物毒性的微流控芯片平台将会极大促进肿瘤个体化用药的进程。

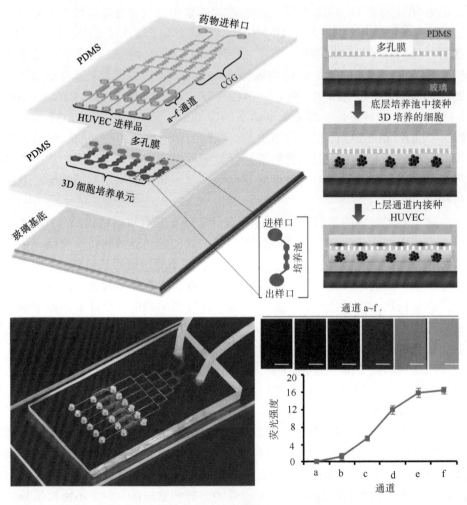

图 11-8　基于微流控芯片的肿瘤化疗药物筛选[17]

微流控芯片设计和实物图，以荧光染料显示在微通道 a~f 中生成的药物浓度梯度

11.8　展　　望

实验动物一直是肿瘤临床前研究的重要模型，但是动物模型价格昂贵，实验周期长，而且与人类存在种属差异性，极大地限制了肿瘤基础研究的发展和抗肿瘤药物的研发。随着材料学和微加工技术的不断发展，微流控技术在仿生模型上的应用越来越广泛，仿生肿瘤模型已逐渐克服以往细胞种类单一、功能简单等缺陷，逐步发展成为多器官和多功能的系统模型。我们期待微流控肿瘤

仿生芯片模型能够逐渐替代实验动物，快速推动肿瘤研究的发展。

参 考 文 献

[1]　Abbott A. Cell culture: Biology's new dimension. Nature, 2003, 424(6951): 870-872.

[2]　Liu T, Li C, Li H, Zeng S, Qin J, Lin B. A microfluidic device for characterizing the invasion of cancer cells in 3-D matrix. Electrophoresis, 2009, 30(24): 4285-4291.

[3]　Li J, Jia Z, Kong J, Zhang F, Fang S, Li X, Li W, Yang X, Luo Y, Lin B, Liu T. Carcinoma-associated fibroblasts lead the invasion of salivary gland adenoid cystic carcinoma cells by creating an invasive track PLoS One, 2016, 11(3):e0150247.

[4]　Liu T, Lin B, and Qin J. Carcinoma-associated fibroblasts promoted tumor spheroid invasion on a microfluidic 3D co-culture device. Lab on a Chip, 2010, 10(13): 1671-1677.

[5]　Jeong S Y, Lee J H, Shin Y, Chung S, Kuh H J. Co-culture of tumor spheroids and fibroblasts in a collagen matrix-incorporated microfluidic chip mimics reciprocal activation in solid tumor microenvironment. PLoS One, 2016, 11(7):e0159013.

[6]　Kobayashi A, Yamakoshi K, Yajima Y, Utoh R, Yamada M, Seki M. Preparation of stripe-patterned heterogeneous hydrogel sheets using microfluidic devices for high-density coculture of hepatocytes and fibroblasts. Journal of Bioscience and Bioengineering, 2013, 116(6): 761-767.

[7]　Potente M, Gerhardt H, Carmeliet P. Basic and therapeutic aspects of angiogenesis. Cell, 2011, 146(6): 873-887.

[8]　Liu L L, Xie Z R, Zhang W Y, Fang S M, Kong J, Jin D, Li J, Li X J, Yang X S, Luo Y, Lin B C, Liu T J. Biomimetic tumor-induced angiogenesis and anti-angiogenic therapy in a microfluidic model. RSC Advances, 2016, 6(42): 35248-35256.

[9]　Bischel L L, Young E W K, Mader B R, Beebe D J. Tubeless microfluidic angiogenesis assay with three-dimensional endothelial-lined microvessels. Biomaterials, 2013, 34(5): 1471-1477.

[10]　Kim S, Lee H, Chung M, Jeon N L. Engineering of functional, perfusable 3D microvascular networks on a chip. Lab on a Chip, 2013, 13(8): 1489-1500.

[11]　Kim S, Chung M, Jeon N L. Three-dimensional biomimetic model to reconstitute sprouting lymphangiogenesis *in vitro*. Biomaterials, 2016, 78:115-28.

[12]　Zhang Q, Liu T J, Qin J H. A microfluidic-based device for study of transendothelial invasion of tumor aggregates in realtime. Lab on a Chip, 2012, 12(16): 2837-2842.

[13]　Kong J, Luo Y, Jin D, An F, Zhang W Y, Liu L L, Li J, Fang S M, Li X J, Yang X S, Lin B C, Liu T J. A novel microfluidic model can mimic organ-specific metastasis of circulating tumor cells. Oncotarget, 2016, 7(48): 78421-78432.

[14]　van Niel G, D'Angelo G, Raposo G. Shedding light on the cell biology of extracellular vesicles. Nature Reviews Molecular Cell Biology, 2018, 19(4): 213-228.

[15]　Thery C, Witwer K W, Aikawa E, et al. Minimal information for studies of extracellular vesicles 2018(MISEV2018): A position statement of the International Society for Extracellular Vesicles and update of the MISEV2014 guidelines. Journal of Extracellular Vesicles, 2018, 7(1): 1535750.

[16]　Fang S M, Tian H Z, Li X C, Jin D, Li X J, Kong J, Yang C, Yang X S, Lu Y, Luo Y, Lin B C, Niu W D, Liu T J. Clinical application of a microfluidic chip for immunocapture and quantification of circulating exosomes to assist breast cancer diagnosis and molecular classification.　PLoS One, 2017, 12(4):e0175050.

[17]　Jin D, Ma X C, Luo Y, Fang S M, Xie Z R, Li X J, Qi D Y, Zhang F Y, Kong J, Li J, Lin B C, Liu T J. Application of a microfluidic-based perivascular tumor model for testing drug sensitivity in head and neck cancers and toxicity in endothelium. RSC Advances, 2016, 6(35): 29598-29607.

[18] Hsiao A Y, Torisawa Y S, Tung Y C, Sud S, Taichman R S, Pienta K J, Takayama S. Microfluidic system for formation of PC-3 prostate cancer co-culture spheroids. Biomaterials, 2009, 30(16): 3020-3027.

[19] Wu L Y, Di Carlo D, Lee L P. Microfluidic self-assembly of tumor spheroids for anticancer drug discovery. Biomedical Microdevices, 2008, 10(2): 197-202.

[20] Toh Y C, Lim T C, Tai D, Xiao G, van Noort D, Yu H. A microfluidic 3D hepatocyte chip for drug toxicity testing. Lab on a Chip, 2009, 9(14): 2026-2035.

第12章 其他器官芯片

在上述各章中，我们对人体内一些主要器官的微流控芯片表现形式予以相对详细的介绍，但是，它们远不是体内器官的全部。作为一个补充，我们另辟一章，对其他一些有代表性的，或者我们研究团队已有初步涉及的器官芯片，作一说明。

12.1 胰 岛 芯 片

胰岛是胰腺中含有内分泌（分泌激素）细胞的区域，胰岛占胰腺体积的1%~2%，接受胰腺血流量的10%~15%。胰岛排列在整个人胰腺的密度线上，在葡萄糖代谢中起着重要作用[1]。大约有300万个胰岛以密度线的形式分布在健康成人的胰腺中，每个胰岛的直径平均约为0.1 mm（109 μm）。每个组织与周围的胰腺组织被一个薄薄的纤维结缔组织囊隔开，这个纤维结缔组织囊与纤维结缔组织相连，纤维结缔组织贯穿于胰腺的其余部分，如图12-1所示。

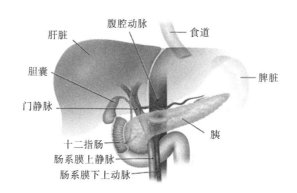

图 12-1　胰岛结构模型

图片来源：https://columbiasurgery.org/pancreas/pancreas-and-its-functions

β细胞是在胰岛中发现的一种合成和分泌胰岛素的细胞。β细胞占人类胰岛细胞的50%~70%[2]。在患有Ⅰ型或Ⅱ型糖尿病的患者中，β细胞的质量和功能减弱，导致胰岛素分泌不足和高血糖。β细胞的主要功能是产生和释放胰岛素。胰岛素是一种激素，可带来降低血糖浓度的效果。在β细胞中，胰岛素释放主要受血液中葡萄糖的刺激。随着循环葡萄糖水平上升，例如在摄取膳食后，胰岛素以剂量依赖性方式分泌。

　　这种释放系统通常被称为葡萄糖刺激的胰岛素分泌（GSIS）[3]。GSIS 的"共识模型"有四个关键部分：GLUT2 依赖性葡萄糖摄取，葡萄糖代谢，KATP 通道闭合，以及电压门控钙通道的开放，导致胰岛素颗粒融合和胞吐作用。电压门控钙通道和 ATP 敏感性钾离子通道嵌入β细胞的质膜中。这些 ATP 敏感的钾离子通道通常是开放的，而钙离子通道通常是封闭的。钾离子扩散出细胞，降低其浓度梯度，因为钾离子携带正电荷，因此细胞内部相对于外部负值更大。静止时，这会在细胞表面膜上产生–70 mV 的电位差。当细胞外的葡萄糖浓度很高时，葡萄糖分子通过促进扩散进入细胞，通过 GLUT2 转运蛋白降低其浓度梯度[4]。由于β细胞使用葡萄糖激酶催化糖酵解的第一步，因此在生理血糖水平以上新陈代谢才会发生。葡萄糖的代谢产生 ATP，因此增加了 ATP 与 ADP 的比率。此比率上升，ATP 敏感的钾离子通道关闭，这意味着钾离子不再能从细胞中扩散出来。结果，因为钾离子在细胞内积聚，膜上的电位差正值上升，这种电位差的变化打开了电压门控钙通道，使细胞外的钙离子在其浓度梯度下扩散（图12-2）[5]。当钙离子进入细胞时，它们会导致含有胰岛素的囊泡移动到细胞表面膜并与细胞表面膜融合，通过胞吐作用释放胰岛素进入肝门静脉。

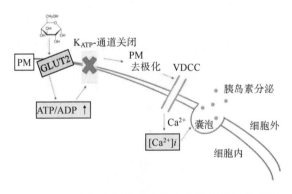

图 12-2　葡萄糖刺激的胰岛素分泌的共识模型[5]

　　芯片器官平台是筛选药物制剂、模拟自然生理学和研究疾病的有效模型。在糖尿病领域，芯片上胰岛平台的开发将对了解疾病病理学和发现潜在的治疗方法有着广泛的意义，在体外筛选抗Ⅱ型糖尿病药物的模型对制药业至关重要。大连微流控芯片团队大连理工大学罗勇课题组[6]建立了一个三维高糖胰岛素瘤细胞系（INS-1）模型，以筛选刺激胰岛素分泌的药物。在该模型中，INS-1 细胞趋向于聚集在三维凝胶（基底膜提取物，BME）中，其方式类似于体内三维细胞培养模型,显示高浓度葡萄糖对 BME 细胞的增殖及胰岛素分泌功能有促进和抑制作用。这些现象与高血糖症状相似，证明了模型的有效性。这种模型可以帮助寻找刺激胰岛素分泌的药物。罗勇等还同时开发了一种基于微流控技术的圆形药物浓度梯度发生器。将高糖三维 INS-1 细胞模型和圆形浓度梯度发生器集成在同一微设备中，以格列吡嗪为模型药物，测试了该微装置在药物筛选中的应用，在单个芯片上运行时，他们测试了 5 种浓度，并实现 4 种并行实验。实验数据表明，所研制的微型装置比类似的二维培养孔板产生了更大的胰岛素分泌反应，该微装置在筛选抗糖尿病药物方面比传统装置更灵敏。此外，他们还从细胞形态、细胞增殖抑制率、胰岛素分泌等方面分析了新模型与传统二维模型的差异，如图 12-3 所示。

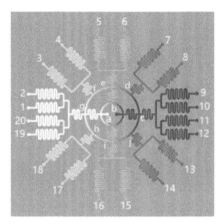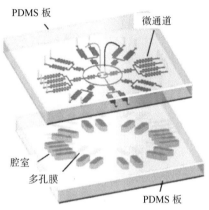

图 12-3　圆形浓度梯度通道设计的图示[6]

中心的红色和白色点是溶液入口，标有数字的斑点是溶液出口。颜色梯度是显示微器件内浓度分布的简单例证；最上层 PDMS 为浓度梯度发生器，底层 PDMS 嵌入 20 个相同的腔室（以棕色表示），在其中培养 3D-INS-1 细胞。浅绿色表示夹在中间的多孔膜

12.2　脾脏芯片

脾脏是一种几乎所有的脊椎动物都具有的器官，它与大型淋巴结结构相似，主要作为血液过滤器。脾脏对于调节红细胞和免疫系统起着重要的作用。它存储血液，并除去衰老或死亡的红细胞，在失血性休克的情况下及时补充血液，并有利于机体内铁的循环。同时，作为单核吞噬细胞系统的一部分，它能够代谢衰老或死亡红细胞中血红蛋白，血红蛋白中的珠蛋白部分被降解为其组成所必需的氨基酸，血红素部分被代谢为胆红素，经过肝脏排出体外[7]。

人体内，脾脏大致位于膈膜左侧下方第九，第十和第十一根肋骨处。且朝向膈膜的表面光滑，另一侧被脊髓分成两个区域：胃前部分和肾后部分。胃前部分朝向前、上和中方向，宽而凹，并与胃的后壁接触，下方与胰腺的尾端接触。肾后部分向内侧和下方，比胃前部分窄得多，并且与左肾的前表面的上部相连，偶尔与左肾上腺相连。如图 12-4 所示，脾由被膜、小梁、白髓、红髓、边缘区几部分组成。脾脏的被膜较厚，被膜表面大部分还覆有浆膜。被膜和脾

门的结缔组织伸入脾的实质，形成许多的小梁。这些小梁互相连接，形成了脾脏的粗支架。小梁间的网状组织结构则形成了脾淋巴组织的细微支架。被膜和小梁内的平滑肌细胞可以通过舒张或邹缩调节脾的含血量。

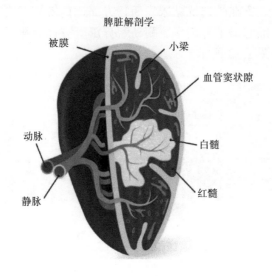

图 12-4　脾脏的结构学结构示意图[7]

　　脾脏内的白髓位于脾内小动脉的周围，由靠外的含有 B 细胞和 CD4+ T 细胞的边带和内部围绕血管形成的淋巴鞘两部分构成。另外，正常人体内白髓含量很少、主要由 B 细胞构成的脾小结也是白髓的一部分。红髓则占到了脾实质的三分之二，因为红髓含有大量的红细胞，所以显红色。红髓由脾索和脾窦两部分组成。其中，脾索由富含血细胞的索状淋巴组织构成，大部分穿过它的血液都能够穿过它重新回到循环系统，唯衰老的红细胞和血小板以及异物会在此被吞噬。血窦则充满了血液，抗原和淋巴细胞均是通过它进入脾脏的。脾窦壁附近有不少巨噬细胞，它们的凸起可以伸入脾窦的腔内。脾脏的白质能够合成抗体，并通过血液循环和淋巴循环清除被抗体结合的细菌和血细胞。2009 年发表的一项用老鼠实验的研究发现，脾脏的红色髓质形成了一个囊腔，该囊腔中储存了人体一半以上的单核细胞。这些单核细胞在移动到受损组织（如心肌梗死后的心脏）后，会变成树突状细胞和巨噬细胞，同时促进组织愈合[8,9]。脾脏是所有单核巨噬细胞的活动中心，同时，也可以看作是一个大型的淋巴结，因为一旦脾脏受损，机体会变得更易受感染。

　　目前，在器官芯片方面研究脾脏的报道并不多，主要集中在体外模拟脾脏的红髓部分、脾脏中红细胞的机械传感和红细胞的流动学等。例如，Rigat-Brugarolas 等[10]（图 12-5A）开发了一种新型的脾脏芯片，模拟脾脏内部的流体动力学行为和过滤功能。该芯片首次融合了两个流速不同的腔室（配以

正确的生理分流）和两个物理屏障，分别代表错综复杂的脾脏网和内皮细胞间
狭小的缝隙，在那里细胞流速减小从而增加红细胞容积，最后以单向的方式穿
过内皮屏障。该芯片有助于深入地了解人类疟疾和其他血液疾病中脾脏病理生
理学的分子基础，同时构建了一种灵活的平台来筛选用于血液病的潜在药物。
此外，Gambhire 等[11]（图 12-5B）使用标准的紫外光刻和各向异性湿法蚀刻这
类简单、廉价且高度灵活的方法，在硅片上刻制了包含亚微米宽度的高纵横比
狭缝的新型装置，该装置揭示了健康和不健康的红细胞在生理间隙压力下通过
脾样狭缝（ 0.6~2 μm× 5~10 μm× 1.6~11 μm）挤压的新型变形模式。结果显示，
在狭缝出口处，球形红细胞的细胞骨架似乎与脂质膜分离，来自健康供体和患
有镰状细胞病的患者的红细胞在其前方显示出特殊的尖端，这些尖端在患者细

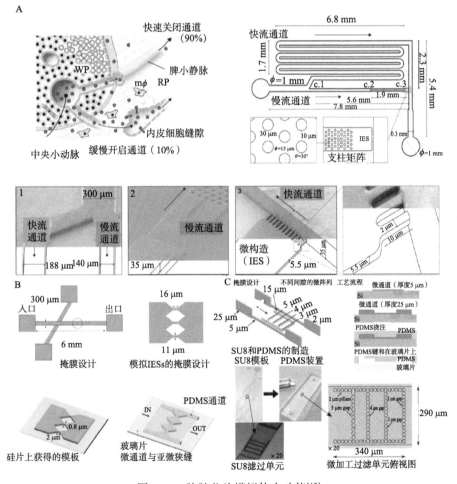

图 12-5　脾脏芯片模拟体内功能[12]

A. 模拟脾脏内部的流体动力学行为和过滤功能[8]；B. 模拟红细胞通过狭缝[11]；C. 复制红细胞穿过脾脏时的
机械约束

胞中消失得更慢，由此可估算出镰状细胞疾病中红细胞细胞质黏度增加 3 倍。Picot 等[12]（图 12-5 C）设计、制作并验证了可以稳定的量化和观察可变型红细胞的微流控芯片装置。该芯片复制了红细胞穿过脾脏时的机械约束，此外，该芯片基于其不同的机械性质和细胞改变强度成功地区分了变形性较差的红细胞，为探索疟疾、遗传性球形细胞增多症、镰状细胞病和其他红细胞疾病的发病机理提供了有效的平台。

12.3 皮 肤 芯 片

皮肤是人体最大的器官，在阻挡病原体进入体内和过多的水分流失等机体免疫活动中起到重要作用。皮肤通过汗腺和毛发来调节体温，可感受到热量、压力和应力，并且与皮肤内树突细胞一起调节微生物的组成。最重要的是，皮肤是一个复杂的必不可少的屏障，保护身体免受病原体、紫外线辐射和潜在有害物质的渗透。

皮肤由表皮、真皮、皮下组织三层以及附属器官构成，如图 12-6 所示。表皮是皮肤的最外层，它在人体表面形成防水保护膜，同时也是组织感染的第一道防线，表皮由内向外分别为基底层、棘细胞层、颗粒层、透明层和角质层。表皮不含血管，而是通过从真皮扩散来获得营养物质。真皮是皮肤表皮下层，向下与皮下组织连接，表皮通过基膜与表皮紧密连接，它还拥有许多神经末梢以此感受压力和温度。真皮包含毛囊、汗腺、皮脂腺、大汗腺、淋巴管和血管，其中血管向皮肤细胞提供营养。真皮层密集的胶原组织网状纤维赋予真皮强度、延伸性和弹性。皮下组织位于真皮下，它将皮肤附着在骨骼和肌肉上，并为其提供血管和神经。它由疏松的结缔组织、脂肪组织和弹性蛋白组成，起到缓冲压力和保存热量的作用[1]。

了解皮肤的健康和患病状态在许多基础和应用研究领域都很重要，比如用于评估化学品（包括化妆品）风险的健康模型，或是纤维化和肿瘤疾病模型等。尽管在过去几年中皮肤组织工程领域取得了巨大进步，但 3D 体外皮肤模型屏障性能较弱，并且不包含皮肤附属物或相关免疫细胞，因此不能够完全模拟人类皮肤的复杂性[13-15]。仍然需要开发仿真度更高，与皮肤生理学密切相关的皮肤模型，用于化学品的危害评估和药物疗效测试。

器官芯片是微流控技术和细胞/组织生物学的有机结合，可以创造更多的生理相关体外器官模型。器官芯片在药物开发、化合物测试应用领域，是替代动物试验很有前景的技术。微流控芯片可以实现流体通道和压力控制器的集成，可以控制介质流量、浓度梯度以及机械负荷。对于皮肤芯片而言，可以模拟皮肤层和附属器官的 3D 结构，血管化的微流体通道可控制营养物和排泄废物运输，增加免疫活性分子和免疫细胞，同时可以控制物理环境因素的影响，更有效地模拟皮肤复杂性。皮肤芯片还可以集成生物传感器，实时监测生物分子浓度以及细胞活性等。有很多学者构建了皮肤芯片，在化合物渗透性测试、可免疫介导模型以及芯片实用性等方面进行了相关的探索[16]。皮肤芯片从构建方式来分有血管化皮肤芯片、可免疫介导皮肤芯片、创伤皮肤芯片等，也已开始有各种应用，本节将对上述芯片予以介绍。

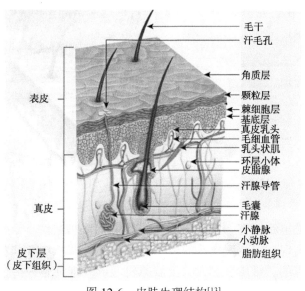

图 12-6　皮肤生理结构[13]

12.3.1　血管化皮肤芯片

微流控细胞培养的最新进展使研究人员有可能构建体外人体皮肤模型，用于药物毒性测试和疾病研究。然而，由于模型相对简单，目前体外皮肤模型在模拟真实人体皮肤方面存在局限。机械剪切应力的血管构建及多功能细胞层的共培养是目前皮肤芯片的重点研究内容。静态模型限制了对毒性试验和复合筛选的关键生理特性的模拟，Beren Atac 等构建了一种动态灌注的皮肤-毛发的器官模型[17]。基于芯片生物反应器平台的动态灌注能够通过改变机械剪切应力和扩展培养周期来改变体外皮肤模型、体外皮肤器官培养和单毛囊单位活组织切片生理环境。皮肤是由多种细胞构成的，Maierdanjiang Wufuer 等构建的三层式皮肤芯片模拟了皮肤表皮、真皮和内皮，每一层细胞通过多孔膜分离，实现层间通信。他们通过染色紧密连接蛋白和对内皮的通透性检测，评估了药物对皮肤屏障功能的影响,显示了皮肤芯片在化妆品或药物的毒性检测应用中的潜力（图 12-7）[18]。

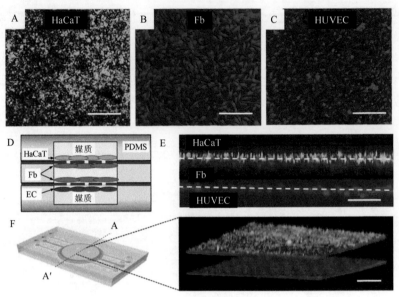

图 12-7　含有表皮层、真皮层及血管的皮肤芯片[18]

标尺：300 μm

皮肤是三维组织，有一定的厚度，体外模型常通过胶原等细胞外基质类似物包埋细胞来实现一定厚度皮肤的模拟。Sung 等利用 PDMS 和水凝胶构建了一种具有流体通道的三维皮肤芯片，把胶原包埋成纤维细胞种植在多孔膜上，上层为 HaCaT 细胞，无泵重力作用驱动流体实现血管化流动培养（图 12-8）[19, 20]。Sojin Lee 等利用荧光模型分子验证胶原水凝胶基质内的物质传递，发现芯片内氧和葡萄糖的传递良好[20]。Nobuhito Mori 等构建了含有成纤维细胞、角化细胞、

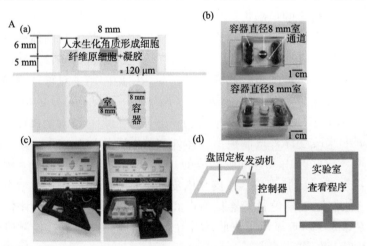

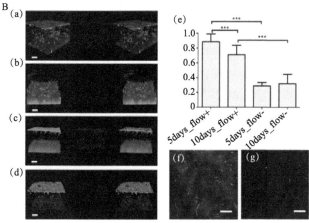

图 12-8 无泵驱动三维动态培养皮肤芯片[20]

血管内皮细胞的可灌注血管化皮肤芯片，内皮细胞紧密连接，形成了皮肤的表皮及真皮形态，模拟了 ISDN（硝酸异山梨醇酯）和咖啡因从表皮到血管的经皮吸收给药途径，可应用于药物开发、化妆品测试以及皮肤生物学研究（图 12-9）[21]。

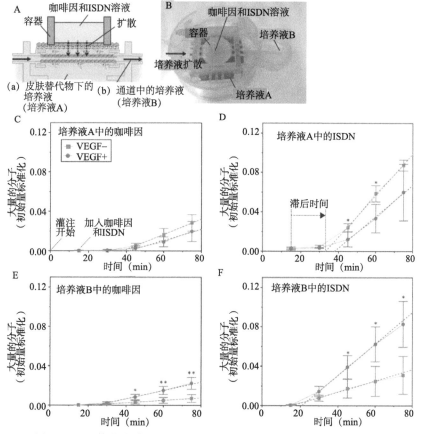

图 12-9 血管化皮肤芯片用于咖啡因和 ISDN 经皮给药吸收研究[21]

12.3.2 免疫介导皮肤芯片

皮肤过敏，特别是过敏性接触性皮炎，是影响人类生活质量的常见健康问题，所有新材料投入使用前都需要皮炎过敏原检测。尽管使用动物模型可在一定程度上了解皮肤敏感化的潜在机理，但迄今为止，分子和细胞反应机理仍未完全被了解。Maierdanjiang Wufuer 等在皮肤芯片上应用不同浓度的肿瘤坏死因子 TNFα，分析促炎细胞因子的表达水平来显示其诱导真皮层皮肤炎症的可行性，并且应用药物 Dex 治疗缓和 TNFα 所引起的免疫反应[18]。Qasem Ramadan 等将 HaCaT 人表皮细胞和可诱导分化为巨噬细胞的 U937 在微流控芯片上实现动态共培养，模拟体内皮肤处免疫反应，并在芯片上整合银电极以在线监测表皮层电阻变化[22]。研究了 LPS 和 UV 照射引起的皮肤免疫反应，体现了巨噬细胞在皮肤炎症中的重要作用，如图 12-10 所示。

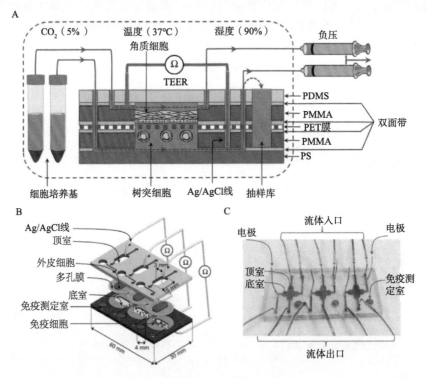

图 12-10　皮肤芯片在线监测 LPS 和 UV 照射引起的免疫反应对皮肤表层的损伤[22]

12.3.3 皮肤创伤芯片

皮肤疾病的药物开发及治疗方式的选择，不仅需要对皮肤生理学相关模型有所了解，还需要通过皮肤疾病模型发现病理机制，验证药效。

　　细菌纤维素是一种促进伤口愈合的纳米生物材料，而它的作用机理尚不清楚。研究人员应用微流控芯片构建了图案化细胞模型（图 12-11）[23]，用以模拟体外创面愈合。将细菌纤维素膜作用于成纤维细胞单独培养模型、上皮细胞单独培养模型及两者共培养的模型中，均发现在膜的底部可以更好地促进细胞的迁移和伤口愈合。应用微流控芯片图案化通道构建的皮肤创伤体外模型，操作简单，可广泛应用于伤口愈合药物的筛选。

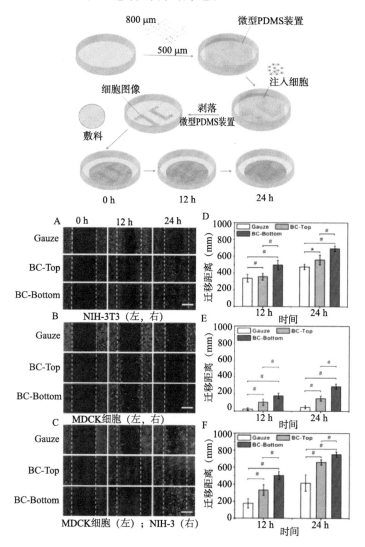

图 12-11　微流控参与的皮肤创伤愈合体外模型[23]

　　皮肤刺激是化学物质穿透角质层，破坏角化细胞或其他皮肤细胞的结果。内皮细胞通透性的提高，会产生红斑和水肿。肿瘤坏死因子 TNF-α 作用于皮肤芯片，使得血管内皮细胞间紧密连接受到损伤，血管通透性提高，血管间质积液可引起皮肤肿胀行为（图 12-12）[18]。消炎药物 Dex 的加入则明显缓和了通透性提高的幅度，表明 TNF-α 诱导的炎症反应有可能引起皮肤水肿。

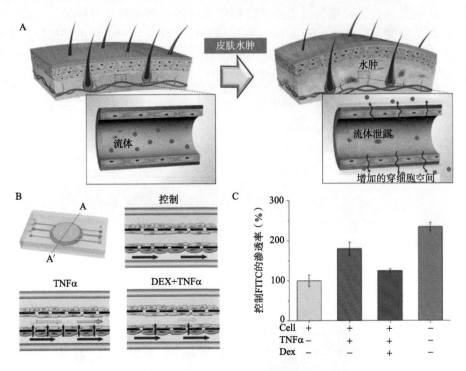

图 12-12　TNF-α 诱导的皮肤水肿芯片[18]

12.3.4　其他实用型皮肤芯片

在药理学、毒理学和化妆品科学中，需要一种用于检测化学物质通过皮肤吸收和渗透的体外检测工具。虽然静态的 Franz 扩散池应用广泛，但成本相对较高，吞吐量低，而且结果可能存在重现性差的问题。M. Alberti 等构建了新的微流体皮肤渗透平台，并通过和 Franz 扩散池结合，比较了 3 种不同亲脂性的模型化学物质咖啡因、水杨酸和睾酮的转运，对过程进行了严格的验证（图12-13）[24]。实验利用皮肤组织的培养，证明芯片减少了可能发生在静态 Franz 扩散池的未搅拌水层的影响。这个验证为皮肤芯片在化合物皮肤渗透性检测和毒性筛选应用方面的进一步发展作了很好的铺垫。

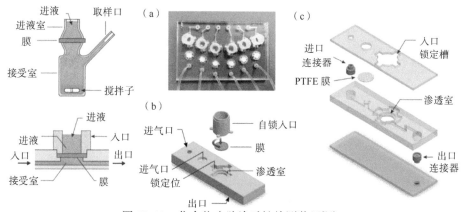

图 12-13　化合物皮肤渗透性检测装置[24]

PM$_{2.5}$污染是当今非常严重的环境问题,它对于人体的毒害不仅局限于呼吸道,更可以直接作用在环境伤害的第一道屏障——皮肤表层上。Sui 等整合了皮肤芯片及蛋白检测芯片,将皮肤芯片暴露在高 PM$_{2.5}$值的环境中,发现固体小颗粒会滞留在皮肤细胞中,从而导致 HaCaT 细胞的凋亡率大大提高(图 12-14)[25]。

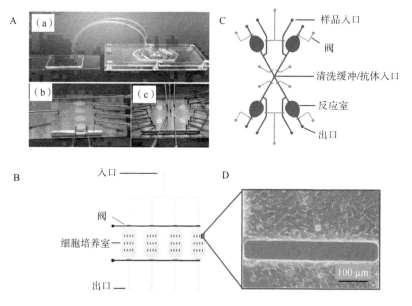

图 12-14　细胞培养整合蛋白检测芯片用于 PM$_{2.5}$对皮肤损伤研究[25]

用于皮肤疾病模型、化合物测试及个性化治疗的理想 3D 皮肤模型应含有血管系统、免疫细胞和附属器官。皮肤芯片技术可以通过免疫细胞的增加、环境的控制和屏障功能的提升,提高模型生理学相关性。大多数报道的皮肤芯片模型展示了其在化合物测试方面的应用潜力,有些是可灌注血管化或全厚度的皮肤模型。为了进一步促进皮肤芯片在药物开发等领域的实际应用，还需要作很多设计理念和技术上的改进，比如微流控芯片构建，实用性和数据获取，分析和生物学材料（即细胞类型和基质）优化等，大幅度提高重复剂量毒性测试建模或疾病进展/缓解建模的质量。

12.4　脂 肪 芯 片

　　脂肪是室温下呈固态的油脂（室温下呈液态的油脂称作油），多来源于人和动物体内的脂肪组织，是一种羧酸酯，由碳、氢、氧三种元素组成。与糖类不同，脂肪所含的碳、氢的比例较高，而氧的比例较低，所以发热量比糖类高。脂肪最后产生物是胆固醇。脂肪是由甘油和脂肪酸组成的三酰甘油酯，其中甘油的分子比较简单，而脂肪酸的种类和链的长短却不相同，包括饱和脂肪酸、单不饱和脂肪酸和多不饱和脂肪酸。人体中脂肪主要分布在人体皮下组织、大网膜、肠系膜和肾脏周围等处。体内脂肪的含量常随营养状况、能量消耗等因素而变动。过多的脂肪让我们行动不便，而且血液中过高的血脂，很可能是诱发高血压和心脏病的主要因素。

　　脂肪组织是绝大多数脊椎动物特有的构造，可以使脊椎动物即使有一段时间不进食，也不会因能量耗竭而死；脂肪体则为昆虫特有，主司代谢，类似脊椎动物的肝。脂肪组织在人体组织学上属于人体内一种松散的结缔组织，由脂肪细胞（一种细胞质内含有脂肪滴的细胞）组成，用来储存脂肪。脂肪组织可分为单房性脂肪组织和多房性脂肪组织两大类[26]：

　　单房性脂肪组织：又名白色脂肪组织（图 12-15），是一种存有大型脂肪滴的细胞。在这种细胞内，细胞核和胞器都被细胞内的脂肪滴压迫到细胞的边缘，成为一种贮藏型的细胞，脂肪以半液体状态被储存起来，并且主要是三酰甘油和胆固醇酯。白色脂肪细胞会分泌抵抗素、脂联素以及瘦素。

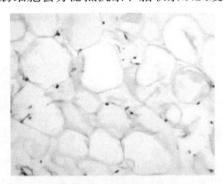

图 12-15　白色脂肪组织
图片来源：https://www.diapedia.org/metabolism-and-hormones/5105576819/brown-adipose-tissue

　　多房性脂肪组织：又名棕色脂肪组织（图 12-16），是一种主要储存中、小型脂肪滴的细胞，有发达的胞器，主要存在于头、颈部位，是一种代谢型的细胞。因为有大量的线粒体，其颜色为棕色。因冬眠动物及婴儿体内含有棕色脂肪组织，故也称为"婴儿脂肪"，用来产生热量。

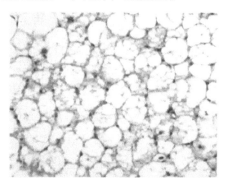

图 12-16　人体中的棕色脂肪组织分布

图片来源：https://www.diapedia.org/metabolism-and-hormones/5105576819/brown-adipose-tissue

　　近年的研究表明，脂肪细胞不仅是能量储存库，更是活跃的内分泌细胞，可分泌多种脂肪细胞因子。这些因子通过内分泌、旁分泌和自分泌途径参与机体的众多生理功能，包括调节糖脂代谢、能量平衡、血管活性、免疫、炎症反应及凝血机制，以维护内环境的稳定。

　　自从发现脂肪组织作为内分泌组织，释放激素调节能量代谢以来，深入研究其功能以及与其他组织和器官的相互作用日趋重要。随着肥胖相关疾病患者人数的增加（如Ⅱ型糖尿病）[27]，对脂肪组织生理学更深层次的了解变得更为迫切。

　　脂肪细胞对循环化学物质的反应所产生的激素以及其他化学物质的产生和分泌可能是分析治疗这类疾病的关键。脂解产物非酯化脂肪酸（NEFA）和甘油，是脂肪细胞分泌的在生理稳态中发挥重要作用的化学物质的例子。脂肪酸为周围的组织提供必要的能量，但当循环水平升高时，会导致胰岛素抵抗或心血管疾病。类似地，要理解这些过程，重要的是要有一种可靠、准确的方法来测量脂肪细胞在不同条件下分泌的脂解产物。

　　传统的监测脂肪细胞摄取或分泌化学物质的方法通常涉及使用大量细胞和离线分析。微流体技术可以实时监测细胞动态，在细胞生物学中得到了广泛的应用。此外，微流体可以提供一个动态的细胞微环境，更确切地反映体内的实际状况，介质可以补充或再循环，剪切应力可以控制。

　　密歇根大学化学系 Robert T. Kennedy 等发表了一种用微流控芯片法测定3T3-L1 脂肪细胞分泌的脂解产物的文章。设计了如图 12-17 所示的脂肪酸检测芯片[28]。

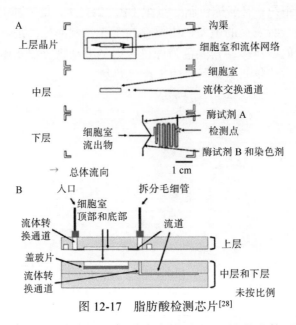

图 12-17　脂肪酸检测芯片[28]

Colleen E. Dugan 等建立了包含白色脂肪组织的微流体系统，与生理学相关。该系统由分离的介质通道和白色脂肪细胞室组成，通过微孔连接。类似于体内的血液循环，对流运输局限于血管样通道，脂肪细胞可以被注射并支持长期培养以产生功能性脂肪组织，如图 12-18 所示[29]。

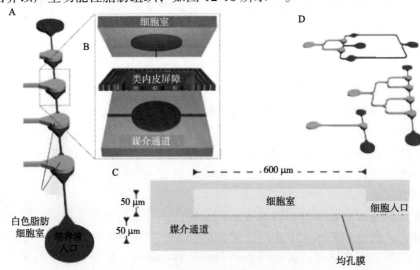

图 12-18　白色脂肪组织微流控系统[29]

除了肥胖症，糖尿病和一些心脑血管疾病也被认为与脂肪细胞分泌的细胞因子有关[30]。利用微流控芯片对脂肪细胞因子进行检测以及对脂肪细胞的培养有广阔的探索空间。

12.5　骨　芯　片

　　骨是一种刚性器官，构成部分脊椎动物骨架。骨骼支持和保护身体的各种器官，产生红细胞和白细胞、存储矿物质，为身体提供结构支持。

　　作为一种浓密结缔组织，骨组织是硬组织。骨组织矿化介质的有机组成部分主要是被称之为骨胶原的 I 型胶原蛋白，无机组成部分是羟磷灰石和其他钙和磷酸盐。胶原蛋白纤维使骨有抗拉强度，羟磷灰石则给它抗压强度。骨组织是皮质骨和松质骨两种类型的矿化组织，其他类型组织包括骨髓、骨内膜、骨膜、神经、血管和软骨（图 12-19）。

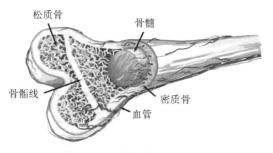

图 12-19　骨的截面图

图片来源：https://www.teachpe.com/anatomy/bone_structure.php

　　骨组织由不同类型的骨细胞构成（图 12-20）。这些细胞包括参与创建和矿化骨组织的造骨细胞，骨细胞和参与骨组织重吸收的破骨细胞。骨细胞大多是不活跃的成骨细胞。成骨细胞和骨细胞是来源于骨祖细胞，而破骨细胞来源细胞还可分化成巨噬细胞和单核细胞。骨髓内也有造血干细胞，这些细胞产生其他细胞，包括白细胞、红细胞和血小板。造骨细胞是单核的成骨细胞，可产生碱性磷酸酶，有骨的矿化作用。骨的细胞外基质是造骨细胞分泌的胶原和基质，这些细胞内有合成的胶原蛋白，分泌胶原纤维。

　　骨骼在体内有多种功能：①机械功能。体内的骨骼形成骨架，他们提供了一个框架来支持身体，和骨骼肌、肌腱、韧带以及关节一起产生并传递力量使人体部分移动，或使整个身体处于可以操纵的三维空间（骨骼和肌肉之间的相互作用）之中。②合成功能。松质骨的一部分骨髓，骨髓内的造血干细胞有造血作用。③代谢功能。可以进行矿物存储、脂肪存储、酸平衡、解毒。作为内分泌器官，骨骼通过释放纤维母生长因子 23 控制磷酸代谢，减少肾脏磷酸盐再吸收。骨细胞也产生骨钙素，提高胰岛素分泌和敏感度，减少脂肪的储存。④钙平衡功能。破骨细胞骨吸收的钙平衡过程是体循环的一个重要过程。⑤重构功能。骨不断被创造出来，这一过程称为取代重构。重构的目的是调节钙稳态、修复骨损伤。

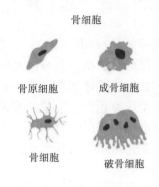

图 12-20　骨细胞分类

图片来源：https://gb.123rf.com/photo_109973996_stock-vector-bone-cells-stock-vector-illustration-of-osteocyte-osteogenic-cell-osteoblast-and-osteoclast-flat-sty.html

　　体外构建骨相关的器官模型对于骨骼肌动力学、骨细胞生长分化、细胞间通讯的生理机制研究，骨相关病理机制的研究以及药物的活性评价至关重要。器官芯片的连续灌注，可以避免细胞培养停滞带来的物质传输限制，同时可以允许药物浓度随时间的变化，模拟生理变化。随着器官芯片的发展，很多的研究人员构建了骨相关的器官芯片，进行骨骼肌、骨细胞、骨髓、细胞间通信等相关内容的研究。

　　Gaurav Agrawal 等利用 3D 照相图案化方法，在两个生物惰性水凝胶柱周围空间上构建了细胞载入的明胶网络，诱导细胞单轴排列，并在封装的细胞和肌肉组织形成和成熟时充当锚定位点，模拟肌肉的结构复杂性，描述三维骨骼肌肉组织的发展[31]，如图 12-21 所示。D. E. Rassier 等则研究了骨骼肌芯片系统作为筛选平台和体外肌肉损伤模型的适用性，心脏毒素对工程肌肉组织结构的剂量依赖效应及其对被动张力的后续影响。他们还应用微流体灌注系统来控制肌原纤维内的一个肌节，同时测量所有肌节的个体行为，以此来研究骨骼肌动力学[32]。

　　骨细胞作为体内骨骼重塑的功能因子，在矿物质代谢调节中起着重要的作用。有学者基于微流控装置进行了骨细胞 3D 网络的重构[33, 34]，以及骨细胞的分化研究[35, 36]，甚至是原代骨细胞的分离回收[37]。Brigitte Altmann 等在微芯片的 3D 静态条件和 3D-流体流动灌流生物反应器中研究了原代人牙槽骨成骨细胞（PHABO）的形态发生和生物力学刺激，并通过引发体外骨微组织形成伴随进行性成骨细胞分化而得到证实[33]。W. Y. Lee 等将具有 20~25 μm 微珠的原代人成骨细胞与微流体灌注培养物仿生组装，构建了人体骨组织模型，从体外构建 3D 网络骨细胞，如图 12-22 所示[34]。I. Lee 等构建了可产生四种剪切流的微流体装置，如图 12-23 所示，研究成骨细胞的胞质动态钙浓度（$[Ca^{2+}]_c$），进行成骨细胞中钙的剪应力诱导强度变化的定量比较[38]。Joung-Hyun Lee 等利用微流控芯片模拟 3D 骨组织模型，作为评估生物材料功效的高通量手段，旨在防止细菌感染的同时加速骨科植入物相关的伤口愈合[39]。有学者应用微流控芯片在相邻通道的生理距离内构建了包含不同细胞群的骨芯片，施加不同水平的流体剪切应力，用以评估机械调节的骨细胞-破骨细胞之间的通信[40]。

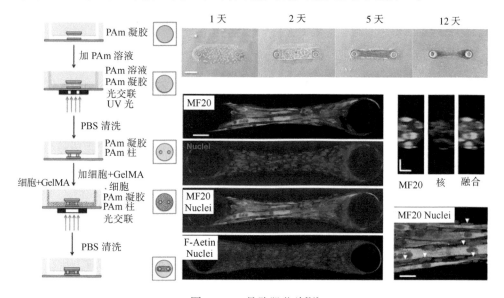

图 12-21　骨骼肌芯片[31]

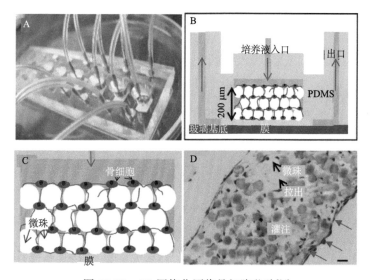

图 12-22　3D 网络化原代骨细胞芯片[34]

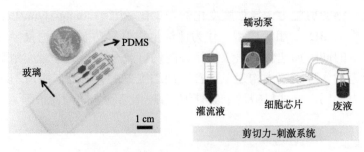

图 12-23　4 种剪切流骨细胞芯片[38]

　　血管化模型是研究生命系统中复杂生命现象的有效的三维体外模型，骨的血管化在软骨的生成和修复中有着重要的作用。Norhana Jusoh 等应用微流控装置模拟了三维血管化的骨组织模型，如图 12-24 所示，其中含有细胞外基质（ECM）的羟基磷灰石（HA），他们发现羟基磷灰石可增强血管生成特性，例如发芽长度，发芽速度，发芽数量和管腔直径[41]。此平台将纤维蛋白 ECM 与合成骨矿物 HA 整合在一起，为骨血管发芽提供类似体内的微环境。Simone Bersini 等则利用 3D 微流体模型分析人类乳腺癌转移对骨的特异性影响，用人骨分化的骨髓间充质干细胞和内皮细胞重建了一个血管化的骨细胞微环境[42]。

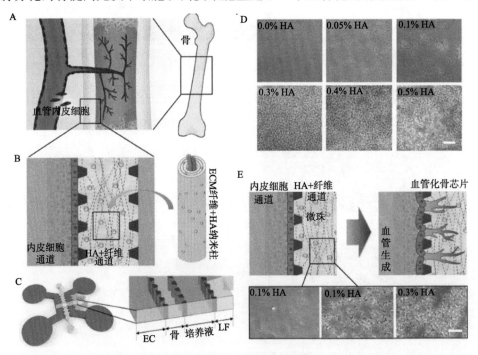

图 12-24　血管化骨芯片[41]

　　骨髓是人体的造血器官，有造血、免疫及防御的功能。有学者基于微流控芯片，在流动培养的情况下，研究了活化因子、化学或机械刺激对骨髓细胞分化的影响[43, 44]。骨髓微环境的构建是体外骨髓模型的关键，Stefan Sieber 等构建了一种新的人体外骨髓模型，其包含人间充质基质细胞（MSC）和脐带血衍生的多能造血干细胞和祖细胞（HSPC），应用基于羟基磷灰石包被的氧化锆支架的新型 3D 共培养模型，使得 HSPC 在微流体环境中可长期培养[45]。Allison Bruce 等将原代人骨髓基质细胞，成骨细胞和人白血病细胞包埋在 3D 胶原基质中，研究了这些细胞类型之间协调的细胞-细胞相互作用，表明骨髓微环境对药物治疗期间的肿瘤细胞存活有保护作用[46]。Yu-suke Torisawa 等发明了一种制造"骨髓芯片"的方法，该方法允许体外培养具有功能性造血生态位的活体骨髓，如图 12-25 所示，首先在体内对新骨进行工程化，将其全部移除并用微流体中的培养基进行灌注[47]。

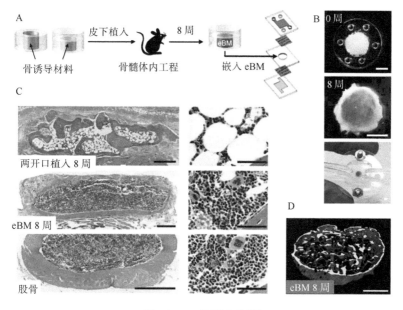

图 12-25　骨髓芯片[47]

标尺：B. 2 mm；C. 低倍镜 500 μm，高倍镜 50 μm；D. 1 mm

单一器官的骨芯片目前都包含了骨骼肌芯片、骨细胞芯片、骨髓芯片等，用以研究骨细胞的分化、骨细胞间通信和骨髓微环境重要性，这些骨相关的芯片平台促进了体外骨模型的发展，有利于骨体内生理病理机制的研究。许多疾病可以影响骨骼，包括关节炎、骨折、感染、骨质疏松症和肿瘤。然而，目前却鲜有包含有骨的多器官芯片，骨与其他器官的相互作用在骨疾病的发生、发展以及治疗中都很重要，因此骨相关的多器官芯片以及骨疾病相关的芯片将可能是未来骨体外模型构建的重要平台。

12.6　子宫芯片

子宫是人类和其他大多数哺乳动物主要的分泌雌性激素及进行性生殖的器官。结构如图 12-26。在人类体内，子宫的下端为子宫颈，通往阴道，而另一端是子宫底，与输卵管相连。胎儿在妊娠期的发育是在子宫内进行的。此外，子宫在许多其他动物中有不同的形态，例如某些动物体内（猪、鼠等），存在两个独立的子宫，即双子宫。

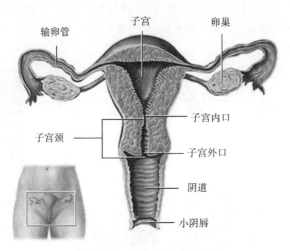

图 12-26　子宫结构示意图

图片来源：https://medlineplus.gov/ency/imagepages/19263.htm

子宫位于骨盆区后面，乙状结肠前面，几乎覆盖整个膀胱，主要由骨盆横膈、会阴体和泌尿生殖膈支撑，其次由韧带和腹膜韧带支撑，即子宫阔韧带。人体内的子宫呈梨形，约 7.6 cm（3 英寸）长，4.5 cm 宽（侧向侧），3.0 cm 厚。一个正常的成年子宫质量约 60 g。在解剖学上，子宫可以分为四个部分：子宫底、主体、子宫颈和子宫内口。

子宫的子宫壁由三层构成，从里到外依次为：

（1）子宫内膜：子宫内膜以及它的黏膜构成了哺乳动物子宫内壁。它分为基底层和机能层；在月经周期或者发情期中，孕激素分泌增加，机能层变厚然后脱落[48]。在妊娠期期间，子宫内膜下的腺体和血管在尺寸和数量上进一步增大，血管空间相互融合连接形成了胎盘，胎盘为胚胎和胎儿提供氧气和营养物质。此外子宫内存在共生关系的微生物群。

（2）子宫肌层：子宫主要由平滑肌构成，这些平滑肌被称为"子宫肌层"。子宫肌在分娩时会受催产素影响而收缩[49]。

（3）子宫外膜：子宫外部浆膜，它覆盖了子宫的外表面。

子宫的生殖功能[50]主要是接受通过输卵管而来的受精卵完成的。受精卵在子宫内分裂成一个囊胚，将其植入子宫内膜，并从血管中提取营养物质。受精卵发育成胚胎，附在子宫壁上，形成胎盘，逐渐发育成胎儿，直到分娩从母体内离开。此外子宫也在性反应中引导血液流向骨盆、卵巢以及外生殖器，包括阴道、阴唇和阴蒂。

子宫作为人体内专司生殖功能的重要器官，需要构建合理、有效的体外研究模型，微流控芯片提供了很好的研究平台。

Osteen 等利用现有微流控芯片平台，设计并开发了一种双腔微流体装置（图 12-27）[51]，在体外构建培养系统。他们将人脐静脉内皮细胞（HUVEC）与子宫内膜基质共培养，构建了类似体内的子宫模型，避免使用灵长类动物模型或具有生物学独特性和临床相关性较小的小动物模型。他们通过模仿体内从增殖到分泌期雌激素和孕激素的变化，检测了基质蜕膜化的功能，并观察到相关现象。此外，该共培养模型可以在受控的生理条件下同时分析基质蜕膜化和子宫内膜血管诸如内皮细胞重塑和血管屏障形成这样的功能，也因此验证了该器官芯片模型的重现能力以及检查生理生殖过程的能力。这是理解影响子宫内膜功能的复杂生物过程和致病因子的很好模型，有助于筛选可能影响生殖健康或改善生殖功能障碍的药剂或环境毒物。

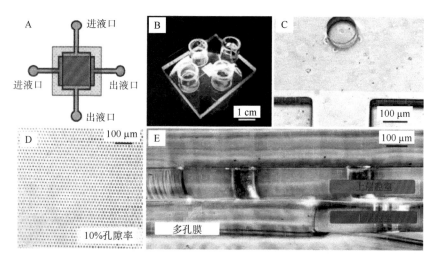

图 12-27 设计和表征具有高分辨率膜的双室微流体装置[51]

A. 两腔室设计的示意图。B. 组装的 PDMS 装置的照片，其具有对应于入口和出口的四个贮存器：多孔膜为半透明。C. 具有黏合多孔膜的腔室的俯视图。D. 装置内部具有 10%孔隙率的 1002F 膜的图像。E. 组装装置的横截面

除了对子宫内膜基质进行研究外，Liu 等在人工子宫的基础上开发了一种微流控芯片来模仿子宫微环境（图 12-28 和图 12-29）[52]；将胚胎与子宫内膜细胞

灌注共培养，可以在芯片不断实施包括排卵、受精、植入和胚胎形成这一系列与胚胎发育有关的步骤。与传统的培养皿方法相比，基于子宫芯片的方案操作更为简单，桑椹胚率和胚细胞率更高。

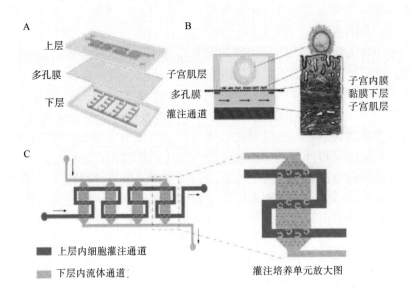

图 12-28　子宫芯片图示[52]

A. 芯片结构示意图；B. 芯片剖面图；C. 芯片俯视图，显示微流体通道图案（左）和单个灌注培养单元放大图（右）

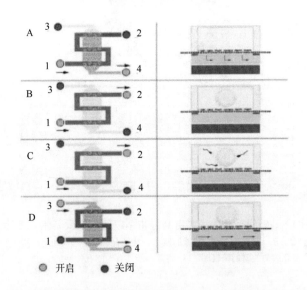

图 12-29　微流体子宫操作过程[52]，箭头为流体流动方向

A. 子宫内膜上皮细胞的种植；B. 捕获卵母细胞；C. 受精；D. 胚胎形成

12.7　卵　巢　芯　片

　　卵巢是雌性生殖系统中产生卵子的器官，它的主要功能是产生和排出卵细胞，分泌性激素，以促进女性性征的发育并予以维持。一般来说，左、右卵巢每月交替排出一个成熟卵子。卵巢位于盆腔内，成对出现，外观呈现扁卵圆形。成熟的卵巢长为 2.5~5 cm，宽为 1.5~3 cm，厚度为 0.6~1.5 cm。卵巢的结构分为最外层的被膜，它包括由单层立方或扁平上皮构成的生殖上皮和致密结缔组织构成的白膜。卵巢内侧为实质，实质包含了浅层皮质和深层髓质，皮质内含有大量不同发育阶段的卵泡、黄体和白体及闭锁卵泡等，它们之间有特殊的基质；髓质含有较多疏松组织，弹性纤维较多，其中含有许多血管和淋巴管（图12-30 和图 12-31）。

　　卵细胞根据发育的不同阶段可以分为原始卵泡、初级卵泡、次级卵泡和成熟卵泡。原始卵泡由一个初级卵母细胞和周围一层扁平的卵泡细胞构成；次级卵泡中卵泡细胞增加至 6~12 层，形成卵泡腔，腔内充满卵泡液，含营养成分、雌激素和多种生物活性物质；成熟卵泡破裂，次级卵母细胞、透明带、放射冠随卵泡液脱离卵巢，排卵后，残留在卵巢内的卵泡颗粒层和卵泡膜向腔内塌陷，演化成具有内分泌功能的细胞团，新鲜时呈黄色，称为黄体，黄体退化后被致密结缔组织取代，成为斑痕样的白体，从胚胎时期至出生，整个生殖期，绝大多数卵泡在发育的各个阶段停止生长并退化。

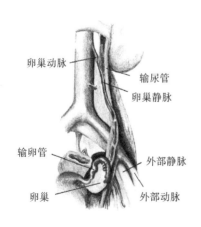

图 12-30　卵巢周围环境[53]

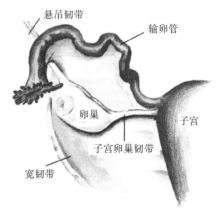

图 12-31　卵巢[53]

　　Xiao 等[54]利用微流控芯片系统将小鼠卵巢中卵泡进行长达 28 天的培养，意欲重现 28 天的月经周期内卵泡的生理活动，与静态卵泡培养相比，动态培养基的引入可以促进卵泡产生类固醇激素。这个微流控系统模拟女性体内生殖道、卵巢、输卵管、子宫、子宫颈和肝脏器官模块之间的内分泌回路，并在所有组织之间持续循环流动（图 12-32）。

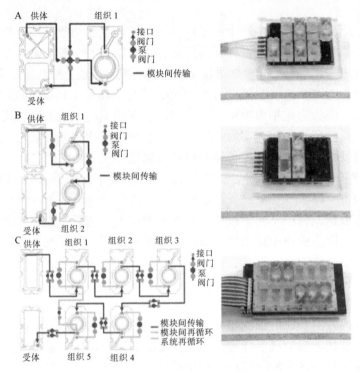

图 12-32　卵巢微流体系统设计[54]

A. 单模块微流控平台；B. 双模块微流控平台；C. 多模块微流控平台

该报道同时将电磁阀门和泵膜集成在微流控系统中，通过 LabVIEW 制定个性化泵程序来控制泵膜的动作，在电磁阀门和泵膜上连续施加压力和真空会产生一个蠕动样过程，驱动液体在微通道中流动，将新鲜的培养液从供体输送到组织，去除旧的培养液并将分泌的因子输送到受体，以实现体外组织间的通信（图 12-33）。

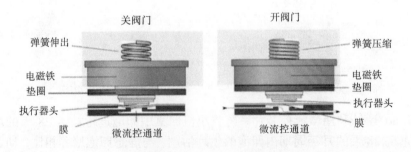

图 12-33　泵阀原理图[54]

在单个微流控模块单元中保持了毛囊结构和生殖细胞及其支持体细胞的空间关系，此外，从初级/早期次级阶段到窦状阶段支持毛囊生长。在单模块微流控平台中加入绒毛膜促性腺激素（hCG）刺激后，毛囊释放中期Ⅱ（MⅡ）卵母细胞，可以观察到卵母细胞带有桶形两极纺锤和紧密排列的染色体，发生排卵过程，排卵后颗粒细胞分化为黄体细胞（图 12-34）。这些结果表明，单独模块的微流体平台能够支持单个卵泡生长、成熟、排卵和颗粒细胞黄体化。

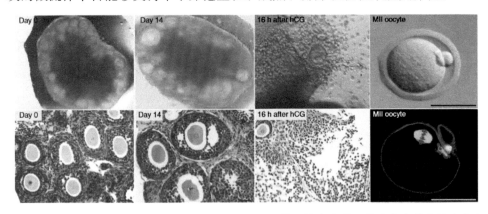

图 12-34　卵巢移植体在单模块微流控和多模块微流控系统中培养，其中卵泡从窦前阶段发展到胃窦期阶段，并在 HCG 刺激后伸出 MⅡ 卵母细胞[54]

有效研究整个组织和组织-组织相互作用的方法是有限的，特别是在女性生殖器官方面，因为卵巢在准备排卵、受精、胚胎植入和胎盘形成过程中会对垂体分泌激素浓度变化作出驱动反应。

大连微流控研究团队罗勇课题组和大连理工大学生物医学工程刘波教授及大连妇产科医院余晓辉教授合作，由 Aziz 等[55]设计了一种用于人窦前卵泡培养的微流体芯片（图 12-35 和图 12-36）。第一次将卵巢卵泡包裹在 3D 酸钙水凝胶中，并在相同的时间内培养出初级卵泡，他们测量了培养的卵巢卵泡直径，每两天从微流体装置或培养皿中收集相同量的培养基，以测量雌二醇和雄激素浓度。他们证实了芯片上卵泡可成功生长，其激素分泌趋势和直径增加，与培养皿中的卵泡相似。

该微流体芯片可用于培养单个人卵泡，为探讨卵泡发生过程中激素的变化及其相互作用提供了有用的工具。

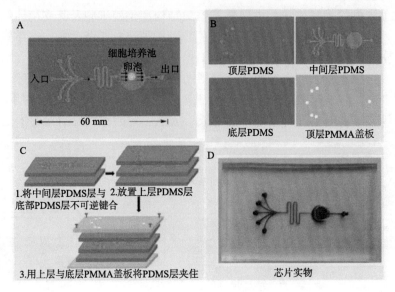

图 12-35　卵巢芯片设计[55]

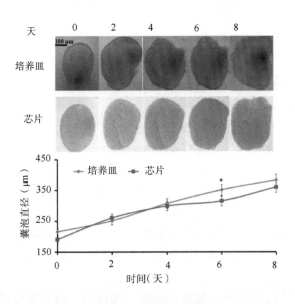

图 12-36　培养皿和芯片上卵泡的直径变化[55]

12.8　眼 睛 芯 片

　　眼睛是一种视觉系统的器官,也是身体的一个神奇有效且非常复杂的部分。它们能为生物提供视觉以及接收和处理视觉细节的能力,也能像一部相机一样,实现独立于视觉的多种照片响应功能。当光线射入人眼时，首先通过透明的角膜、房水、晶状体和玻璃体，最后才能达到视网膜。视网膜好比照相机的底片，前面各部分的组合构成了照相机的透镜，通过光线的折射作用，聚焦在视网膜上，从而完成视觉的成像过程。而人的眼睛近似球形。眼球包括眼球壁、内容物、神经、血管等组织（图 12-37）。

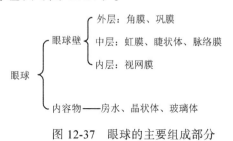

图 12-37　眼球的主要组成部分

眼球壁外层由角膜、巩膜组成；前 1/6 为透明的角膜，其余 5/6 为白色的巩膜，俗称"眼白"。眼球外层起维持眼球形状和保护眼内组织的作用。角膜是眼球前部的透明部分，光线经此射入眼球。巩膜不透明，呈乳白色，质地坚韧。

眼球壁中层具有丰富的色素和血管，包括虹膜、睫状体和脉络膜三部分；虹膜呈环圆形，位于晶状体前。不同种族人的虹膜颜色不同。中央有一 2.5~4 mm 的圆孔，称瞳孔。睫状体前接虹膜根部，后接脉络膜，外侧为巩膜，内侧则通过悬韧带与晶状体相连。脉络膜位于巩膜和视网膜之间。脉络膜的血循环营养视网膜外层，其含有的丰富色素起遮光暗房作用。

眼球壁内层为视网膜，是一层透明的膜，也是视觉形成的神经信息传递的最敏锐的区域。视网膜所得到的视觉信息，经视神经传送到大脑[56]。

眼内容物包括房水、晶状体和玻璃体。房水由睫状突产生，有营养角膜、晶体及玻璃体，起维持眼压的作用。晶状体为富有弹性的透明体，形如双凸透镜，位于虹膜、瞳孔之后、玻璃体之前，视神经是中枢神经系统的一部分。视网膜所得到的视觉信息，经视神经传送到大脑。视路是指从视网膜接受视信息到大脑视皮层形成视觉的整个神经冲动传递的路径。

眼附属器包括眼睑、结膜、泪器、眼外肌和眼眶。眼睑俗称眼皮，分上睑和下睑，居眼眶前口，覆盖眼球前面。它们对眼睛有一定的保护作用。上下睑缘的内侧各有一有孔的乳头状突起，称泪点，为泪小管的开口。其主要功能是保护眼球，由于经常瞬目，故可使泪液润湿眼球表面，使角膜保持光泽，并可清洁结膜囊内的灰尘及细菌。结膜是一层薄而透明的黏膜，覆盖在眼睑后面和眼球前面，可分为睑结膜、球结膜和穹隆结膜三部分。由结膜形成的囊状间隙称为结膜囊。眼外肌共有 6 条，司眼球的运动。4 条直肌分别是上直肌、下直肌、内直肌和外直肌。2 条斜肌则是上斜肌和下斜肌。眼眶就像保护眼球的小房子，由额骨、蝶骨、筛骨、上颌骨和颧骨等 7 块颅骨构成，呈稍向内、向上倾斜，四边锥形的骨窝，其口向前，尖朝后，有上下内外四壁。成人眶深 4~5 cm。眶内除眼球、眼外肌、血管、神经、泪腺 和筋膜外，各组织之间充满脂肪，起软垫作用（图 12-38 ）。

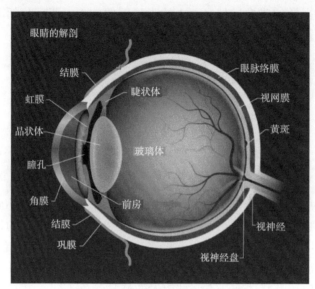

图 12-38　眼睛的主要结构示意图

图片来源：https://www.allaboutvision.com/resources/anatomy.htm

　　眼睛作为心灵的窗户，在为我们的生活增添了色彩的同时，也是患病越来越频繁的一个器官。轻者近视，远视；重者白内障，青光眼，甚至失明。一旦出现病痛，不论是在肉体上还是心灵上都会给患者造成痛苦。近年来已有科学家开始在体外进行眼睛芯片的相关研究。例如 Christopher M. Puleo 等构建了一种体外屏障组织模型，以 CV31 作为角膜组织长期培养的天然支架，采用真空集成方案使流体能够进入双层培养器的两侧，然后再使微流体选择性进入 500 nm 的 CV 板块，使融合上皮下部分胶原酶降解。这种方法允许在暴露的上皮细胞薄片下散播支持基质细胞，并直接逐层组装成纯细胞角膜结构（图 12-39）[57]，与传统平台相比，对共培养有了更为完整的控制。

　　Lu 课题组发表了一篇关于结膜上皮和 LG 细胞球体组成的共培养模型，力图再现眼表和泪液系统。他们证明了该模型系统对炎症引起的眼表感染和水样干眼病的模拟效果，为眼表的病理生理学研究提供了一个新的平台，也为干眼症的新疗法的发现提供借鉴（图 12-40）[58]。

　　Kirsten H. Dodson 团队开发了一种用于组织切片培养的微流体装置，该装置具有点接入能力，可用于药物或信号分子的定位和控制应用。他们通过视网膜的长期培养验证了药物递送，染色，追踪过程，并对定位胶质细胞行为进行实时检查，进一步，他们希望该平台能够用于新的体外组织研究（图 12-41）[59]。

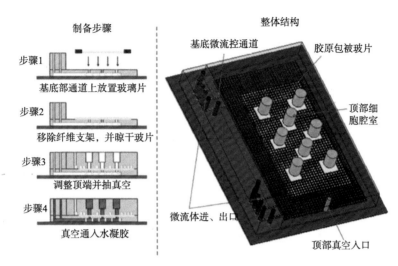

图 12-39 装置组装图（左）和胶原玻璃制品的整合（右）[57]

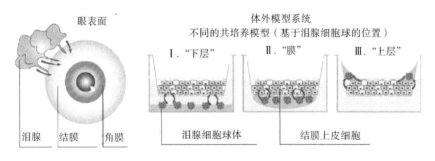

图 12-40 眼表和体外模型系统[58]

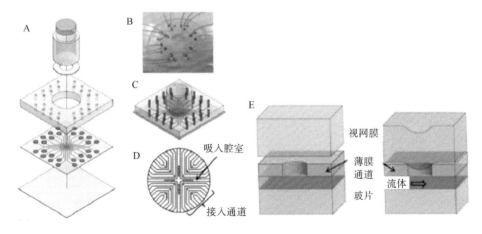

图 12-41 A. 媒介通过视网膜模拟图；B. 流体流动的路径设备内部；C. 通道中的媒体组合视图；D. 薄膜 PDMS 层中的通道；E. 偏转原理图[59]

12.9　鼻　芯　片

嗅觉系统，或嗅觉，是用于气味（嗅觉）的感觉系统。大多数哺乳动物和爬行动物有一个主要的嗅觉系统和一个辅助嗅觉系统。主要的嗅觉系统检测空气中的物质，而辅助系统检测液相刺激。气味和味觉（味觉系统）的感觉经常被统称为化学感觉系统，因为它们都通过转导的过程向大脑提供关于物质化学成分的信息。

外周嗅觉系统主要由鼻孔、筛骨、鼻腔和嗅觉上皮（覆盖在鼻腔内黏液中的薄组织层）组成。上皮组织层的主要成分是黏膜、嗅觉腺体、嗅觉神经元以及神经纤维的嗅神经。气味分子在吸入时可以通过鼻孔进入外周通路到达鼻腔，或者当咀嚼或吞咽时（鼻后嗅觉）舌头将空气推入鼻腔后部，通过喉咙到达鼻腔。在鼻腔内，腔壁上的黏液可溶解气味分子。黏液还包括嗅上皮细胞，其中含有产生和储存黏液的黏膜和分泌在黏液中发现的代谢酶的嗅腺。嗅觉神经元是上皮中的受体细胞，它检测溶解在黏液中的气味分子，并在称为感觉转导的过程中将关于气味的信息传递给大脑。嗅觉神经元含有纤毛（微小毛发），以及与气味分子结合的蛋白质，引起电响应，通过受体细胞传播到鼻腔后部的嗅觉神经纤维。嗅觉神经纤维发送信号从所述外围嗅觉系统到大脑（图 12-42）。

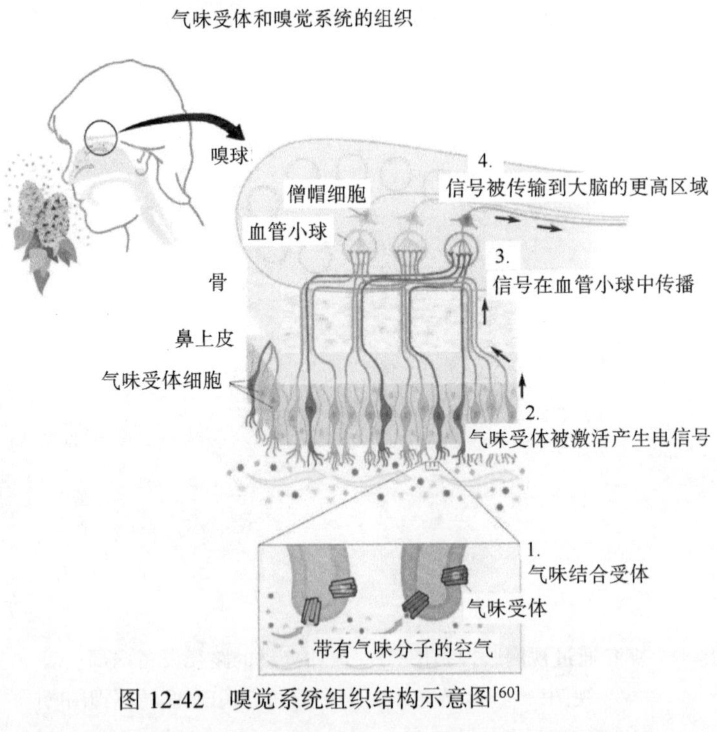

气味受体和嗅觉系统的组织

图 12-42　嗅觉系统组织结构示意图[60]

嗅觉障碍可以发生在双侧或单侧。嗅觉问题可以根据其故障分为不同的类型。嗅觉功能障碍可以分为完全（嗅觉丧失），不完全（部分嗅觉丧失，嗅觉减退或微小症状），扭曲（嗅觉障碍），以及以自发感觉为特征的幻觉等。尽管有正常功能的嗅觉系统，但无法识别气味的障碍被称为嗅觉失认症。高渗是一种罕见的情况，以嗅觉异常增加为代表。像视觉和听觉一样，嗅觉问题可以是双侧或单侧的，如果一个人的鼻子右侧有嗅觉丧失而不是左侧，则是单侧嗅觉丧失。而如果这种情形发生在鼻子两侧，则称为双侧嗅觉丧失或全嗅觉丧失。嗅觉功能障碍的常见原因包括高龄，病毒感染，暴露于有毒化学物质，头部创伤和神经退行性疾病等。

微流体装置检测气体的气味，更接近模仿人类嗅觉系统（图 12-43）[61]。该系统将表达人类嗅觉系统（hOR）的细胞培养在多孔膜上，置于两个隔室之间，上部隔室是供应气态添味剂的气体部分，下室是提供细胞养分的液体部分，能够通过气味分子与 hOR 之间相互作用的产物流入而产生的荧光信号实时检测气态的气味分子。

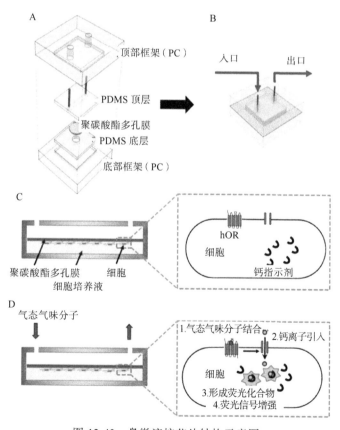

图 12-43　鼻微流控芯片结构示意图

可以用微流控芯片将几种培养条件如细胞类型，气道培养条件和水凝胶支架等整合并优化，以构建一种先进的体外人鼻黏膜模型[62]。该系统观察到活的人皮肤微血管内皮细胞可分泌形成鼻腺样结构的诱导因子，体外鼻黏膜在缺氧条件下呈现不同的外观和特征。体内鼻黏膜与此模型之间的形态学和功能相似性表明其可作为包括过敏性鼻炎，慢性鼻窦炎和鼻息肉类鼻病的可靠研究模型。

参 考 文 献

[1] Pour P M, Standop J, Batra S K. Are islet cells the gatekeepers of the pancreas. Pancreatology, 2002, 2(5): 440-448.

[2] Dolensek J, Rupnik M S, Stozer A. Structural similarities and differences between the human and the mouse pancreas. Islets, 2015, 7(1):e1024405.

[3] Komatsu M, Takei M, Ishii H, Sato Y. Glucose-stimulated insulin secretion: A newer perspective. Journal of Diabetes Investigation, 2013, 4(6): 511-516.

[4] Vos A D, Heimberg H, Quartier E, Huypens P, Bouwens L, Pipeleers D, and and Schuit F. Human and Rat Beta Cells Differ in Glucose Transporter but Not in Glucokinase Gene Expression. Rapid Publication, 1995, 96:2489-2495.

[5] MacDonald P E, Joseph J W, Rorsman P. Glucose-sensing mechanisms in pancreatic beta-cells. Philosophical Transactions of the Royal Society of London Series B Biological Sciences, 2005, 360(1464): 2211-2225.

[6] Luo Y, Zhang X, Li Y, Deng J, Li X, Qu Y, Lu Y, Liu T, Gao Z, Lin B. High-glucose 3D INS-1 cell model combined with a microfluidic circular concentration gradient generator for high throughput screening of drugs against type 2 diabetes. The Royal Society of Chemistry Advances, 2018, 8(45): 25409-25416.

[7] Mebius R E, Kraal G. Structure and function of the spleen. Nature Reviews Immunology, 2005, 5(8): 606-616.

[8] Swirski F K, Nahrendorf M, Etzrodt M, Wildgruber M, Cortez-Retamozo V, Panizzi P, Figueiredo J L, Kohler R H, Chudnovskiy A, Waterman P, Aikawa E, Mempel T R, Libby P, Weissleder R, Pittet M J. Identification of splenic reservoir monocytes and their deployment to inflammatory sites. Science, 2009, 325(5940): 612-616.

[9] Jia T, Pamer E G. Dispensable but not irrelevant. Science, 2009, 325(5940): 549-550.

[10] Rigat-Brugarolas L G, Elizalde-Torrent A, Bernabeu M, De Niz M, Martin-Jaular L, Fernandez-Becerra C, Homs-Corbera A, Samitier J, Del Portillo H A. A functional microengineered model of the human splenon-on-a-chip. Lab on a Chip, 2014, 14(10): 1715-1724.

[11] Gambhire P, Atwell S, Iss C, Bedu F, Ozerov I, Badens C, Helfer E, Viallat A, Charrier A. High aspect ratio sub-micrometer channels using wet etching: Application to the dynamics of red blood cell transiting through biomimetic splenic slits. Small, 2017, 13(32): 1700967.

[12] Picot J, Ndour P A, Lefevre S D, El Nemer W, Tawfik H, Galimand J, Da C L, Ribeil J, de M M, Brousse V, Le Pioufle B, Buffet P, Le V K C, Français O. A biomimetic microfluidic chip to study the circulation and mechanical retention of red blood cells in the spleen. American Journal of Hematology, 2015, 90(4): 339-345.

[13] Mathes S H, Ruffner H, Graf-Hausner U. The use of skin models in drug development. Advanced Drug Delivery Review, 2014, 69-70:81-102.

[14] Chaudhari A A, Vig K, Baganizi D R, Sahu R, Dixit S, Dennis V, Singh S R, Pillai S R. Future prospects for Scaffolding methods and biomaterials in skin tissue engineering: A review. International Journal of Molecular Sciences, 2016, 17(12).

[15] Planz V, Lehr C M, Windbergs M. *In vitro* models for evaluating safety and efficacy of novel technologies for skin drug delivery. Journal of Controlled Release, 2016, 242:89-104.

[16] van den Broek L J, Bergers L, Reijnders C M A, Gibbs S. Progress and future prospectives in skin-on-chip development with emphasis on the use of different cell types and technical challenges. Stem Cell Reviews, 2017, 13(3): 418-429.

[17] Atac B, Wagner I, Horland R, Lauster R, Marx U, Tonevitsky A G, Azar R P, Lindner G. Skin and hair on-a-chip: *In vitro* skin models versus ex vivo tissue maintenance with dynamic perfusion. Lab on a Chip, 2013, 13(18): 3555-3561.

[18] Wufuer M, Lee G, Hur W, Jeon B, Kim B J, Choi T H, Lee S. Skin-on-a-chip model simulating inflammation, edema and drug-based treatment. Scientific Reports, 2016, 6:37471.

[19] Abaci H E, Gledhill K, Guo Z, Christiano A M, Shuler M L. Pumpless microfluidic platform for drug testing on human skin equivalents. Lab on a Chip, 2015, 15(3): 882-888.

[20] Lee S, Jin S P, Kim Y K, Sung G Y, Chung J H, Sung J H. Construction of 3D multicellular microfluidic chip for an *in vitro* skin model. Biomedical Microdevices, 2017, 19(2): 22.

[21] Mori N, Morimoto Y, Takeuchi S. Skin integrated with perfusable vascular channels on a chip. Biomaterials, 2017, 116:48-56.

[22] Ramadan Q, Ting F C. *In vitro* micro-physiological immune-competent model of the human skin. Lab on a Chip, 2016, 16(10): 1899-1908.

[23] Li Y, Wang S, Huang R, Huang Z, Hu B, Zheng W, Yang G, Jiang X. Evaluation of the effect of the structure of bacterial cellulose on full thickness skin wound repair on a microfluidic chip. Biomacromolecules, 2015, 16(3): 780-789.

[24] Alberti M, Dancik Y, Sriram G, Wu B, Teo Y L, Feng Z, Bigliardi-Qi M, Wu R G, Wang Z P, Bigliardi P L. Multi-chamber microfluidic platform for high-precision skin permeation testing. Lab on a Chip, 2017, 17(9): 1625-1634.

[25] Zhang Y, Zheng L, Tuo J, Liu Q, Zhang X, Xu Z, Liu S, Sui G. Analysis of $PM_{2.5}$-induced cytotoxicity in human HaCaT cells based on a microfluidic system. Toxicology *In Vitro*, 2017, 43:1-8.

[26] Orbach S M, Less R R, Kothari A, Rajagopalan P. *In vitro* intestinal and liver models for toxicity testing. ACS Biomaterials Science & Engineering, 2017, 3(9): 1898-1910.

[27] 田爱枝. 肥胖与二型糖尿病有密切关系. 现代养生, 2009, 25:75-76.

[28] Clark M. A, Sousa K M, Chisolm C N, MacDougald O A, Kennedy R T. Reversibly sealed multilayer microfluidic device for integrated cell perfusion and on-line chemical analysis of cultured adipocyte secretions. Anal Bioanal Chem, 2010, 397:2939-2947.

[29] Dugan E C, Kennedy T R. Measurement of lipolysis products secreted by 3T3-L1 adipocytes using microfluidics. Methods in Enzymology, 2014, 538:195-209.

[30] Jean P t K, Alexandros S, Sjef B, Stefan V, Jacques V, Raymond P. Type 2 diabetes-related proteins derived from an *in vitro* model of inflamed fat tissue. Archives of Biochemistry and Biophys, 2018, 644:81-92.

[31] Agrawal G, Aung A, Varghese S. Skeletal muscle-on-a-chip: An *in vitro* model to evaluate tissue formation and injury. Lab on a Chip, 2017, 17(20): 3447-3461.

[32] de Souza Leite F, Minozzo F C, Altman D, Rassier D E. Microfluidic perfusion shows intersarcomere dynamics within single skeletal muscle myofibrils. Proceedings of the National Academy of the United States of America, 2017, 114(33): 8794-8799.

[33] Altmann B, Lochner A, Swain M, Kohal R J, Giselbrecht S, Gottwald E, Steinberg T, Tomakidi P. Differences in morphogenesis of 3D cultured primary human osteoblasts under static and microfluidic growth conditions. Biomaterials, 2014, 35(10): 3208-3219.

[34] Sun Q, Choudhary S, Mannion C, Kissin Y, Zilberberg J, Lee W Y. *Ex vivo* construction of human primary 3D-networked osteocytes. Bone, 2017, 105:245-252.

[35] Jang K, Sato K, Igawa K, Chung U I, Kitamori T. Development of an osteoblast-based 3D continuous-perfusion microfluidic system for drug screening. Analytical and Bioanalytical Chemistry, 2008, 390(3): 825-832.

[36] Leclerc E, David B, Griscom L, Lepioufle B, Fujii T, Layrolle P, Legallaisa C. Study of osteoblastic cells in a microfluidic environment. Biomaterials, 2006, 27(4): 586-595.

[37] Thomas R S, Mitchell P D, Oreffo R O, Morgan H. Trapping single human osteoblast-like cells from a heterogeneous population using a dielectrophoretic microfluidic device. Biomicrofluidics, 2010, 4(2).

[38] Kou S, Pan L, van Noort D, Meng G, Wu X, Sun H, Xu J, Lee I. A multishear microfluidic device for quantitative analysis of calcium dynamics in osteoblasts. Biochemical and Biophysical Research Communications, 2011, 408(2): 350-355.

[39] Lee J H, Gu Y, Wang H, Lee W Y. Microfluidic 3D bone tissue model for high-throughput evaluation of wound-healing and infection-preventing biomaterials. Biomaterials, 2012, 33(4): 999-1006.

[40] Middleton K, Al-Dujaili S, Mei X, Gunther A, You L. Microfluidic co-culture platform for investigating osteocyte-osteoclast signalling during fluid shear stress mechanostimulation. Journal of Biomechanics, 2017, 59:35-42.

[41] Jusoh N, Oh S, Kim S, Kim J, Jeon N L. Microfluidic vascularized bone tissue model with hydroxyapatite-incorporated extracellular matrix. Lab on a Chip, 2015, 15(20): 3984-3988.

[42] Bersini S, Jeon J S, Dubini G, Arrigoni C, Chung S, Charest J L, Moretti M, Kamm R D. A microfluidic 3D *in vitro* model for specificity of breast cancer metastasis to bone. Biomaterials, 2014, 35(8): 2454-2461.

[43] Tian X, Wang S, Zhang Z, Lv D. Rat bone marrow-derived Schwann-like cells differentiated by the optimal inducers combination on microfluidic chip and their functional performance. PLoS One, 2012, 7(8):e42804.

[44] Tsao C-W, Cheng Y-C, and Cheng J-H. Fluid flow shear stress stimulation on a multiplex microfluidic device for rat bone marrow stromal cell differentiation enhancement. Micromachines, 2015, 6(12): 1996-2009.

[45] Sieber S, Wirth L, Cavak N, Koenigsmark M, Marx U, Lauster R, Rosowski M. Bone marrow-on-a-chip: Long-term culture of human hematopoietic stem cells in a 3D microfluidic environment. Journal of Tissue Engineering and Regenerative Medicine, 2017.

[46] Zhao F, Bruce A, Evans R, Mezan R, Shi L, Moses B S, Martin K H, Gibson L F, Yang Y. Three-dimensional microfluidic tri-culture model of the bone marrow microenvironment for study of acute lymphoblastic leukemia. PLoS One, 2015, 10(10).

[47] Torisawa Y S, Spina C S, Mammoto T, Mammoto A, Weaver J C, Tat T, Collins J J, Ingber D E. Bone marrow-on-a-chip replicates hematopoietic niche physiology *in vitro*. Nature Methods, 2014, 11(6): 663-669.

[48] Cunha G R, Cooke P S, Kurita T. Role of stromal-epithelial interactions in hormonal responses. Archives of Histology And Cytology, 2004, 67(5): 417-434.

[49] Kacar E, Ercan Z, Serhatlioglu I, Sumer A, Kelestimur H, Kutlu S. The effects of apelin on myometrium contractions in pregnant rats. Cellular and Molecular Biology, 2018, 64(11): 74-79.

[50] Machtinger R, Laurent L C, Baccarelli A A. Protocol for exosome isolation from small volume of ovarian follicular fluid: Evaluation of ultracentrifugation and commercial kits. Human Reproduction Update, 2016, 22(2): 182-193.

[51] Gnecco J S, Pensabene V, Li D J, Ding T, Hui E E, Bruner-Tran K L, Osteen K G. Compartmentalized culture of perivascular stroma and endothelial cells in a microfluidic model of the human endometrium. Annals of Biomedical Engineering, 2017, 45(7SI): 1758-1769.

[52] Li W, Liang G, Yan W, Zhang Q, Wang W, Zhou X, Liu D. Artificial uterus on a microfluidic chip. Chinese Journal of Analytical Chemistry, 2013, 41(4): 467-472.

[53] Saksouk F A, Johnson S C. Recognition of the ovaries and ovarian origin of pelvic masses with CT. Radiographics, 2004, 24:133-146.

[54] Xiao S, Coppeta J R, Rogers H B, Isenberg B C, Zhu J, Olalekan S A, McKinnon K E, Dokic D, Rashedi A S, Haisenleder D J, Malpani S S, Arnold-Murray C A, Chen K W, Jiang M Y, Bai L, Nguyen C T, Zhang J Y, Laronda M M, Hope T J, Maniar K P, Pavone M E, Avram M J, Sefton E C, Getsios S, Burdette J E, Kim J J, Borenstein J T, Woodruff T K. A microfluidic culture model of the human reproductive tract and 28-day menstrual cycle. Nature Communications, 2017, 8:1-13.

[55] Aziz A U R, Fu M J, Deng J, Geng C Y, Luo Y, Lin B C, Yu X H, Liu B. A microfluidic device for culturing an encapsulated ovarian follicle. Micromachines, 2017, 8(11): 1-10.

[56] Land M F, Fernald R D. The evolution of eyes. Annual Review of Neuroscience, 1992, 15:1-29.

[57] Puleo C M, Ambrose W M, Takezawa T, Elisseeff J, Wang T H. Integration and application of vitrified collagen in multilayered microfluidic devices for corneal microtissue culture. Lab on a Chip, 2009, 9(22): 3221-3227.

[58] Lu Q Z, Yin H B, Grant M P, Elisseeff J H. An *in vitro* model for the ocular surface and tear film system. Scientific Reports, 2017, 7:6163.

[59] Dodson K H, Echevarria F D, Li D Y, Sappington R M, Edd J F. Retina-on-a-chip: A microfluidic platform for point access signaling studies. Biomedical Microdevices, 2015, 17(6): 114.

[60] The Nobel Prize in Physiology or Medicine 2004. Available from: https://www.nobelprize. org/prizes/ medicine/2004/press-release/.

[61] Lee S H, Oh E H, Park T H. Cell-based microfluidic platform for mimicking human olfactory system. Biosensors & Bioelectronics, 2015, 74:554-561.

[62] Na K, Lee M, Shin H W, Chung S. *In vitro* nasal mucosa gland-like structure formation on a chip. Lab on a Chip, 2017, 17(9): 1578-1584.

第13章 器官芯片系统

13.1 器官芯片系统概述

在以上各章中，我们已对不同的器官芯片作了专一介绍，显示出它们在替代或部分替代动物试验及其他各种临床前试验的潜在可能性。在这一章中，我们将讨论另外一个非常重要的问题，即器官系统。

显然，人体内的组织、器官并不是孤立存在的，它们实际上处于一个高度整合的动态交互环境中，在这个环境中，组织或器官之间靠血液、神经和淋巴等循环相连，一个组织或器官的行为会影响其他组织或器官，它们互相制约，互相补充，形成一个有机整体，一个系统。

器官芯片系统和现代系统生物学的概念一脉相承。按照系统生物学的说法，生物系统被看成是一个整体，整体中包含很多局部，这些局部之间有很多易于理解的生物化学网络，而这些网络又可以用数学模型定量予以表达，系统生物学是一种主要通过分析系统中各局部组成之间的相互作用来研究其结构、动力学的控制方法，并对由基因或环境引起的影响作出响应。而器官芯片系统或可被看成是和数学模型平行的另一类模型，通过对于生物量、化学量和物理量的精准操控，在人体外实现对人体内各种生命活动尽可能真实的模拟。

早在2006年，在撰写关于微流控芯片的第一部著作《微流控芯片实验室》时，我们就已指出，对于细胞、组织、器官这样一些生命组成单元，人们不仅要确定它们的静态结构和功能，更重要的是要考虑各个单元、各种组成之间动态的相互联系及相互作用。微流控芯片所具有的流体驱动条件下多种单元操作灵活组合、整体可控和规模集成的特点使其和器官芯片系统的研究思路不谋而合，因此，很自然地，即使是在器官芯片出现的最初阶段，包括我们在内的研究团队都已把在微流控芯片上实现人体芯片（human on a chip 或 body on a chip），这个器官芯片系统层面的终极发展，作为最终目标和努力方向。

当然，整体必须以局部为基础。在上述各章中，我们已对各种主要器官逐一作了介绍，这里，我们将另辟一章，专门叙述两个器官、三个器官的组合，乃至更多器官参与的器官系统。

13.2　两器官组合

13.2.1　肠-肝组合

　　Douglas A. Lauffenburger 等用多器官平台分析组织间复杂的细胞通信能力，并力图将其用于新药的研究和开发[1]。他们以肠道和肝脏之间的沟通为例，把人的肝脏细胞（肝细胞和 Kupffer 细胞）和肠道细胞（肠细胞、杯状细胞和树突状细胞）模型整合成多器官平台，分别开展正常情况和炎症情况下人肠-肝组织相互作用的研究。如图 13-1 所示。结果表明在有基本相互作用的情况下，可以长期（＞2 周）维持肠（例如屏障完整性）和肝（例如白蛋白产生）的功能。他

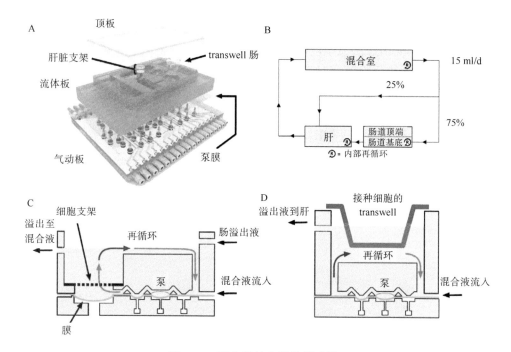

图 13-1　平台设计和操作概述[1]

A. 多微生理系统（MPS）平台的分解图。顶板（以黄色显示）包含 MPS 隔室，并通过微机械通道和泵的底面分配培养基。底板（以透明显示）将压缩空气和真空分配到每个泵/阀室下面的小口。夹在两个板之间的膜层（半透明聚氨酯）密封通道并提供无菌屏障，同时用作泵和阀的致动层。不锈钢螺丝将各层固定在一起，可以像传统的平板一样处理。B. 流量分配示意图，说明每个隔室内的肠-肝通信回路和 MPS 内的混合。C. 平台上的灌注肝 MPS 的示意图（不按比例）。肝脏模块包含一个刚性、灌注聚苯乙烯支架微通道，用于定位和聚集主要人肝细胞和 Kupffer 细胞成为微肝组织。再循环泵（1 µl/s）保持在几何形状较浅区域的连续流动，以提供有效的氧化，而泵膜的悬浮部分充当电容器，以平滑蠕动泵的压力分布。该模块集成了来自混合室和肠道隔室的流体输入，同时通过流出溢流通道将多余体积分流回混合器。D. 平台上灌注的肠 MPS 的示意图（不按比例）。循环泵（0.25 µl/s）保持肠 MPS 基底面的连续流动，以提供连续的混合。该模块接收来自混合室的流体输入，同时通过流出溢流通道将过量的体积分流至肝脏室

们还通过比较肝与肠相互作用中的基因表达数据揭示胆汁酸代谢的调节，在炎性肠-肝相互作用下观察到细胞因子应答显著的非线性调节；在炎症反应恶化时，肠-肝相互作用对组织特异性功能（例如肝代谢）有负面影响。这些发现说明一个组织的变动可以影响另一个组织的行为，综合的多组织平台有助于理解复杂的病理生理过程（如炎症器官串扰）。

13.2.2　肝-神经组合

Eva-Maria Materne 等构建了一个多器官芯片，成功实现了人体肝脏微小组织和人体神经球的稳态共培养，历时两周，每日用乳酸脱氢酶作活性测量证明组织的活力，维持分化的细胞表型，如图 13-2 所示[2]。此外，他们用培养组织的乳酸产量和葡萄糖消耗值证明共培养在 6 天后达到稳态，并通过 qPCR 以及神经元标记物βⅢ-微管蛋白和微管相关蛋白-2 的免疫荧光证明，神经球在多器官芯片上两周培养过程中保持分化的神经元状态。此外，他们还发现了在培养基中乳酸脱氢酶活性的大幅度增加。另一方面，在以两种不同浓度神经毒性剂2,5-己二酮作两周毒性测定时发现，重复暴露会诱导神经球和肝微组织的高度凋亡，因此不仅可以区分两种不同剂量的毒性特征，而且发现，与多器官芯片中的各个单一组织培养物相比，共培养物对毒剂更为敏感。因此认为，所提供的这种方法，可以用来更准确地预测潜在药物的安全性和有效性。

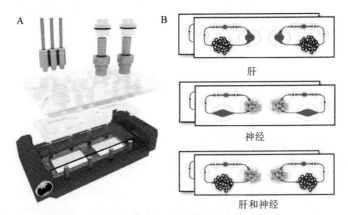

图 13-2　肝-神经组合芯片[2]

A. 包含有两个微流体回路的 PDMS-玻璃芯片装置的分解图；B. 在两器官芯片中神经球和肝微组织单个培养和共培养的实验设置

13.2.3　肝-肿瘤组合

Sung 等介绍了一种易于组装和操作，基于重力流的无泵多器官系统，并使用药代动力学-药效动力学模型来解释多器官系统内药物的作用，该系统以原有方法为基础改编，使生物背景的研究人员易于理解和接受[3]。在包含肝脏

（HepG2）和肿瘤（HeLa）细胞的两器官芯片中评估类黄酮木犀草素的代谢依赖性和抗癌活性，同时开发了多器官系统的药代动力学-药效动力学（PK-PD）模型，把多器官系统，PK-PD 模型和微孔条件的实验结果进行了比较，观察到多器官系统的抗癌活性显著弱于孔板研究中预期的抗癌活性。模拟药代动力学-药效动力学模型也显示在具备代谢功能的情况下，抗肿瘤功能效果可能降低。此外，药代动力学-药效动力学数学模型和多器官芯片实验模型结合有望成为深入了解多个器官之间药物相互作用机制的有用工具（图 13-3）。

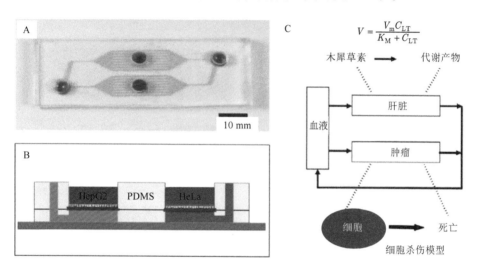

图 13-3　肝-肿瘤组合芯片[3]

A. 双室两器官组合照片；B. 流体通道的横截面侧视图；C. 两器官组合的药代动力学-药效动力学模型的示意图

13.2.4　肝-肾组合

为尝试以在聚合物工业中广泛使用的全氟聚醚（PFPE）代替 PDMS 用于肝-肾细胞的培养，Eric Leclerc 等建了一个耐氟微流体装置。他们将全氟聚醚（PFPE）光固化，开发了具有精确和规则微通道的两层芯片，并通过紫外线照射成功密封。然后，将肝 HepG2 / C3A 和肾 MDCK 细胞置于全氟聚醚芯片中培养，研究在全氟聚醚芯片中细胞的生长，活力和基础代谢，并与使用聚二甲基硅氧烷（PDMS）芯片获得的结果进行比较（图 13-4）[4]。结果表明，细胞可以附着到生物芯片底部，在全氟聚醚芯片中扩散并良好增殖（类似于 PDMS 芯片中的细胞）。此外，全氟聚醚芯片中的细胞培养物的代谢，例如葡萄糖消耗，白蛋白和尿素生产，被证明与在 PDMS 芯片中获得的结果类似。这些结果显示了全氟聚醚芯片微流体装置中 HepG2 / C3A 和 MDCK 细胞的功能，并说明了它们取代 PDMS 装置的潜力。

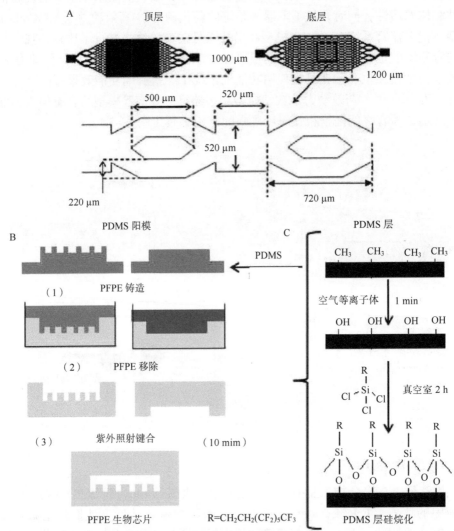

图 13-4　A. 芯片层的设计；B. 全氟聚醚芯片的制造过程；C. PDMS 硅烷化技术[4]

13.2.5　肝-肠组合或肝-皮肤组合

通常认为，器官芯片成功的核心要素在于其仿生程度，即在生物学上可接受的最小尺度上，器官模型与实际器官的仿生匹配程度。Ilka Maschmeyer 等通过人体肠道屏障模型并应用微生理系统的人体皮肤活检，采用多器官芯片平台，构建了可重现、可自我平衡的人肝和肠或人肝和皮肤的长期共培养系统，在很低的介质-组织比的生理范围内提供脉动的流体流动。多器官芯片支持肠细胞在致密的肠屏障模型和皮肤细胞在有气-液界面的皮肤模型上与肝细胞的深度共培养，它们和人体内对应物的比例分别为 1/100000。他们首次模拟了人脉管系统，成功地用人内皮细胞覆盖肝-皮肤共培养的微流体通道，从而增加机体模拟的仿真程度，如图 13-5 所示[5]。

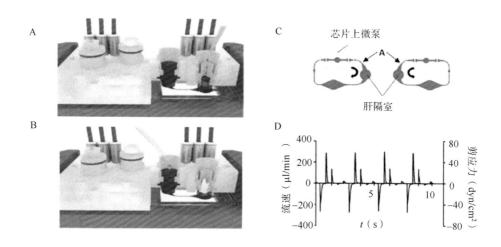

图 13-5　多器官芯片中的组织分配和微流体分析[5]

A，B. 组装的多器官芯片的横截面，右侧回路中显示的分别为肝-肠共培养（A）和肝-皮肤共培养（B），同时给出了口服给药和全身给药的模拟。C. 两个回路内的顺时针和逆时针流体流动，用粗箭头表示。D. 多器官芯片 A 内皮化位置处人红细胞脉动流动分布示例。中值流量和中值剪切应力值基于这一概况计算

13.3　三器官组合

　　Aleksander Skardal 等开发了一种由肝脏、心脏和肺组成的三器官芯片，把它们集成在闭合的循环灌注系统中，观察器官之间的相互作用，并研究器官对药物作用的反应[6]。他们观察到施加药物后器官间的反应，发现了药物响应对器官组织间相互作用的依赖性，这种体外多组织整合可用于研究与候选药物相关的功效和副作用。如果进一步把这种功能器官技术与传感器系统集成，则有可能成为极其强大的研究和诊断工具。在由普通培养基组合成的肝-心-肺循环灌注系统中，其中一种器官的功能影响另一种器官，因此可以观察到更复杂的综合反应，以及在单个组织器官系统中无法发现的附加能力，如图 13-6 所示。

　　他们将肝脏和心脏模块结合在一起，形成一个能够对药物进行综合反应的生理系统，监测来自电极上生物标志物沉积的电阻抗增加来量化测定白蛋白、α-谷胱甘肽 -S-转移酶和肌酸激酶，并掺入肝脏类固醇观察心脏类器官对 0.1 μmol/L 普萘洛尔和 0.5 μmol/L 肾上腺素的响应变化。他们还将肝、心和肺三类器官联在一起，观察到了由博来霉素诱导肺炎症因子驱动的心脏毒性这种出乎意料的副作用。

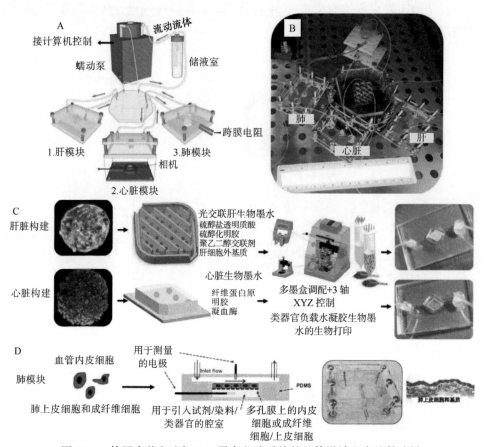

图 13-6　使用多种方法加工三器官芯片系统的整体设计和实施策略[6]

A,B. 三器官芯片硬件系统的图示和照片。每个微流体反应器单元容纳一个器官的组织模型，通过中央流路由面板连接，允许直接"即插即用"。C,D. 不同组织类型芯片的准备情况。C. 肝脏和心脏模块通过 3D 生物打印球形类器官产生，打印后置于微反应器中的 3D 水凝胶构建体中。D. 在微流体装置内放置多孔膜，在膜上种植肺细胞形成肺组件。引入电阻传感器测定跨上皮/内皮电阻（TEER），以随时监测组织屏障功能的完整性

13.4　四器官组合

Carlota Oleaga 等报告了一个由心脏、肌肉、神经元和肝脏组织组成的功能性人四器官芯片系统，如图 13-7 所示[7]。该系统被置于无血清培养液中，由一个机械可靠、成本低廉，可模块化的泵注系统提供持续流动培养条件，用以评估多器官的活性和药物对它们的毒性，实验证明 14 天后上述四个模块依然具备生存能力和功能活性。进而，他们施加 48 h 的药物治疗方案，评价整个系统在 7 天时对 5 种具有已知副作用的药物的药理学相关性。结果表明，所有药物治疗的结果与毒性和已公布的这些药物对人和动物作用的相关数据基本一致。考

虑到被测试系统的四个器官（肝脏、心脏、神经元和肌肉）在对因副作用导致候选药物失效的研究中具有代表性，因此研究结果对器官之间的交流、药物毒性和活性的研究等有很大的意义。

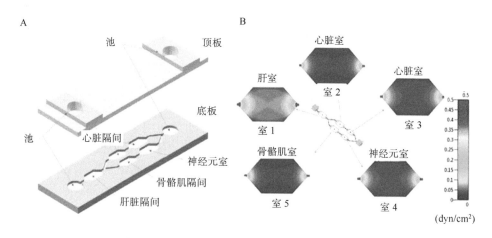

图 13-7 不同细胞区室的微流体平台示意[7]

A. 平台包含两层独立的培养系统，腔室和储室之间的总流体体积约为 4 ml。4, 5 培养室的尺寸为 35.8 mm×18.4 mm×0.3 mm，1, 2, 3 则为 29.8 mm×15.4 mm×0.7 mm。连接通道尺寸为 5.7 mm×1 mm×0.3 mm。B. 显示了系统每个隔室的剪应力分布

13.5 用于药物吸收、分布、代谢和消除（ADME）以及肝毒性和抗癌活性测定的多器官芯片系统

下面，以大连微流控芯片团队大连理工大学罗勇课题组安凡等的工作为例，对多器官芯片考察药物 ADME、肝毒性和抗癌活性工作予以略为详尽的说明。

新药在上市前需要进行大量的药代动力学测定和毒性、活性评价，这一类的测定和评价工作通常用模型实现。现阶段常用的临床前药物筛选模型分为体外模型和动物模型。其中体外模型主要从分子水平（计算机模拟、分子间亲和力测试等）和细胞水平（孔板实验、transwell 小室实验等）进行评价；而动物模型则是借助于模式生物测试候选药物的各项指标，在动物体内进行。显然，传统的体外模型受实验平台所限，无法提供一个流动的复杂细胞外微环境，与体内细胞所处的真实生理环境相距甚远，更无法考虑药物的药代动力学特性对其毒性和活性的重要影响，因此，一般而言，体外实验的药物筛选结果片面且准确度不高。现行的另一种可选途径是动物试验，但动物试验耗时、昂贵，又因动物和人存在显著的物种差异而导致所得结果往往难以采用，特别是，很多情况下，动物试验还受制于一系列的伦理困惑。凡此种种，造成了当今药物研

发过程的重大瓶颈。

为了解决这个问题，提供更接近实际的生理病理研究模型，大连微流控芯片研究团队大连理工大学罗勇研究组安凡等构建了一种能够使肠、血管、肝、肿瘤、肺、脂肪和心等多种细胞或组织在体外共存的微流控芯片，能同时评价药物的吸收、分布、代谢和消除以及抗癌效果和肝毒性，并且为相关生理病理研究提供平台[8]。

13.5.1　ADME 芯片的基本思想

药物的临床前研究主要包括对候选药物制备、分析、药效、药代动力学、毒理学以及药剂学的研究。其中，药物的药代动力学用于定量研究外源化合物在体内吸收（absorption）、分布（distribution）、代谢（metabolism）和消除（excretion）的规律，简称 ADME。研究候选药物的 ADME 特性有助于确定其合理的给药方式和剂量，预测与药效或毒性发生相关的组织与器官，搭配组合多种药物的联合使用，以及通过修饰现有药物改变其 ADME 特性以达到减毒增效的目的。

ADME 芯片为多层叠加设计，通过上下两块 PMMA 板将 PDMS 垫片与细胞层夹紧固定，中间的各细胞层按照肠、血管、肝、血管、肿瘤、肺、脂肪和心组织、透析膜的顺序排列。安凡等仿照药物口服进入体内后排出的流程，在多聚碳酸酯多孔膜上连续培养 Caco-2 和 HUVEC 细胞数日后，使两种细胞能形成紧密的细胞层，具有一定的选择性透过能力，满足建模要求；他们采用改良的两步灌注法提取雄性 SD 大鼠原代肝实质细胞，简化操作过程，缩短时间，降低实验成本以提高效率；原代肝实质细胞在体外与环磷酰胺共培养，其培养液能抑制乳腺肿瘤细胞 MCF7 的生长，但随着时间的延长，肝实质细胞会逐渐退化失去功能；使用大鼠的心脏、肺和脂肪组织碎片作为考察药物分布时的储库。

该芯片由多个基本模块依次由上而下连接构成，其中包括吸收模块、肝代谢模块、分布模块、药效模块和消除模块，每个模块均由微通道及具有相关生物功能的膜结构或组织组成，由微流体连接，蠕动泵提供动力，构成封闭的循环系统，模拟体液，实时监控芯片内药物或目标生物标记物的变化，并且可以根据实际需要任意更换其中的细胞和组织种类以及模块的叠放顺序，同时检测药物及多种生物标记物的变化，为药物临床前筛选提供新的策略。ADME 多器官芯片的设计概念图和工作原理图分别如图 13-8 和图 13-9 所示[8]。

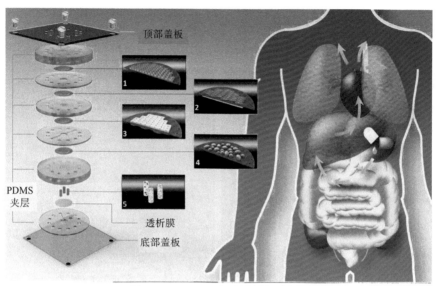

图 13-8 ADME 芯片设计概念图[8]

图中右侧所示为口服给药中药物的吸收、分布、代谢和消除（ADME）大致过程，即被肠上皮细胞吸收、透过毛细血管壁进入血液，经门静脉进入肝脏后被代谢，部分原型药和代谢产物经过心脏被输送至全身各组织脏器，最后从肾脏排出。图左侧为芯片结构图，从上至下分别为：PMMA 上盖板、6 mm 厚带通道 PDMS，芯片 1、Caco-2 细胞层、1.2 mm 厚 PDMS，芯片 2、血管内皮细胞层、肝实质细胞层、2.4 mm 厚 PDMS，芯片 3、肝实质细胞层、血管内皮细胞层、1.2 mm 厚带通道 PDMS，芯片 4、人乳腺肿瘤细胞 MCF7 层、4.8 mm 厚 PDMS，芯片（内嵌有心脏、肺、脂肪组织碎片）5、透析膜、1.2 mm 厚带通道 PDMS，芯片 6 和 PMMA 下盖板。其中各细胞层分别代表药物从进入人体到排出所跨越的各组织屏障，而芯片 2 至芯片 6 中间 5 mm 圆形板块均有贯穿孔，能在夹紧直径为 7 mm 的细胞层的同时保持各细胞层间质通畅

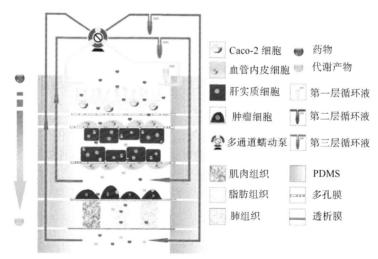

图 13-9 ADME 芯片工作原理[8]

被测试药物由蠕动泵注入"消化液"，被"肠"吸收，通过"血管"，被"肝"代谢；药物及其代谢物再通过"血管"扩散进入"血液"，与"肿瘤"共同孵育，再行分配到"心"，"肺"和"肌肉"，最后，经"肾"进入"尿液"排出

13.5.2　芯片的设计加工与组装

芯片掩膜设计和各芯片的堆叠顺序分别如图 13-10 和图 13-11 所示。

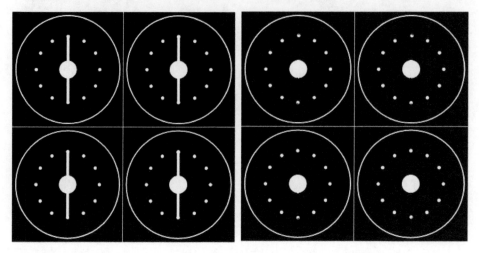

图 13-10　芯片掩膜设计图[9]

两张掩膜边长均为 63 mm，8 个圆形芯片完全一致。外围大圆直径 30 mm，中心圆直径 5 mm，距圆心每 10 mm、30°设一个进样孔，直径 1.5 mm，左图中通道宽度 0.8 mm，长度 18 mm。制作的模板通道高度为 0.2 mm，PDMS芯片 1、4 和 6 为两片具有通道的 PDMS 芯片相对封接。上下 PMMA 盖板厚度为 3 mm，四角打 3.2 mm 贯穿孔，供 M3 螺丝固定。上盖板打 2 mm 贯穿孔，与芯片圆孔对齐

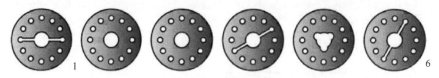

图 13-11　PDMS 芯片堆叠顺序[8]

其中芯片 1、4 和 6 芯片中通道各成 30° 角，将 PMMA 板、诸 PDMS 芯片和不同细胞层按图 13-11 所示顺序依次叠放，芯片 2、3 和 5 的贯穿孔用培养液填充，最后用螺丝固定

图 13-12 为多器官 ADME 芯片实物。使用长度 2 cm，外径 1.8 mm，内径 0.5 mm 的特氟龙管，穿过 PMMA 上盖板，插入 PDMS 芯片 1 中（图 13-12 左）。再用长度 2 cm，内径 1.5 mm 的硅胶软管将芯片、特氟龙长管和蠕动泵软管连接；在 1.5 ml 离心管的管盖开两孔，加入 1 ml 培养液，插入芯片端和蠕动泵端的特氟龙管，将离心管储液罐与芯片固定于打孔的 PMMA 板架上，连接好管路，启动蠕动泵后将流速设定为 5 μl/min，将板架整体置于细胞培养箱中（图 13-12 右）。使用硅胶管连接特氟龙管与芯片时，需预留 0.5 cm 间距以阻止气泡进入芯片。

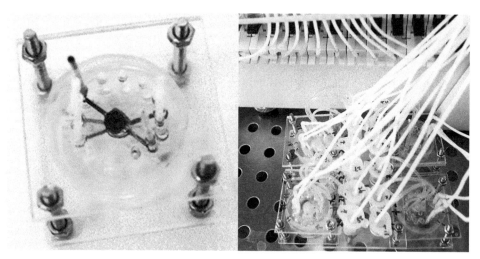

图 13-12 ADME 芯片实物图[8]

完整的 ADME 芯片由多种功能单元组成，包括 Caco-2、血管内皮细胞 HUVEC、肝实质细胞、病灶细胞（MCF7）、组织碎片和透析膜等，以 PDMS 垫片作为支架，使用叠加方式，将多层具有不同功能的细胞层集成，这样的构建方式使得芯片的应用十分灵活。例如，将肝细胞层间的 PDMS 垫片换为有通道的垫片，则可以实时采集肝细胞层培养液样品，检测其中标记物的变化；既可以通过增加堆叠层数增加组织碎片和病灶细胞的种类，提高筛选效率，亦可以只保留肝细胞层和病灶细胞，研究药效和毒性。

ADME 芯片需要蠕动泵提供动力使流体在芯片和储液管中循环，实验中使用的流速为 5 μl/min，使流体剪切力对细胞的影响控制在较低的程度，根据方形通道底层流体剪切力 τ_w 估算的公式：

$$\tau_w = \frac{6\mu Q}{h^2 w}$$

其中，μ 为流体黏度；Q 为体积流速；h 为通道高度；w 为通道宽度。计算得出，在芯片中最狭窄处流体剪切力亦小于 5 dyn/cm²。虽然芯片中 HUVEC 和 Caco-2 细胞层对剪切力相对耐受，在剪切力作用下能沿流动方向形成更为有序的细胞排列，但 MCF7 细胞层对于流体作用的耐受性却很差，当循环流速大于 10 μl/min 时，会偶见通道口的 MCF7 细胞脱落，又考虑到使用多通道蠕动泵时各通道间的流速须保持一致，故将循环流速调整为 5 μl/min。由于芯片通道狭窄，流路复杂，加之细胞培养液中含有丰富的蛋白质和脂类，在芯片运行中极易出现气泡。气泡会使通道堵塞，细胞和液体隔离，导致实验失败，因此在芯片的入液口和出液口均使用硅胶管连接芯片和蠕动泵。在硅胶管处由于空间变大，能使细管中的气泡停留，减少气泡随循环液进入芯片的概率；另外，使用 75%的乙醇浸泡后的 PDMS 芯片在短时间内表面表现为亲水,此时组装芯片时不易产生气泡。

13.5.3　Caco-2 细胞层与 HUVEC 细胞层的功能评价

　　肠上皮和毛细血管分别由单层肠上皮细胞和血管内皮细胞组成紧密屏障,这里 Caco-2 和 HUVEC 细胞被接种于多聚碳酸酯多孔膜表面,形成紧密的细胞层,表征结果表明,从结构和功能上都分别与肠上皮和毛细血管相似。

　　肠上皮细胞作为消化道的第一层屏障,具有选择透过性,能通过自由扩散、易化扩散和主动运输的方式让不同的物质进入身体;而毛细血管壁作为另一种组织屏障,主要依靠其血管内皮细胞间的缝隙限制传质,阻止较大分子量的物质跨膜。在这一模型中,安凡等分别利用 Caco-2 和 HUVEC 细胞构建了体外的细胞层模型,用以模拟肠上皮细胞和毛细血管内皮细胞的选择性透过功能。

　　40 kDa 和 70 kDa 荧光标记右旋葡聚糖、普萘洛尔和荧光素钠被用以评价细胞层的功能。荧光素钠与普萘洛尔同为小分子,但荧光素钠脂溶性差,导致其只能自由扩散跨膜,而普萘洛尔在胃肠道中的吸收效率在 90% 以上,其表观渗透速率是经典的 Caco-2 transwell 小室肠吸收模型的评价标准之一,而右旋葡聚糖作为大分子难以自由扩散跨过细胞层。

　　图 13-13 为 Caco-2 细胞(左)和 HUVEC 细胞(右)在多聚碳酸酯多孔膜上分别培养了 17 天和 3 天后的照片(标尺为 200 μm),两种细胞分别用 CellTracker Red 和 CellTracker Green 染色细胞质,Hoechst 33342 标记细胞核。从图中可见两种细胞在膜表面铺满一层,形态良好。图 13-14 为右旋葡聚糖、普萘洛尔和荧光素钠在 Caco-2 和 HUVEC 细胞层的表观渗透速率,从结果中可以看出,同为小分子的普萘洛尔在 Caco-2 细胞层的表观渗透速率比荧光素钠高出两个数量级,且达到 transwell 小室肠吸收模型建模要求,而二者在 HUVEC 细胞层中的渗透速率则在同一数量级水平,这说明 Caco-2 细胞层有选择透过能力,这种方式构建的细胞层能满足体外肠吸收模型的要求;另外,40 kDa 和 70 kDa 荧光标记右旋葡聚糖在 Caco-2 细胞层的透过率低于检测限,也可以证明 Caco-2 细胞层的细胞间连接紧密程度要高于 HUVEC 细胞层。

　　对于 HUVEC 细胞层,70 kDa 分子量的葡聚糖的渗透速率最低,40 kDa 的次之,而两种小分子较为接近,这种渗透速率的变化趋势符合待测物分子量的差异,可见 HUVEC 细胞层具有依赖于分子量大小选择性透过能力,且其对于大分子物质的拦截能力(一般认为表观渗透率 $<10^{-7}$,可视为难以透过)符合毛细血管的特性,另外也证明依赖于洁净 PDMS 材质表面间的可逆紧密黏合,通过两层 PMMA 板夹紧多层 PDMS 芯片和多孔膜的方法具有良好的密封性,各层间的传质只有通过细胞层进行。

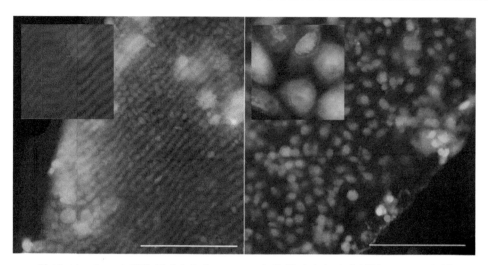

图 13-13　Caco-2 细胞层（左）和 HUVEC 细胞层（右）（比例尺：200 μm）[8]

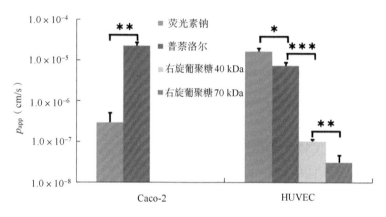

图 13-14　Caco-2 和 HUVEC 细胞层的屏障作用[8]

13.5.4　肝实质细胞的功能评价

　　肝小叶作为肝脏的基本结构和功能单元，其组成相对复杂，由肝实质细胞、肝血窦内皮细胞、星状细胞和 Kuffer 细胞等多种细胞组成，其中肝实质细胞承担主要的合成和代谢功能，安凡等利用了 SD 大鼠的肝实质细胞层在体外替代肝脏的功能，在随后的表征中，他们证明原代细胞培养一周之内，肝实质细胞能维持其代谢能力。

　　肝实质细胞作为肝脏的主要功能细胞，主要负责合成和代谢，但由于其高度分化，在体外难以扩增，且会急速退化失去功能。目前使用的一些人源的正常和癌细胞系如 chang liver、Hepg/C3A 等，只具有部分正常肝细胞功能，而人肝实质细胞极为昂贵且不易获得，因此这儿使用了雄性 SD 大鼠的肝实质细胞用以构建 ADME 芯片中的肝脏模块，考察药物的肝代谢和毒性作用。

　　环磷酰胺本身无细胞毒性，而其在肝脏中的代谢产物具有抗癌活性，这里用环磷酰胺检测肝实质细胞的代谢能力。如图 13-15 所示，使用过的肝细胞培养液和之后添加环磷酰胺的肝细胞培养液均对 MCF7 细胞无抑制作用，而预先添加了环磷酰胺的肝细胞培养液在培养了肝细胞后，对 MCF7 细胞产生抑制。用培养了 12 天的肝实质细胞进行同样的测试，则所有实验组的细胞培养液均无抑制 MCF7 细胞的效果。这说明按本文中所用培养方式，大鼠肝实质细胞在体外短时内能保持代谢能力，而在 12 天后这种能力将丧失。因此，本文中所有涉及肝实质细胞的实验均使用新提取的原代细胞，且实验在 5 天内完成。

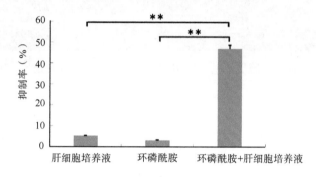

图 13-15　环磷酰胺对 MCF7 细胞的抑制作用[8]

13.5.5　心脏、肺和脂肪组织活性评价

　　药物根据其不同的脂水分配系数和特异性结合等特性，往往在不同组织和器官中的有不同的富集程度，研究候选药物的组织分布特性对于评价其成药性具有重要的参考价值，目前测定药物的组织分布主要依赖于动物实验。安凡等在 ADME 芯片中添加了心脏、肺和脂肪组织碎片，代表体内的心脏、肺和脂肪组织，用以考察药物在这些组织中的富集度。

　　三种组织被剪碎成直径小于 0.5 mm 的碎片，这样能保证在培养液中组织碎片有足够大的比表面用于养分交换。在芯片中培养的 72 h 后，使用细胞活死试剂盒检测三种组织中细胞的状态，结果见图 13-16。图中 A、B 和 C 分别为心脏、肺和脂肪组织碎片，红色标记的是死亡细胞，绿色标记的是活细胞。从图中可见，三种组织碎片在芯片中培养 72 h 后，均出现不同程度的损伤，但多数细胞依然存活。

　　心脏、肺和脂肪组织碎片在 ADME 芯片中被用作为药物的储库，这里证明，在芯片中培养 72 h 后，虽然碎片中出现部分细胞死亡，但大多数细胞依然存活，且在目前的 ADME 芯片设计中，只是考察不同的药物在这些组织中的吸附量，并未要求这些组织发挥相应的生理功能，所以这些细胞损伤可以接受。体内的器官和组织有许多种，在目前的 ADME 芯片中，只选取了三种作为代表，由于芯片灵活的叠加设计，理论上可以同时测试任意种类的组织。

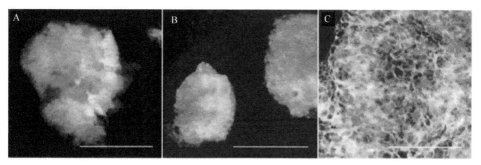

图 13-16　心脏（A）、肺（B）和脂肪（C）的活性分析（比例尺:500 μm）[8]

13.5.6　基于 ADME 芯片的药物临床前筛选

药物的毒性包括急性毒性、长期毒性、过敏性、溶血性、致突变致歧、生殖毒性、致癌毒、依赖性等，而肝脏作为外源化合物聚集、转化和代谢的主要场所，是主要体现药物及其代谢产物毒性的器官之一。包括已批准上市的药物，许多外源性化合物在摄入不当时均会造成肝损伤，其中较轻的能依靠肝脏自身恢复，而严重的可能导致急性的肝脏衰竭。目前主要通过检测动物体液中肝细胞内含物浓度来评价药物肝毒性水平，如多种氨基转移酶和脱氢酶等。另外，诸如环磷酰胺等前体药物需要在肝脏中进一步代谢后，观察其代谢产物方是否具有生物活性；而另一些候选药物即使具有良好的细胞实验结果，却因为在体内试验中被肝脏快速代谢而无法达到有效浓度。因此，肝脏在药物临床前研究中占有极重要的地位。

全世界多种肿瘤的发病率连年持续上升，抗肿瘤药物也是目前药物研发的热点。由于肿瘤本身源自体内的正常细胞，抗肿瘤药物大多具有较强的毒副作用，而一个具有抑制肿瘤活性的化合物能否最终成药，很大程度上取决于其药效与毒性的比值。

在这里，安凡等描述了利用 ADME 芯片对几种模式药物的 ADME 特性、肝毒性和抗癌活性进行的测试，并与孔板和动物实验进行比较。

在 ADME 芯片中整合了心脏、肺和脂肪的组织碎片，通过检测其中组织中药物的含量计算不同药物的组织分布情况。在 ADME 芯片设计中包括了 3 个独立的液体循环，分别位于 Caco-2 细胞层之上，HUVEC 细胞层和 MCF7 细胞层之间，透析膜之下，类似于消化液、血液和尿液。通过采集中间循环液，按与上述类似的方法，检测其中待测物含量的变化。在 ADME 芯片的多层设计中加入了两层大鼠原代肝实质细胞层，两层间用打孔的 PDMS 垫片隔开，孔中填充了肝细胞培养液。这样一个封闭的区域被用以在体外模拟一个肝脏，通过加药后检测肝细胞培养液中谷丙转氨酶的活性判断药物的毒性。在 ADME 芯片的多层设计中还加入了 MCF7 细胞层，使芯片具有测试药物抗肿瘤活性的功能。

　　药物的临床前评价筛选是一项极其耗时费力低效而又不可缺失的工作，传统的细胞水平初筛结果由于与体内环境相距甚远加之实验结果单一，使得大量的候选药物进入动物试验筛选阶段。安凡等利用微流控芯片搭建的平台，考察了药物 ADME 特性、抗癌活性及肝毒性，有助于改善这种状况。部分实验结果如下所示。

13.5.7　药物的组织分布和它们的肝细胞毒性

　　普萘洛尔与戊巴比妥同为小分子药物，普萘洛尔作为 β 肾上腺素受体拮抗剂，具有较强的脂溶性，口服后在胃肠道中的吸收率极高；而戊巴比妥作为麻醉剂，同样具有较强的的脂溶性，能穿透血脑屏障。两种药物在 ADME 芯片的心、肺和脂肪组织中的分布状况如图 13-17 所示。从结果中可以看出，在脂肪组织中检出了戊巴比妥，在肺组织中戊巴比妥含量极低，而在心脏组织中，戊巴比妥的含量未达到检测限。普萘洛尔在三种组织中均有分布，而在肺组织中平均含量最高，心脏组织中次之，脂肪中含量少。在脂肪组织中，普萘洛尔的含量高于戊巴比妥。

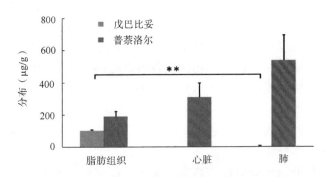

图 13-17　普萘洛尔和戊巴比妥在心脏、肺和脂肪组织中的分布[8]

　　普萘洛尔与戊巴比妥均为具有较强脂溶性的小分子药物，因此二者在脂肪组织中均有一定的分布，但戊巴比妥在心脏和肺组织中分布极低，至于普萘洛尔，它是 β 肾上腺素受体抑制剂，能与心肌细胞上的 β1-肾上腺素受体、支气管平滑肌细胞上的 β2-肾上腺素受体结合，因此在心脏和肺的组织中的含量超过了脂肪组织中的含量，这一点符合动物实验的趋势。

　　肝毒性是药物毒性的主要表现之一，在 ADME 芯片中加入了两层肝实质细胞，外源性化合物对肝实质细胞的影响可以通过两层细胞间的封闭培养液测出。待测的药物分别选择了对乙酰氨基酚、普萘洛尔、环磷酰胺、紫杉醇和 5-氟尿嘧啶。五种药物以相同的浓度加入第一次循环液，芯片运行 48 h 后，检测两层肝实质细胞层中间培养液中谷丙转氨酶活性，结果见图 13-18。从图中可见，添加了药物的五个实验组的肝细胞间培养液中的谷丙转氨酶活性都高于空白对照，其中添加了对乙酰氨基酚的芯片中转氨酶的酶活性显著高于其余四组。

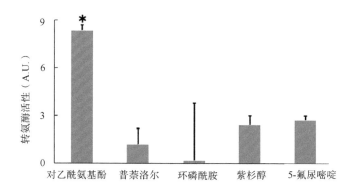

图 13-18　对乙酰氨基酚、普萘洛尔、环磷酰胺、紫杉醇和 5-氟尿嘧啶引发的转氨酶活性[8]

加入药物芯片中肝细胞层间培养液中的谷丙转氨酶的酶活性均高于空白组，这说明几种药物对于大鼠肝实质细胞均表现出一定的毒性，而其中对乙酰氨基酚的毒性显著高于其余几组，这与已被证实的对乙酰氨基酚肝毒性结果吻合。

13.5.8　ADME 芯片测得的药物浓度-时间曲线

ADME 芯片具有三层独立的培养液循环，其中位于 HUVEC 细胞层和 MCF7 细胞层中间的循环类似于血液循环的作用，通过检测其中待测物含量随时间的变化绘制出的曲线，如图 13-19 所示。图 13-19 为普萘洛尔（A）、硫喷妥钠（B）和戊巴比妥（C）的浓度在循环培养液中的随时间的变化，以及对数为纵坐标三种化合物的变化趋势（D），从结果中可以看出，三种药物在芯片开始运转后，在芯片中的浓度均开始提高，在 5 h 左右到达峰值，随后开始缓慢下降。其中普萘洛尔的峰值浓度最高而戊巴比妥的最低，普萘洛尔在 5 h 之后下降的速度较慢，而戊巴比妥较快。

通过检测芯片运行时第二层循环培养液中几种待测物的含量，绘制出其浓度-时间变化曲线，曲线上每个点所代表的浓度是药物经过 Caco-2 细胞层吸收，透过 HUVEC 细胞层，被肝细胞代谢，在三种组织中分布以及最终通过透析膜排出这一系列过程后的综合结果，在一定程度上能反映出药物的 ADME 特性。这三种药物的中普萘洛尔浓度始终较其余两种药物的高，这主要是因为它的 Caco-2 细胞吸收效率极高。而硫喷妥钠与戊巴比妥的分子骨架相比，只有 C2 位由 S 原子替代了 O 原子，从而获得了更高的脂溶性，这导致了其被 Caco-2 细胞吸收的效率更高。上述数据证明 ADME 芯片系统具有一定的灵敏性，能区分两个相似分子在芯片中 ADME 的特性。

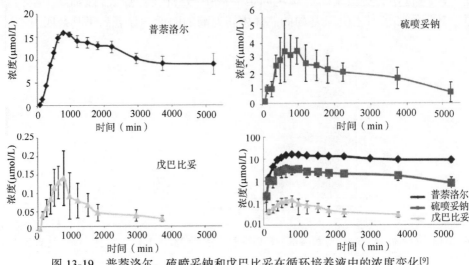

图 13-19　普萘洛尔、硫喷妥钠和戊巴比妥在循环培养液中的浓度变化[9]

　　利用几种模式药物验证了在芯片上进行药物临床前研究的可行性后，安凡等还测试了埃博霉素 B 在芯片中的药物浓度-时间变化曲线（图 13-20）、肝细胞毒性和抗肿瘤效果。从药物浓度-时间变化曲线可以看出，埃博霉素 B 能较快地穿过 Caco-2 细胞层，在停药后，由于其较强的水溶性，在芯片中的消除速度也较之前测试的普萘洛尔更快。从芯片中双层肝实质细胞中间培养液取样分析肝细胞损伤，发现相比于空白对照组，不同浓度的两组埃博霉素均能使培养液中的谷丙转氨酶值升高，但两组之间无显著差异；两个浓度的实验组均展现出了对乳腺癌细胞 MCF7 一定的抑制能力，其中 100 nmol/L 埃博霉素 B 在芯片中对 MCF7 的抑制率接近 50%，而在孔板实验中，埃博霉素 B 对 MCF7 细胞的 IC_{50} 值小于 1 nmol/L。另外，在组织分布测试中，在心脏、肺和脂肪组织中均未检出高于检测限浓度的埃博霉素 B。结果显示，埃博霉素 B 应具有较高的口服吸收效率，和一定的肝细胞毒性，且在芯片中对肿瘤细胞的抑制作用存在剂量依赖性。

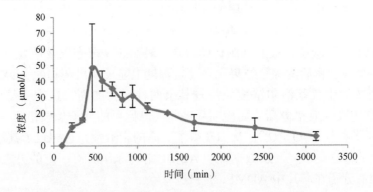

图 13-20　埃博霉素 B 在循环培养液中的浓度变化[9]

参 考 文 献

[1]　Chen W L K, Edington C, Suter E, Yu J J, Velazquez J J, Velazquez J G, Shockley M, Large E M, Venkataramanan R, Hughes D J, Stokes C L, Trumper D L, Carrier R L, Cirit M, Griffith L G, Lauffenburger D A. Integrated gut/liver microphysiological systems elucidates inflammatory inter-tissue crosstalk. Biotechnology and Bioengineering, 2017, 114(11): 2648-2659.

[2]　Materne E M, Ramme A P, Terrasso A P, Serra M, Alves P M, Brito C, Sakharov D A, Tonevitsky A G, Lauster R, Marx U. A multi-organ chip co-culture of neuro spheres and liver equivalents for long-term substance testing. Journal of Biotechnology, 2015, 205:36-46.

[3]　Lee H, Kim D S, Ha S K, Choi I, Lee J M, Sung J H. A pumpless multi-organ-on-a-chip (MOC)combined with a pharmacokinetic-pharmacodynamic(PK-PD)model. Biotechnology and Bioengineering, 2017, 114(2): 432-443.

[4]　Jellali R, Paullier P, Fleury M J, Leclerc E. Liver and kidney cells cultures in a new perfluoropolyether biochip. Sensors and Actuators B-Chemical, 2016, 229:396-407.

[5]　Maschmeyer I, Hasenberg T, Jaenicke A, Lindner M, Lorenz A K, Zech J, Garbe L A, Sonntag F, Hayden P, Ayehunie S, Lauster R, Marx U, Materne E M. Chip-based human liver-intestine and liver-skin co-cultures: A first step toward systemic repeated dose substance testing *in vitro*. European Journal of Pharmaceutics and Biopharmaceutics, 2015, 95:77-87.

[6]　Skardal A, Murphy S V, Devarasetty M, Mead I, Kang H W, Seol Y J, Zhang Y S, Shin S R, Zhao L, Aleman J, Hall A R, Shupe T D, Kleensang A, Dokmeci M R, Lee S J, Jackson J D, Yoo J J, Hartung T, Khademhosseini A, Soker S, Bishop C E, Atala A. Multi-tissue interactions in an integrated three-tissue organ-on-a-chip platform. Scientific Reports, 2017, 7.

[7]　Oleaga C, Bernabini C, Smith A S T, Srinivasan B, Jackson M, McLamb W, Platt V, Bridges R, Cai Y Q, Santhanam N, Berry B, Najjar S, Akanda N, Guo X F, Martin C, Ekman G, Esch M B, Langer J, Ouedraogo G, Cotovio J, Breton L, Shuler M L, Hickman J J. Multi-organ toxicity demonstration in a functional human *in vitro* system composed of four organs. Scientific Reports, 2016, 6.

[8]　An F, Qu Y Y, Luo Y, Fang N, Liu Y, Gao Z G, Zhao W J, Lin B C. A laminated microfluidic device for comprehensive preclinical testing in the drug ADME process. Scientific Reports, 2016, 6.

[9]　安凡. 3D 多元类器官药物筛选芯片的设计、构建及应用. 大连理工大学, 2016.

第 14 章　基于 3D 生物打印的器官芯片

14.1　普通 3D 打印

14.1.1　概述

　　3D 打印是一种以数字模型文件为基础,运用粉末状金属或塑料等可黏合材料,通过逐层打印,逐层固化成型的方式来构造具有复杂结构三维物体的快速成型技术。3D 打印机与普通打印机工作原理基本相同,只是打印材料有所不同,普通打印机的打印材料是墨水和纸张,而 3D 打印机内装有金属、塑料、陶瓷、砂等颗粒或粉末作为"打印材料",打印机与计算机连接后,通过计算机控制可以把打印出的材料一层层叠加,固化,最终把计算机上的蓝图变成三维的实物[1],有别于日常生活中使用的普通打印机打印出的计算机设计的平面物品。如果上述打印材料是细胞等有生命的液体,则这种 3D 打印被称为 3D 生物打印,3D 生物打印是本章要讨论的重点,我们会在稍后作详细阐述。

　　三维打印技术作为一种综合应用技术,集数字建模技术、机电控制技术、信息技术、材料科学和化学等多个领域的技术知识于一体。如图 14-1 所示,3D 打印的具体过程通常是先用计算机软件设计三维模型,然后把三维数字模型进行切片,离散为面、线和点等打印机程序可识别的语言。依据成型技术、打印尺寸精度、打印材料等方面选用适宜类型的打印机,进而指导打印机逐层打印分层堆积,直到一个固态物体成型[1,2]。

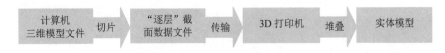

图 14-1　3D 打印基本过程[2]

14.1.2　3D 模型设计

　　模型是 3D 打印中最基本的元素,可通过三维扫描实物或自行软件建模获得。常用的建模软件有 3Dmax,Maya,Proe,Solidworks 等,模型设计后以 STL 的文件格式导出。随后对三维模型的 STL 文件进行切片,即"分区"成逐层的截面,简单来说就是将模型分为厚度均等的数层,同时计算出打印机在打印每一层时所行走的路径,常用的切片软件有 Slic3r、Skeinforge、Cura、Printrun 等。

切片处理是 3D 打印的基础，切片参数的设置是影响模型成品质量的重要条件之一。

打印机通过读取文件中的横截面信息，用液体状、粉状或片状的材料将这些截面逐层地打印出来，再将各层截面以各种方式黏合起来从而制造出一个实体。这种技术的特点在于其几乎可以造出任何形状的物品。

14.1.3　3D 打印机分类及性能

3D 打印机是三维打印的核心。它是一个集机械、控制和计算机技术于一体的复杂机电一体化系统。主要由高精度机械系统、数控系统、注射系统和成型环境子系统组成。此外，打印材料、打印工艺、设计和控制软件也是三维打印技术系统的重要组成部分。

随着时间的推移，3D 打印机发展快速，并且从最初的工业领域逐渐延伸到医疗领域，打印机类型也逐渐增多。1986 年，美国科学家 Charles Hull 开发了第一台商业 3D 印刷机，为之后的 3D 打印机发展奠定了基础。1995 年，美国 ZCorp 公司从麻省理工学院获得唯一授权并开始开发 3D 打印机。2005 年，市场上首个高清晰彩色 3D 打印机 Spectrum Z.510 由 ZCorp 公司研制成功。为了将 3D 打印应用于食品产业，2011 年 7 月，英国研究人员开发出世界上第一台 3D 巧克力打印机。2012 年 11 月，苏格兰科学家利用人体细胞首次用 3D 打印机打印出人造肝脏组织，能把人体对药物的反应模拟得更为逼真，有助于选出安全高效的药物。2016 年 2 月，中国科学院福建物质结构研究所 3D 打印工程技术研发中心林文雄课题组在国内首次突破了可连续打印的三维物体快速成型关键技术，并开发出了一款超级快速的连续打印的数字光处理（DLP）3D 打印机。该 3D 打印机的速度达到了创纪录的 600 mm/s，可以在短短 6 分钟内，从树脂槽中"拉"出一个高度为 60 mm 的三维物体，而同样物体采用传统的立体光固化成型工艺（SLA）来打印则需要约 10 个小时，速度提高了足足有 100 倍。

3D 打印机可以根据成型原理分为六类，分别是：分层实体制造法（laminated object manufacturing, LOM）、选择性激光烧结法（selective laser sintering, SLS）、熔积成型法（fused deposition modeling, FDM）、立体光固化成型法（stereo lithography apparatus, SLA）、数字光处理技术（digital light processing, DLP）和三维印刷技术（three-dimension printing, 3DP）。

LOM 又称层叠法成型，通过使用如纸、塑料薄膜等薄片材料，如图 14-2 所示，在薄片表面涂覆热熔胶，用激光器切割出零件轮廓和工件外框，以及在两者之间多余的区域内切割出网格。如此反复，直至得到分层制造的实体零件。SLS 技术同样使用层叠堆积成型的方法，烧结尼龙粉末之类的熟料粉末，实现材料的黏合成型。FDM 是一种将各种丝材（如工程塑料 ABS，聚碳酸酯 PC 等）加热熔化进而堆积成型的方法。SLA 是最早实用化的 3D 打印技术，采用液态光敏树脂原料，利用紫外线或激光束照射光敏树脂，使其固化分层成型，制作三维物体，是目前分辨度最高的一种打印方式。DLP 使用数字光处理器来固化液态光敏聚合物，一层层固化直到完成最终模型。3DP 技术与 SLS 技术类似，使用同样的粉末材料为原料，如陶瓷粉末、塑料粉末、金属粉末等黏结成整体来制作零部件，不同之处在于，它不是通过激光熔融的方式黏结，而是通过喷头喷出的黏结剂。

20 世纪 80 年代的 3D 打印机数量很少，大多集中在"科学怪人"和电子产品爱好者手中，主要用来打印像珠宝、玩具、工具、厨房用品之类的东西。最初人们可以在一些电子产品商店购买到这类打印机，工厂也在进行直接销售。随着打印机的不断发展和推广，21 世纪以来，打印机的产量以及销量就已经得到了极大的增长。目前，国内外 3D 打印机的常见产品品牌，有闪铸、极光尔沃、弘瑞、太尔时代、XYZprinting、Ultimaker、Cube 等，由于型号及性能不同，价格在 2000 元至 200 万元不等。

14.1.4　3D 打印应用领域

过去，3D 打印常在模具制造、工业设计等领域被用于制造模型。近年来，3D 打印技术发展迅速，在各领域都取得了长足发展，现正逐渐用于一些产品的直接制造，已成为现代模型模具和零部件制造的有效手段。目前主要应用于汽车、航天军工、家电、船舶、医疗、影视、食品、创意等领域[1]。

在汽车领域中，可实现对零部件以及模具的开发制造，见图 14-2，可以说 3D 打印在造型评审、设计验证、复杂结构零件、多材料复合零件、轻量化结构零件的定制专用工装、售后个性换装等方面都发挥着重要的作用。

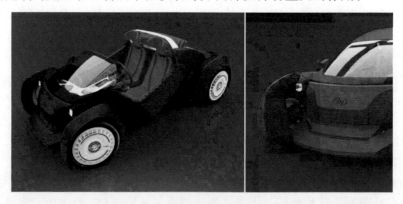

图 14-2　3D 打印的汽车（深圳市极光尔沃科技股份有限公司公开材料）

航空航天领域中，作为第三次工业革命制造领域的典型代表技术，3D 打印的发展时刻受到各界的广泛关注。而金属高性能增材制造技术（金属 3D 打印技术）被行内专家视为 3D 打印领域高难度、高标准的发展分支，在工业制造中有着举足轻重的地位。世界各国工业制造企业都在大力研发金属增材制造技术，将航空航天作为增材制造技术的首要应用领域。通过 3D 打印技术实现飞机中的高性能金属零部件的打印，尤其是无须研发零件制造过程中使用的模具，使高性能大结构部件的制造流程大为缩短，从而极大地压缩产品研发制造周期。

　　一般的 3D 打印技术也已应用于医学领域，比如打印药品、医疗设备、针对患者的解剖学模型以及生物组织等多个方向；Phonak 与德国 3D 打印公司 EnvironTEC 合作开发出了该公司有史以来最小的定制式钛金属助听器 VirtoB-Titanium（见图14-3A）。该助听器的外壳和主要部分均为 3D 打印，所采用的外壳不是传统助听器的外壳丙烯酸，而是由质量更轻、强度更高的钛金属制成，因此，外壳的厚度在同等安全程度的情况下减少了 50%，不但大大缩短了助听器定制时间，还将更加精确地适配听损者的耳道形态。另外，澳大利亚一个研究团队，通过同时采用钛和聚合物两种材料设计了 3D 打印的钛-聚合物胸骨，实现了全球首创的 3D 打印钛-聚合物胸骨植入手术（见图 14-3B）。这种新型胸骨植入物比之前的纯钛植入物能更好地帮助重建人体内的"坚硬与柔软组织"。

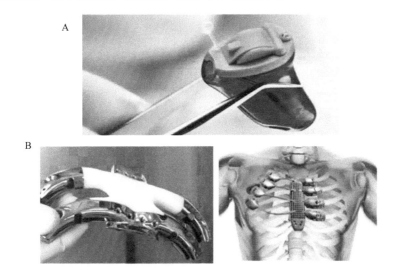

图 14-3　A. 3D 打印定制钛金属助听器图片[奈诺瓦听力（上海）有限公司公开材料]；B. 3D 打印钛-聚合物胸骨及其植入手术（Anatomics 公司公开材料）

　　3D 打印技术在建筑领域的应用目前可分为两方面：一是在建筑设计阶段，主要是制作建筑模型，这种方法快速、环保、成本低、模型制作精美；二是在工程施工阶段，主要是利用 3D 打印建造技术建造足尺建筑（见图 14-4）。另外，3D SYSTEM 公司的 3D 打印机能以石膏粉为原料，"建造"全球首栋 3D 打印住宅建筑。这栋建筑代号为"CanalHouse"，共由 13 个房间组成。

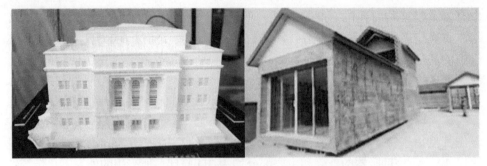

图 14-4　3D 打印的建筑模型（3D SYSTEM 公司公开材料）

随着科技的发展进步，新的信息技术、控制技术、材料技术等被应用到制造领域，3D 打印技术会更加广泛地应用在企业加工制造方面，可以满足用户的个性化需求，节约昂贵的战略材料和生产成本，提高材料的利用率，优化零件结构，减轻重量，减少应力集中，增加使用寿命，加快零件的修复成形，提高生产效率，与传统制造技术相配合，互通互补，为企业带来更优的经济效益。

14.2　3D 生物打印

3D 生物打印又称生物增材制造技术，是指利用增材制造的方法，将生物材料或生物单元（细胞、蛋白质等）按仿生形态学、生物体功能、细胞特定微环境等要求，制造出具有复杂结构、功能和个性化外形的生物材料三维结构或体外三维生物功能体。该技术依赖于细胞生物学、发育生物学、材料科学以及制造科学的交叉融合（见图 14-5），可用于制造、修复人体缺损组织或器官等[4]。

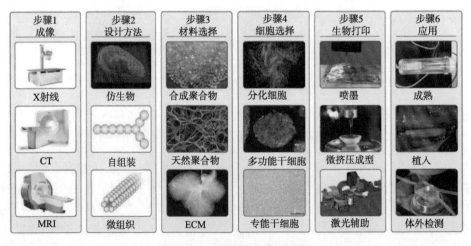

图 14-5　3D 生物打印过程[4]

随着生命科学与制造科学的快速发展，尤其是基于离散-堆积原理的生物制造技术在生命科学领域的日益广泛应用，3D 生物打印技术作为 3D 打印技术的一个重要分支，是目前 3D 打印技术研究的最前沿领域，也是 3D 打印技术中最具活力和发展前景的方向[4, 5]。

14.2.1　3D 生物打印与普通 3D 打印

3D 生物打印机是一种能够在数字三维模型驱动下，按照增材制造原理定位装配生物材料或细胞单元，制造医疗器械、组织工程支架和组织器官等制品的装备[6]。3D 生物打印机与普通 3D 打印机最大的区别在于它使用的“墨水”是含有活性的生物墨水（见图 14-6），利用一层层的生物材料或者细胞构造块，去制造真正的活体组织。而普通 3D 打印选用高分子材料、金属材料、无机非金属材料等，其中包括尼龙玻纤、耐用性尼龙材料、石膏材料、铝材料、钛合金、不锈钢、镀银、镀金、橡胶类材料等（见图 14-7），打印的构建体不含有活性成分。

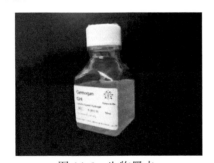

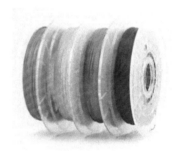

图 14-6　生物墨水　　　　　　　　图 14-7　普通 3D 打印材料

赣州九维科技有限公司公开材料

按照打印模式，3D 生物打印机可分为三类，如图 14-8 所示，分别是：液滴式打印机（其中喷墨生物打印机最为常用），微挤压成型生物打印机和激光辅助打印机[5]。喷墨生物打印机具有低成本，高分辨率，高速度以及与对许多生物材料的高兼容性等优点。但生物材料必须形成液滴，因此打印的液体在组织和功能方面必须具有坚固的 3D 结构。微挤压成型生物打印机主要优点是能够沉积非常高的细胞密度，但是打印后的细胞活力却低于基于喷墨的生物打印。由于激光辅助生物打印机不含喷嘴，因此避免了其他生物打印机存在的细胞或材料堵塞等问题。

3D 生物打印的技术本身和产品在很多领域都有应用，在药学研究中常被作为体外模型来筛选药物，是组织工程学发展的有力技术，但较多应用于医学领域中。在医学领域中，与普通 3D 打印也有较大差异，虽说两者都可以打印出与人体相似的器官模型，但 3D 生物打印可以制造出软的活性生物组织模型（图 14-9），用于药物筛选或体内移植。然而，普通 3D 打印的器官模型只能作为模具，用于手术前病例研讨或教学用教具。生物打印具体地应用在药物筛选、人造器官等多个领域。

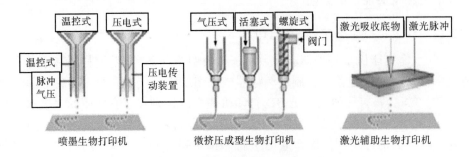

温控式　压电式　气压式　活塞式　螺旋式　激光吸收底物　激光脉冲

温控式脉冲气压　压电传动装置　阀门

喷墨生物打印机　　　微挤压成型生物打印机　　　激光辅助生物打印机

图 14-8　生物打印机工作原理[4]

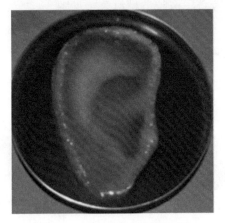

图 14-9　3D 生物打印模型[7]

14.2.2　生物墨水

生物墨水，是指用于 3D 生物打印机的墨水，其成分可以包括细胞、水凝胶、活性因子等（图 14-10）。在人工组织或器官制造过程中，生物墨水主要承担了构建三维结构和重建组织的功能，即让活体细胞按照预先设计好的形状来生长，生物墨水合适与否直接决定生物三维打印技术能否应用于生理或病理模型的构建及后续研究[8]。

选择合适的细胞对于打印组织或器官至关重要，当前对于打印的细胞选择涉及多种原代细胞以及可以增殖和分化成所需细胞类型的干细胞。选择用于打印的细胞需能真实地模拟细胞在体内的生理状态并且预期在优化条件下维持其体内功能。细胞必须扩展到足够的数量才可打印，精确控制细胞的增殖对于生物打印十分重要，增殖太少可能导致构建体的活力丧失，而过多的增殖则可能造成增生或凋亡[10]。

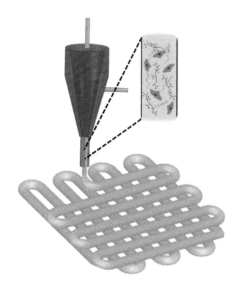

图 14-10　生物墨水成分[9]

　　水凝胶种类繁多，包括明胶、海藻酸钠、透明质酸、壳聚糖、胶原等富有弹性的天然水凝胶材料。除此外，还有一些人工合成的高分子聚合物材料，比如普朗尼克、聚乳酸、聚乙二醇等可用作为支撑性材料，帮助打印得到富有弹性而坚固的活性组织。只有符合下述生物打印特性需求的水凝胶才可作为生物墨水：①可打印性：指材料本身的可处理性以及沉积性能，这些性能受到材料本身的黏度、凝胶作用以及流变特性等性质影响。②细胞相容性：要求植入材料与内源组织共存而不会在宿主中引起任何不期望的局部或全身效应，无毒。③结构和机械性能：应根据构造所需的机械性能选择材料，从用于高强度的刚性热塑性聚合物纤维到用于电池的兼容性软水凝胶。④降解动力学和副产物：具有适度的生物降解速率，降解速率应与细胞产生自身细胞外基质 ECM 的能力相匹配，材料应表现出合适的膨胀或收缩特性。降解副产物应无毒，易于代谢，最后可完全吸收或可安全排出。⑤材料仿生学：所需结构，功能的特性应基于组织特异性内源材料的相关知识[10]。

14.2.3　生物打印展望

　　目前，生物医用植入物技术逐渐走向成熟，未来将致力于生物组织、器官的直接打印。3D 生物打印技术制造的活性器官，可以改善评估新药药效或毒性的方式，可满足个性化、小批量、大规模的医疗需求，已经广泛应用在体外医疗器械制造领域，现正向着个性化永久植入物、临床修复治疗和药物研发试验等领域扩展。随着 3D 生物打印技术的不断发展，3D 生物打印完整人体器官技术将渐入佳境，未来将可能解决器官移植的资源缺乏及技术障碍等难题[6]，3D

生物打印的发展及展望见图 14-11。

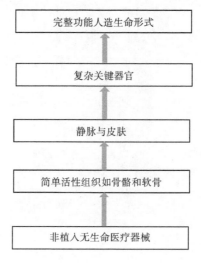

图 14-11　3D 生物打印的展望

　　虽然 3D 生物打印在经济上正处于黄金时期，但在技术上却处于起步阶段，还有许多问题急需解决，例如，在生物打印过程中，必须优先考虑如何保持细胞的活力，以及产品的塑形等问题[11]。喷射过程中的剪切力和液滴的冲击力会造成细胞的损失，影响细胞的存活[12]。因此，在生物打印过程中，所选择的打印方法需对细胞和 DNA 既无毒性也不会引起不可逆的损伤。此外，支架材料的可降解性，降解速率，支架的最适孔径和孔隙率都是支架材料方面需要解决的问题。适宜的支架材料有助于打印的构建体具有机械稳定性，不会在打印后出现溶解或坍塌。

　　另外，在药物的体外评价方面，3D 打印的器官内部构建的网络，难以取得流体力学数据，因此难以实现对后续过程的精准操控，不利于获得体外评价分析结果，或可利用普通 3D 打印技术构建芯片的方法，获得相对精准的药物体外评价分析。

14.3　器官芯片用基底材料和装置的普通 3D 打印

　　3D 打印对器官芯片的影响体现在两个方面，芯片装置和器官模拟。芯片装置中既包括芯片本身，还有用于在线检测的生物传感器等。通过普通 3D 打印技术即可获得芯片模板，不需要清洗基底、甩胶、曝光、显影等烦琐的过程，简化芯片制作工艺，特别是，还可制作不规则特殊结构的模板。除此之外，3D 打印 PLA、透明树脂等材料可得到含有微通道和培养池的微流控芯片，用于细胞或组织培养。3D 打印的电子传感器可整合在芯片中，在线监测器官芯片中微组织的生物物理学行为。3D 打印将多种元素整合在一起，形成复杂的 3D 结构芯片，将是器官芯片制作的一种趋势。

14.3.1　芯片模板的 3D 打印

目前器官芯片的模板制作多采用光刻技术，其基本工艺过程为预处理、涂胶、前烘、曝光、显影及检查、坚膜等。然而此工艺的多步流程需要人工操作，因此昂贵，耗时，多人工误差。3D 打印芯片模板，可省去多种步骤，并减少人工操作误差，芯片模板更加精准。Daniel Filippini 等用 3D 打印机层层打印获得特殊树脂模板，经乙醇表面处理，浇注 PDMS，烘箱固化得含有扩散和混沌混合的 PDMS 芯片，如图 14-12 所示。此模板实现微米和毫米两个不同量级的高度整合，且可以将橡胶管和 PDMS 直接连接，提高其密封性[13]。

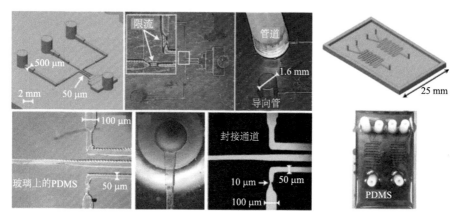

图 14-12　3D 打印芯片树脂模板[13]

3D 打印不需要掩膜作为图案模板，只需从 CAD 中直接输出，因此可制作任意结构的模板，甚至是曲线或弧线不规则的顶部通道结构和三维的微米级装置。Spivey 等用 3D 方法打印了含有单细胞捕获装置的 PEGDA 模板，如图 14-13所示，制得 PDMS 芯片用于裂殖酵母的单细胞衰老研究[14]。此外，在 PDMS 模板和玻璃基板间浇注 SU8 并紫外固化后，脱去 PDMS 模板可复制新的 SU8 模板。

3D 打印可以在不增加成本或费用的情况下将多个厚度集成到同一个模板中，同时保留所有传统的 PDMS-LOC 优势，来制作经典 PDMS-LOC 设备的模板。该技术提供了以低成本开发 LOC 设备的可能性，以及用于迭代设计的极大的灵活性，简单方便，并可加快优化周期。

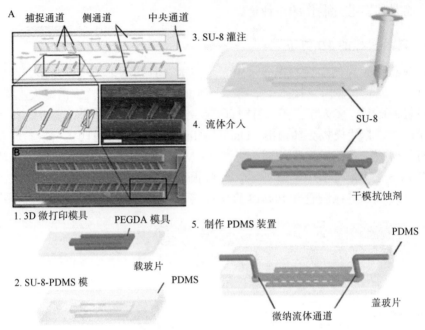

图 14-13　3D 打印芯片 PEGDA 模板及复制 SU8 模板[14]

14.3.2　芯片的 3D 打印

　　近年来，研究人员已经提出直接 3D 法打印芯片，并且做了相关研究。这是一种非常有吸引力的制造方法，其主要原因在于能够在非常短的时间内以非常高的重现性打印复杂的 3D 微芯片，而不涉及很多的手动步骤。但在现阶段，能够用于三维打印的材料受到限制，远不如微流控芯片常用的 PDMS 那样普遍。例如，Cronin 3D 打印的反应器是完全不透明的，这阻碍了芯片上的直接观察。随着 3D 打印技术迅速地发展，越来越多的材料正在被开发选用，比如 PDMS、PLA（聚乳酸）以及透明树脂等半透明或透明材料。其中，使用居多的为 PLA 材料，PLA 具有半透明色和光泽质感的优点，是当前 3D 打印芯片最好的原材料。3D 打印直接构建的微流控芯片，可适用于培养多种细胞和组织类型，模拟不同的体内微环境，进行体外生理或病理机制及药物作用机制的研究。

　　Daniel Filippini 等应用立体光刻（SLA）3D 打印机在光敏树脂上激光刻蚀得到疏水性芯片，与 PDMS 薄膜密封在一起，得到含有混合器结构的微流控芯片。也可通过打印获得不同芯片结构，随后黏合，使所得芯片功能性增强。芯片的流体入口和出口可通过打印直接获得，不需二次打孔，孔洞可直接连接特氟龙管，方便操作（图 14-14）[15]。

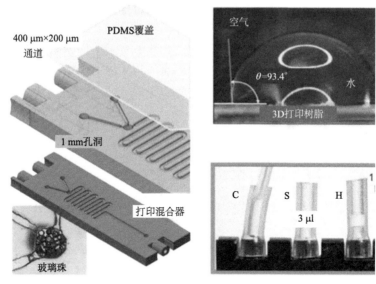

图 14-14　3D 直接打印部分芯片[15]

　　卢泳庄等研究设计了一种双层带细胞培养池的微流控芯片，如图 14-15 所示。首先，以熔化的麦芽糖为打印原料，打印芯片微通道结构，糖丝沉积之后，将除尽气泡的 PDMS 材料和固化剂的混合溶液浇注在沉积的糖丝上，将浇注好的 PDMS 放于真空干燥箱内加热固化，将固化后的芯片直接放入沸水中去除打印的糖丝，洗净即可得到芯片。通过在打印的芯片上培养人乳腺癌细胞，建立人乳腺癌细胞的 3D 动态培养芯片模型，选用对乳腺癌疗效较好的紫杉醇作为模式药物，在芯片上进行紫杉醇抗乳腺癌细胞 MCF7 药效实验[16]。

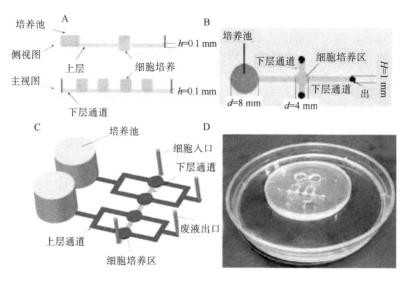

图 14-15　3D 打印的乳腺癌细胞芯片[16]

3D 打印除了可以打印部分芯片外, 还可打印芯片的辅助部件。Brooks 等通过使用 3D 打印机将有 PLA 细丝的材料, 打印成芯片 PDMS 中央储层容器和 6 孔模板, 以帮助抵消细胞浮力, 还可以进一步深入了解脂肪组织功能的动态如图 14-16 所示[17]。另外, 该打印的芯片部件与八通道的微流体设备连接, 可用于对小鼠内分泌组织进行快速刺激和采样[18]。

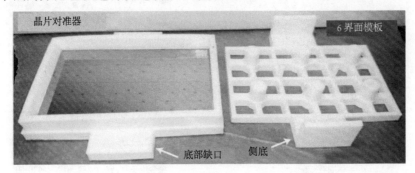

图 14-16　用于脂肪组织培养的 3D 打印芯片的辅助部件[17]

14.3.3　芯片中微通道的 3D 打印

通道是微流控芯片的关键构件, 对于微流体流动速度及方向的可控运行起到决定性作用, 流体流动所产生的力学微环境会对芯片中的细胞或组织产生影响, 这种影响在很多时候是十分重要的。3D 打印可以制造复杂的几何形状通道, 比如分叉结构等, 可以用来模拟体内的血管网络结构或神经网络结构。本节将介绍几种不同的在 3D 打印芯片上构建微通道的方法, 以及这种微通道在生物学中的应用, 包括利用螺旋微结构制造具有不同几何参数的微流体通道、灌注功能性血管通道及模拟神经仿生系统等。

为了能够实现圆形横截面螺旋微流体通道的快速简单制作, 可基于 3D 打印机挤出过程中的 "绳索卷绕" 效应, 采用模板辅助法构建[19], 如图 14-17 所示, 螺旋微结构用高黏度的 PVA (聚乙烯醇) 打印制成, 在一定的下落高度挤出喷嘴孔。在嵌入 PVA 螺旋模板的 PDMS 芯片上浇注固化后, 在热水中溶解除去模板以获得螺旋微通道。

灌注功能性血管通道, 是研究仿生血管流动性的关键。Larsen 等应用 SLA 打印方式, 实现了聚乙二醇二丙烯酸酯 (PEGDA) 水凝胶芯片中双通道、三维通道和螺旋通道的打印, 其通道横截面可小至 100 μm×100 μm, 打印的微通道可稳定灌注至少一周 (图 14-18) [20]。此方法代表了一种自动化、成本有限且高分辨率的技术, 用于制造含有复杂微流体灌注网络的 3D 结构器官芯片, 为许多生物医学应用, 如趋化性研究, 药物开发和体外疾病建模等开辟了新途径。

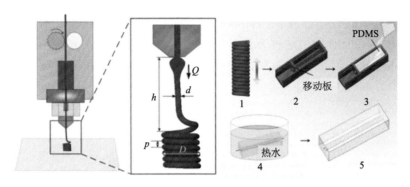

图 14-17　3D 打印螺旋微通道[19]

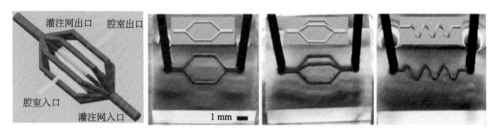

图 14-18　3D 打印芯片中的三种微通道[20]

　　为了复制健康冠状动脉和狭窄冠状动脉的精确三维结构，Costa 等设计了一种生产微流控芯片的方法[21]。如图 14-19 所示，该法通过应用计算机断层扫描血管造影（CTA）数据的立体光刻（SLA）3D 打印，制造了直径为 400 μm、分辨率低至 25 μm 的三维血管。3D 打印的模板反过来被用作基于聚二甲基硅氧烷（PDMS）的软光刻打印的模具，以产生包含冠状动脉的精确三维结构的微流控芯片以及允许灌注芯片的入口和出口等特定容器的几何形状。通过复制体内存在的几何形状，可以克服使用方形通道时通常遇到的限制，例如不切实际的流动剖面和通道拐角处低流量区域的纤维蛋白形成等。此外，在微流控芯片上接种人脐静脉内皮细胞（HUVEC），进行图像分析，使细胞培养和高分辨率共聚焦显微镜兼容，通过在真实动脉剪切力下用人全血灌注健康血管和狭窄血管来评估血管几何形状对血小板聚集的影响[21]。

　　神经系统（NS）由神经元、神经轴突、神经胶质和细胞外基质（ECM）的复杂网络组成，调节和控制其他各系统的功能活动，使机体成为一个完整的统一体。由于神经系统疾病的治疗方法是一个关键性的医疗挑战，因此创建一种多尺度的神经仿生系统显得尤为重要，如今一些基于微流体的平台已开始应用 Johnson 等的 3D 打印技术，构建神经仿生系统，以重建神经系统中神经胶质细胞-轴突界面的关键功能[22]。在衬底上 3D 打印有机硅和聚己内酯形成微通道以提供轴突引导，随后打印油脂作为密封层以防止各个室之间的流体交换，最后打印硅胶在顶部形成三个腔室，用以隔离和排列不同细胞类型，如图 14-20 所示。这种方法能够为神经元轴突及其发散的体细胞建立单独的流体环境，模拟复杂和综合的器官水平，可对神经系统内发生的病毒感染的各个方面产生反应。

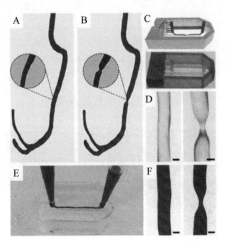

图 14-19　3D 打印狭窄冠状动脉[21]

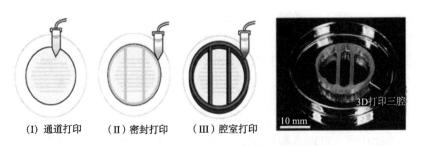

（Ⅰ）通道打印　　　（Ⅱ）密封打印　　　（Ⅲ）腔室打印

图 14-20　3D 打印芯片上的神经系统[22]

3D 打印微通道的材料除了 PVA（聚乙烯醇）、树脂、有机硅和聚己内酯等外，还可选用液态金属[23]。Parekh 等打印镓铟液态金属 EGAIN，通过调控可得到不同宽度和形状的线条，如螺旋线、T 形通道（图 14-21）等。这一方法的基础是在金属上形成的表面氧化物可提供机械的稳定性，将各种液体预聚物直接浇铸到打印结构上来产生单个微通道，还因此能避免固体与固体的黏合。在封装打印结构之后，可以在室温下使用酸或电化学方法除去金属，同时回收金属以供再次使用。

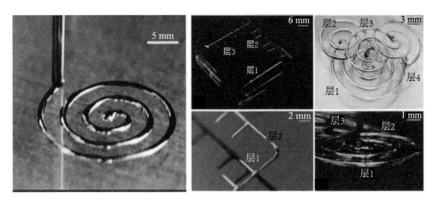

图 14-21　3D 打印液态金属微通道[23]

14.3.4　芯片用生物传感器的 3D 打印

　　生物传感器（biosensor），是一种对生物物质敏感并可将其浓度转换为电信号进行检测的仪器，在生物医学领域研究中发挥着重要的作用。它是以生物活性单元，如酶、微生物、动植物组织切片、抗原和抗体、核酸等，作为生物敏感基元，对被测目标具有高度选择性的检测器[24]。生物传感器与器官芯片结合是当前分析研究中非常活跃的领域之一，可以用来检测生物和化学物种（例如葡萄糖、乙酰胆碱等），实现对芯片上细胞或器官活性及功能的实时检测。

　　几十年来，生物医学研究习惯于依靠动物研究和传统细胞培养。最近，以器官芯片为基本特征的微生理系统（MPS），在体外重现了天然组织的结构和功能，逐渐成为生物医学研究的替代方案。然而，目前的 MPS 通常缺乏集成传感器，其制造需要多步光刻工艺，较为烦琐。3D 打印可以根据所设计模型直接打印得到多种材料的生物传感器，整合在器官芯片中，便于生物信号的实时检测。Lind 等应用热塑性聚氨酯（TPU）油墨、含有 25% 炭黑纳米颗粒的 TPU 油墨、高导电性银颗粒填充的聚酰胺墨水，以及 PDMS、PLA 和 ABS 等共 6 种材料，3D 打印了含有柔性应变传感器的心脏芯片（图 14-22）。3D 打印而成的悬臂层，其厚度和刚度可以匹配层状心脏组织产生的 1~15 kPa 的应力范围。内嵌的传感器可以连续电子读出多层心脏微组织的收缩应力，进一步分析药物作用对人类干细胞衍生层状心脏组织的收缩性影响[25]。

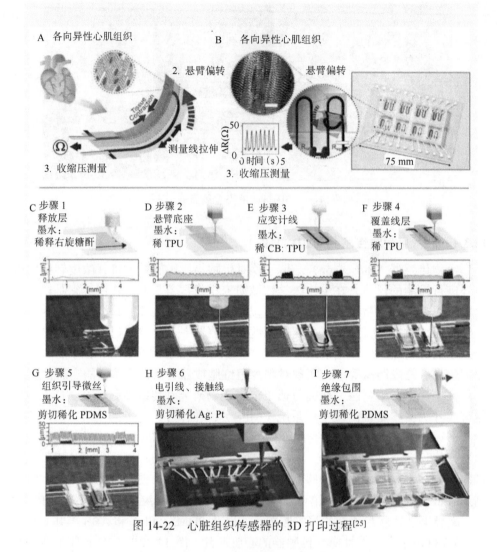

图 14-22　心脏组织传感器的 3D 打印过程[25]

14.4　基于 3D 生物打印的器官芯片

3D 打印可制作内置生物传感器的器官芯片，促进器官芯片中复杂结构"芯片"的制作和发展。3D 生物打印可以将多种细胞及细胞外基质有序排列，构建复杂的血管化"器官"，或含有多种细胞且具有有序排列的三维结构，或含有可灌注血管网络。近年来，研究人员将 3D 生物打印与器官芯片相结合，构建了一体化的各项异质性的器官，并加以流动培养，模拟体内微环境，应用在药物筛选、疾病建模和再生医学等领域，如图 12-23 所示。

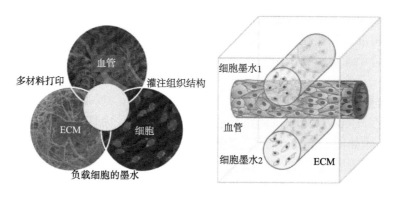

图 14-23　3D 打印器官[26]

14.4.1　支架的生物打印

　　生物打印构建器官最初始的方式是打印生物相容性的可降解水凝胶支架，种植细胞黏附在支架上，并加以流动培养。而器官中整合血管的需求带来了额外的复杂性，对血管化器官仍然是一个巨大的挑战。Zhang 等用 3D 生物打印 HUVEC 负载的 GelMA/Alg 复合水凝胶，长期培养后内皮细胞逐渐向微纤维的外围迁移以形成汇合内皮层[27]。随后，在此血管化的 3D 支架上接种心肌细胞，以形成各向异性的血管化心肌，能够自发地进行同步收缩。最后将类器官嵌入特别设计的微流控芯片中，流动培养，形成的心脏芯片可用于研究药物对心血管的毒性评估，生物打印的内皮化心肌组织支架如图 14-24 所示。

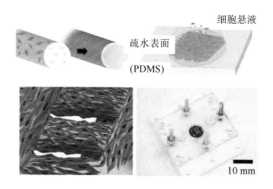

图 14-24　生物打印内皮化心肌组织支架[24]

14.4.2　血管微通道的生物打印

　　器官芯片旨在建立一个功能性类器官，在体外进行药物的药理学或毒理学研究，或对疾病建模用于病理机制研究及药物作用机制发现。然而目前一个重要的未解决的挑战是无法复制血管网络和血管的几何形状和功能。3D 生物打印可构建能够向类器官中细胞提供必需营养素的仿生脉管系统，在芯片上进行流动培养，精准控制流速流量，模拟体内器官血流情况。目前 3D 生物打印构建芯片中血管微通道主要采用水凝胶牺牲法，构建包含可灌注血管的生物相容性类组织。

　　为了创建一个模拟生理药物扩散和毒性测试的 3D 血管化肝组织模型，Massa 等在 HepG2/C3A 细胞负载的 GelMA 水凝胶内打印形成可灌注的微通道[28]。具体如图 14-25 所示，微挤压法打印 6%的琼脂糖纤维，随后浇注 8%GelMA 水凝胶固化后，物理法牺牲掉琼脂糖，在中空微通道内种植脐静脉内皮细胞（HUVECs），最终形成血管化肝组织，放置在芯片中流动培养。相较非内皮化肝模型，此模型更准确模拟体内环境，可用于体外药物毒性测试。

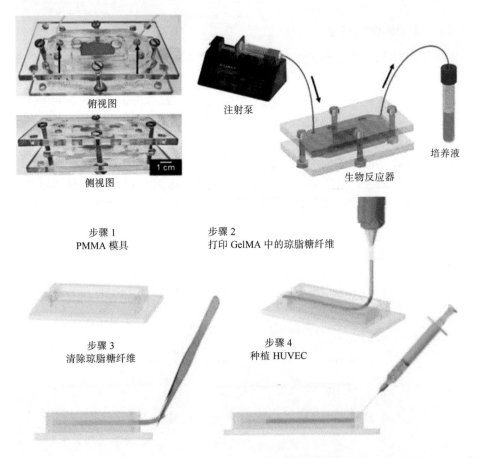

图 14-25　生物打印肝芯片中血管化微通道[28]

　　3D 生物打印除了帮助构建生理组织中血管化通道外，还可构建血管相关的疾病模型。Zhang 等应用牺牲法生物打印了分叉结构的可灌注微通道，如图 14-26

所示,输注人全血并诱导形成血栓,随后连续灌注组织纤溶酶激活剂导致非纤维化凝块的溶解,揭示了模型的临床相关性[29]。

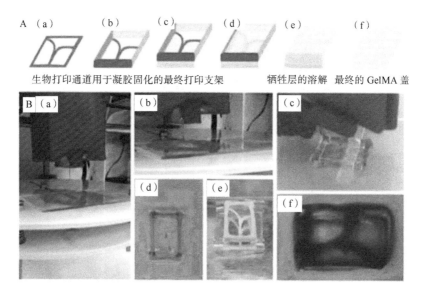

图 14-26 血管化水凝胶支架的生物打印[29]

14.4.3 类组织-器官的生物打印

3D 生物打印通过逐层地同时打印多种细胞和生物材料并使之有序排列,形成良好异质结构的三维组织,可以在生理和形态上高度仿真模拟复杂器官。目前已有学者通过 3D 生物打印构建了可灌注血管、肝脏组织、骨骼肌肉组织、皮肤组织、心肌组织、肾脏组织及肿瘤组织等,应用于药物筛选、疾病建模和再生医学等领域。为了实现类组织的血管化及其流动培养,研究人员将生物打印的类组织放置在芯片中,将 3D 生物打印和器官芯片有机地结合,构建了各向异性的血管化器官模型,用于生理或病理机制研究及药物毒性或活性评估等。

处方药的使用增加,使得慢性和急性肾损伤发生率增加,而目前的体外肾模型不能够完全体现肾单元复杂的几何结构和血管网络结构,与体内微环境相差甚多,导致病理机制研究或新药治疗结果与现实病患之间存在差异。Homan 等提出将生物打印、三维细胞培养和器官芯片 3 种技术相结合的方法,以创建一个复杂的三维肾近端小管(PT)模型[30]。如图 14-27 所示,应用 3D 生物打印 Pluronic 牺牲法在细胞外基质中构建了缠绕型中空管,随后种植近端小管上皮细胞(PTEC),在芯片上灌注培养,在引入肾毒素环孢菌素 A 后,以剂量依赖性方式破坏上皮屏障。

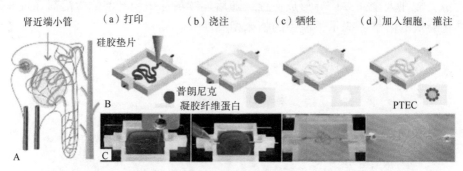

图 14-27　3D 生物打印肾小管芯片[30]

　　药物毒性评估中最重要的器官之一是肝脏，肝脏在药物代谢和血液解毒中起着关键性作用，因此用于肝毒性评估的体外模型至关重要。传统的二维培养的肝模型不能模仿复杂的三维（3D）体内微环境和细胞外基质（ECM）的支持，因此开发一个体外细胞-细胞，细胞-ECM 相互作用和组织结构的三维模型显得尤为重要。目前已经报道了使用 3D 活组织检查或切片的离体研究，但它们难以用于高通量研究，并且在体外几天内显示肝功能快速丧失，限制了它们的长期研究，因而近来的研究集中在细胞在水凝胶中的三维培养。

　　Bhise 等用 3D 打印法在芯片上打印了肝细胞微球负载的 GelMA 凝胶阵列，在长期培养的一个月内，肿瘤微球一直保持良好功能，如图 14-28 所示。15 mmol/L 对乙酰氨基酚作用于肝组织引起了毒性反应，这一结果与已发表的关于动物和其他体外模型的研究相似，表明此种方法构建的肝组织模型可能是一个较好的肝毒性评价平台[31]。Emami 等直接用 3D 生物打印海藻酸钠包埋的 HepG2 肝细胞，将打印的肝组织整合到微流控芯片上，如图 14-29 所示，建立了一种新的药物代谢研究平台，用于美国国家航空航天局的研究项目以评估行星环境中的药物的药代动力学分布[32]。药物灌注研究中，与生物打印的三维静态条件相比，生物打印的三维微器官装置的动态流动条件赋予 HFC 药物代谢转化大约增加 26%，从数值方法和基本原理方面预测了肝脏的微环境。还有学者在打印的 PCL 芯片上直接打印构建多种细胞的异质性肝组织，如图 14-30 所示，分别以 3D 和 2D 培养的方式打印 HepG2 和 HUVEC 并有序排列[33]，研究发现 3D 打印的 PCL 材料芯片通道中蛋白质吸收率很低，可准确评估药物作用。

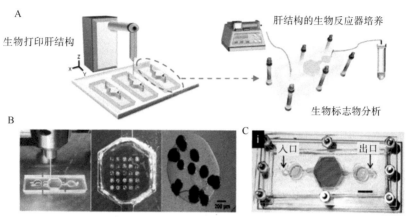

图 14-28　3D 生物打印肝微球芯片[31]

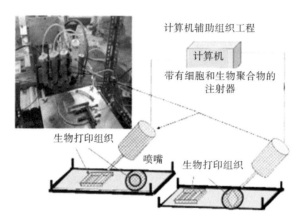

图 14-29　3D 生物打印肝脏组织[32]

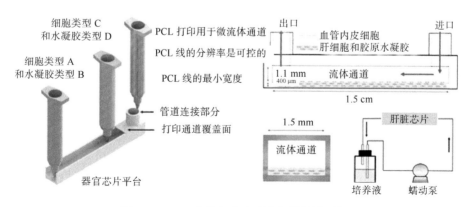

图 14-30　3D 生物打印有序多细胞肝芯片[33]

　　人体中每个器官或组织都不是独立存在的，它们均处于人体内一种高度集成、动态交互的环境当中，其中一个组织的动作将会影响到与之相关的其他组织。在这一背景下，WFIRM 等科研机构的科学家们设计了一种具有肝脏、心脏和肺组织结构的多器官芯片系统[31]。通过这一多器官微流控芯片系统，研究团队观察到依赖于组织间相互作用的药物反应，并描述了多组织芯片系统在目标药物毒、副作用体外测试中的价值。由于芯片中的心脏、肝脏和肺组织具有不同的制造要求，研究团队使用生物 3D 打印机和不同成分的"生物墨水"分别制造三种组织。例如，芯片中的肝脏类器官的生物墨水由原代人体肝脏细胞、星状细胞和库普弗细胞等材料构成，而心脏组织的生物墨水由诱导多功能干细胞等材料构成（肝脏和心脏组织的生物打印过程见图 14-31）。在打印完成后，研究团队使用 ECM 衍生的生物墨水或朊蛋白和明胶生物蛋白将这些组织转移到芯片的微反应器中。在完成组织的生物 3D 打印之后，研究团队将装置密封并连接到循环灌注系统，流体由微蠕动泵驱动。这一多器官芯片在用于药物测试时所体现出来的一个显著的价值是，除了能显现药物对于目标治疗器官的副作用之外，还能够检测出药物对于其他器官的副作用。

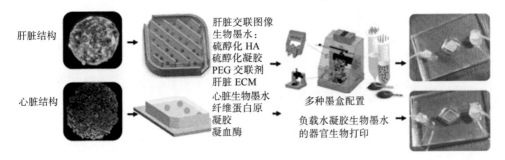

图 14-31　3D 生物打印多器官芯片[34]

14.5　大连微流控芯片团队的 3D 生物打印

　　考虑到 3D 生物打印对器官芯片发展的潜在影响，以及 3D 生物打印技术和器官芯片技术可能出现的紧密互补关系，大连微流控芯片研究团队早在 2014 年前后就开始在大连理工大学罗勇课题组布局，安排一小支队伍着手开展 3D 生物打印技术的研究，重点探讨在器官芯片实验室引入 3D 生物打印技术后，加快两种技术深度融合的途径（图 14-32）。刘洋、李晓瑞和邓权锋等自行设计研制了温控挤压型 3D 生物打印机，并用它直接打印了可灌注的中空血管，肿瘤组织和肝小叶等类组织器官。

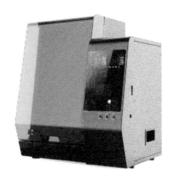

图 14-32　大连团队罗勇组自行设计研制的温控挤压型 3D 生物打印机

14.5.1　可灌注的中空血管

罗勇课题组邓权锋等在自制温控挤压型 3D 生物打印机上成功打印了可灌注的中空血管，并利用此血管初步构建了高同型半胱氨酸动脉粥样硬化模型，如图 14-33 所示。血管壁由大鼠动脉平滑肌细胞 A7r5 负载的明胶基生物墨水直接打印而成，之后灌注含有 HUVEC 细胞的明胶悬液，长时间培养形成致密连接的内皮细胞层。此血管放置在 3D 打印的芯片中进行流动培养，500 μmol/L 的同型半胱氨酸 Hcy 刺激血管内皮细胞，培养 48 h 后细胞活性有所下降，细胞间钙粘连蛋白 VE-cadherin 表达显著降低,符合动脉粥样硬化的早期阶段病理性表现。

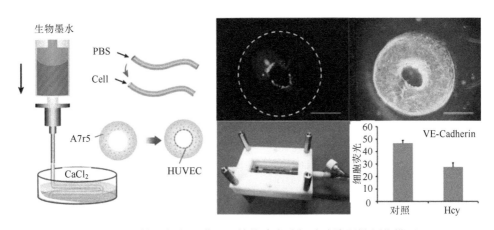

图 14-33　牺牲法打印可灌注血管构建半胱氨酸动脉粥样硬化模型

14.5.2　3D 生物打印肿瘤组织与芯片

大连理工大学罗勇课题组李晓瑞等还用 3D 生物打印机打印了肝肿瘤组织,在培养过程中,HepG2 细胞生长良好并在凝胶内逐渐自发聚集生长为肿瘤微球。

将肝肿瘤组织放置在芯片中，芯片下方集合了微超声装置，添加以不同浓度的声敏剂二氢卟吩 e6，进行声动力抗癌活性研究，见图 14-34。

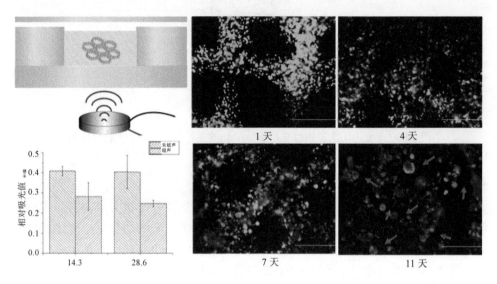

图 14-34　三维 HepG2 肿瘤组织整合芯片下微超声装置研究 e6 的抗癌活性

14.5.3　3D 生物打印类器官与芯片

肝小叶是肝脏最小的功能单位，肝实质细胞形成的肝板与多种肝非实质细胞有序排列形成六棱柱结构。罗勇课题组李晓瑞等设计并打印了简化版肝小叶，肝实质细胞 HepG2 和星状细胞 LX2 各向异性排列，模拟了肝板、肝血窦及中央静脉的结构。类肝小叶放置在芯片培养池中，上下为 HUVEC 细胞形成的致密连接的内皮层，进行灌注流动培养，不同浓度的扑热息痛作用于肝小叶，进行其肝毒性研究，如图 14-35 所示。

他们将生物打印的类组织或器官作为生物载体，传统光刻技术制作的 PDMS 芯片作为物理载体，在注射泵或蠕动泵的机械推动下，培养液以一定流速使培养类组织或器官处于动态之中，构建的器官芯片用于药物活性或毒性评价。这种生物打印和微流控芯片技术的结合，是一种简单的技术轻度融合，旨在进行流动培养及有效精准的流速控制，建立三维多种细胞的复杂器官体外模型。

生物打印的类组织模型可以图案化网络支架成型，提高了细胞与细胞外的物质输送，比如上述的肝肿瘤组织或类肝小叶模型；可以是内置中空管道的组织或器官，较大程度地模拟了组织的血管化，实现了血管化的中空可灌注性，如可灌注的血管或含有血管网络的组织模型；也可以是实心的薄层组织，不同种类细胞的有序排列，实现器官的分层性功能，如含有表皮层和真皮层皮肤的构建。作为物理载体的 PDMS 微流控芯片结构都较为简单，通常含有两条流体通道，即流入通道和流出通道，及一个用以放置生物打印类组织或器官的培养池，就可以实现多种细胞有序排列的三维复杂器官的流动培养。器官芯片构建中加入多孔膜，避免流体剪切力与三维组织器官的直接接触，可以有效保持打印组织器官的三维结构，增加流动培养的时间，有利于进行药物毒性或活性的慢性长期评价。

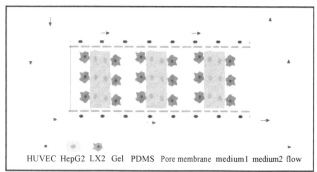
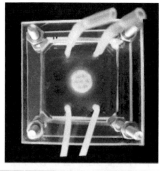

HUVEC HepG2 LX2 Gel PDMS Pore membrane medium1 medium2 flow

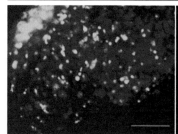
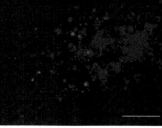
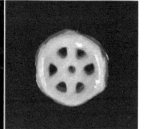

图 14-35　生物打印肝小叶样组织在芯片上流动培养用于扑热息痛肝毒性研究

大连理工大学罗勇课题组自制的 3D 生物打印机是典型的挤压型生物打印机，生物墨水使用范围广泛，按照构建类组织或类器官模型的方式方法，可将生物墨水种类分为牺牲型生物墨水、支架型生物墨水及细胞外基质代替型生物墨水。牺牲型生物墨水常用来构建组织中的中空管道，即组织器官的血管化构建，比如普朗尼克的常温打印低温液化，明胶的低温打印高温液化，海藻酸钠的钙离子交联络合剂解离等。支架型生物墨水作为三维结构的机械支撑，提高三维组织的稳定性及可操作性，一般作为复合生物墨水中的一种成分，比如PLA、PEG、PGA、PLGA 等。细胞外基质代替型生物墨水，顾名思义即可以代替细胞外基质的生物墨水，生物相容性良好，且保证其中细胞活力，通常是天然提取或简单修饰的蛋白质或多糖等，比如胶原、明胶、壳聚糖、透明质酸、纤维蛋白、Matrigel、甲基丙烯酸酐化凝胶等。这些生物墨水的单独使用或有序的结合使用，可打印血管化的三维各向异性组织器官，实现在器官芯片上的长期流动培养，获得与体内生理病理环境高度相关的体外器官模型。

14.6 器官芯片和 3D 生物打印

3D 打印作为第三次工业革命的代表性技术之一，是计算机控制的可个体定制的智能化增材制造工艺，不仅对生活、工业、军事产生影响，在医疗领域的作用也日趋突出。越来越多的 3D 打印技术正迅速进入我们这一领域研究人员的视野，成为在讨论微流控芯片，特别是器官芯片时一个不可绕过的议题。

大连微流控芯片研究团队的罗勇器官芯片课题组从多年开展两种不同技术进行研究的大量实践中，对用不同方法单独构建器官芯片的一些基本数据作了一个比较，由李晓瑞整理得到"体外器官构建方法比较表"，见表 14-1。表中显示，对于不同高度通道、深通道（>200 μm）、三维通道（不同平面）的微流控芯片制作，3D 打印的可操作性更强，较为简单的工艺即可完成批量的制作。含多种细胞的三维各向异性组织器官的构建，生物打印技术可以较为轻易地实现，比如含有多功能层的皮肤、极性明显的肝小叶、三维网络血管化器官等。另一个器官芯片中的重要元素是生物传感器，3D 打印的方式可以相对方便，甚至智能化地将传感器植入器官芯片内部，实现细胞的在线检测，加速器官芯片的产业化进程。

表 14-1 体外"器官"构建方法比较

构建方式		普通芯片法	3D 生物打印
设备		匀胶机、紫外光刻机、热板、等离子体清洗仪	3D 生物打印机
材料	支撑非生物材料	PDMS、多孔膜	PLA、ABS、PDMS
	细胞外基质类似物	BME、Matrigel、鼠尾胶原	明胶、海藻酸钠/钙盐、纤维蛋白/凝血酶、鼠尾胶原、壳聚糖、Matrigel、透明质酸钠、甲基丙烯酸化明胶、普朗尼克、聚乙二醇
细胞	单一细胞数量	$10^4 \sim 10^5$	10^5 及以上
	细胞密度	$\sim 1.5 \times 10^5/cm^2$	$\sim 5 \times 10^7 \, cm^{-3}$
	细胞培养状态	二维以及三维	三维以及二维
	细胞共培养方式	不同细胞在不同腔体或不同多孔膜通过流体流动方式或分子自由扩散互相影响	不同细胞以一定的几何构型有序排列通过细胞外基质类似物及流体流动方式互相影响
单器官形式		模拟局部微观	模拟局部宏观及微观
多器官构建方式		不同"器官"以流体流动或分子自由扩散形式连接	不同"器官"以流体流动或细胞外基质类似物联系
器官的血管化		血管内皮细胞单层平铺在"器官"边缘	血管内皮细胞单层管状立体网络结构内嵌在"器官"
器官内流体流动通路		PDMS 构建的通道	器官内部构建的网络
检测		培养液检测、单一细胞分别检测	培养液检测、"器官"整体检测

　　3D 打印技术至少会在两个方面对微流控芯片技术造成影响,首先是芯片制备。普通 3D 打印已有能力制造出有很高分辨率、结构复杂的基底和芯片,还可制造相关的传感装置,可用于包括器官芯片在内的各种不同的微流控芯片。它的制作时间相对较短,单元操作相对简单,因此有可能成为现有芯片制作方法的重要补充甚至构成挑战,而被不同应用领域,特别是生物医学领域的研究人员所接受。目前通用的芯片制作过程涉及涂胶、曝光、显影、腐蚀、去胶、等离子体清洗和封接等步骤,有一定的专业训练要求,耗时也长,其中若干步骤还需要人工操作,严重影响精度。而一旦遇到精度要求偏高(比如<10 μm)的对象,工艺困难加剧,成本骤然增加。在很多情况下,如用 3D 打印制作,时间可大大缩短,芯片会高度重复,一些重要参数,诸如成本、材料和速度等都可尽量优化,以达到最佳结果。现在已可在 3D 打印机上打印各种结构而不增加制作的复杂性和时间,比如,E. C. Spivey 等已打印出一种有复杂几何结构,通量很高,微米量级的微流控芯片,用于酵母的单细胞分析和抗衰老研究[12]。当然,现阶段 3D 打印产品的分辨率和成熟的光刻技术相比,尚有差距。

　　对微流控芯片技术造成影响的第二方面即为 3D 生物打印。在基于微流控芯片的细胞-组织-器官研究领域,3D 生物打印更是值得关注。通常,芯片法所用的支撑非生物材料为 PDMS 和多孔膜,而 3D 生物打印则还可包括 PLA 和 ABS 这样的材料,至于细胞外基质类似物,芯片法仅有 BME、Matrigel、鼠尾胶原等几种,但 3D 生物打印法则包括了明胶、海藻酸钠/钙盐、纤维蛋白/凝血酶,甲基丙烯酸化明胶、普朗尼克、聚乙二醇等,有了大得多的可选择性。就单种细胞个数而言,芯片法所需的量要较打印法为小,前者小于 10^5 即可,而后者则一定要在 10^5 以上,同样,细胞密度也是后者更大。在芯片中,不同细胞在不同腔体或不同多孔膜中培养,流体流动或分子自由扩散互相影响,而在打印法中,可为细胞和生物材料设计特别的空间布局,重现复杂的细胞结构,不同细胞以一定的几何构型有序排列,通过细胞外基质类似物及不同的流体流动方式互相影响。用生物 3D 打印能为客户定制用于组织再生的支架或者把生物材料(如 DNA,细胞)图案化,特别是,它还可用不同的打印头打印不同的材料,比如不同的细胞微环境。一般而言,常规的 PDMS 芯片不能形成复杂几何结构的器官芯片,但 3D 生物打印可用全功能水凝胶打印出微通道,让细胞在这种微通道内培养,进而在体外形成"血管"。

　　当然,关于药物评价所需的流体力学数据,考虑的因素会更多一些。就血管/淋巴管/肾小管内所涉及的细胞甚至器官而言,这些直接接触流体的细胞在体内状态刚好是单层的,因此就目前的技术发展来看,芯片的方法相对更简单。因为对于通常用 3D 打印所得的器官内部构建的网络,难以取得流体力学数据,因此难以实现对后续过程的精准操控,不利于获得体外评价分析结果,为得到这类数据,首先需要打印可灌注的管状结构,这种情况则要考虑凝胶的刚性及流动耐受性。另外要注意的一点是在生物打印过程中，如何保持细胞的活力，防止喷射过程中的剪切力和液滴的冲击力可能造成细胞的损失，影响细胞的存活。因此，在生物打印过程中，宜选择不会引起细胞不可逆损伤的打印方法，当然还需对细胞和 DNA 等生物大分子不构成毒性。

在可以预见的一段时间内，就器官芯片的构建而言，最大的可能性是 3D 打印技术和器官芯片技术互补共存。从需求和周边条件出发，制定一条包含有两种技术的技术路线，实现工艺过程和终极产品的最佳化。

参 考 文 献

[1] 林杉，陈铁，李梅. 3D 打印技术介绍. 橡塑资源利用, 2014(5): 23-27.

[2] 赵志铎. 桌面级 3D 打印机设计定位研究. 设计, 2018(7): 89-91.

[3] 王晓燕. 3D 打印技术概况. 轻工科技, 2017(10): 85-85.

[4] 张洪宝，胡大超. 生物 3D 打印的最新研究及应用. 粉末冶金工业, 2015, 25(4): 63-67.

[5] 王锦阳，黄文华. 生物 3D 打印的研究进展. 分子影像学杂志, 2016, 39(1): 44-46.

[6] 范德增. 3D 生物打印技术的发展与展望. 新材料产业, 2017(11): 13-18.

[7] Mannoor M S, Jiang Z, James T, Kong Y L, Malatesta K A, Soboyejo W O, Verma N, Gracias D H, McAlpine M C. 3D printed bionic ears. Nano Letters, 2013, 13(6): 2634-2639.

[8] 董丽. 采用多用途的生物墨水打印三维组织支架. 现代材料动态, 2015(3): 4-5.

[9] Zhang Y S, Arneri A, Bersini S, Shin S-R, Zhu K, Goli-Malekabadi Z, Aleman J, Colosi C, Busignani F, Dell'Erba V, Bishop C, Shupe T, Demarchi D, Moretti M, Rasponi M, Dokmeci M R, Atala A, Khademhosseini A. Bioprinting 3D microfibrous scaffolds for engineering endothelialized myocardium and heart-on-a-chip. Biomaterials, 2016: 45-59.

[10] Murphy S V, Atala A. 3D bioprinting of tissues and organs. Nature Biotechnology, 2014, 32(8): 773-785.

[11] Ingber D E, Mow V C, Butler D, Niklason L, Huard J, Mao J, Yannas I, Kaplan D, Vunjak-Novakovic G. Tissue engineering and developmental biology: Going biomimetic. Tissue Engineering, 2006, 12(12): 3265-3283.

[12] Chang C C, Boland E D, Williams S K, Hoying J B. Direct-write bioprinting three-dimensional biohybrid systems for future regenerative therapies. Journal of Biomedical Materials Research Part B Applied Biomaterials, 2011, 98(1): 160-170.

[13] Comina G, Suska A, Filippini D. PDMS lab-on-a-chip fabrication using 3D printed templates. Lab on a Chip, 2014, 14(2): 424-430.

[14] Spivey E C, Xhemalce B, Shear J B, Finkelstein I J. 3D-printed microfluidic microdissector for high-throughput studies of cellular aging. Analytical Chemistry, 2014, 86(15): 7406-7412.

[15] Comina G, Suska A, Filippini D. Low cost lab-on-a-chip prototyping with a consumer grade 3D printer. Lab on a Chip, 2014, 14(16): 2978-2982.

[16] 卢泳庄，任伊娜，宫明华，杨示贤，曹明，张琳. 基于L6打印技术的微流控芯片及其初步药效筛选. 中国药学杂志, 2015, 50(24): 2124-2129.

[17] Brooks J C, Judd R L, Easley C J. Culture and sampling of primary adipose tissue in practical microfluidic systems. Methods in Molecular Biology, 2017, 1566:185-201.

[18] Brooks J C, Ford K I, Holder D H, Holtan M D, Easley C J. Macro-to-micro interfacing to microfluidic channels using 3D-printed templates: Application to time-resolved secretion sampling of endocrine tissue. Analyst, 2016, 141(20): 5714-5721.

[19] Yang W-M, Zhu T-K, Jin Y-A, Fu J-Z. Facile fabrication of helical microfluidic channel based on rope coiling effect. Microsystem Technologies, 2016, 23(7): 2957-2964.

[20] Zhang R, Larsen N B. Stereolithographic hydrogel printing of 3D culture chips with biofunctionalized complex 3D perfusion networks. Lab on a Chip, 2017, 17(24): 4273-4282.

[21] Costa P F, Albers H J, Linssen J E A, Middelkamp H H T, van der Hout L, Passier R, van den Berg A, Malda J, van der Meer A D. Mimicking arterial thrombosis in a 3D-printed microfluidic *in vitro* vascular model based on computed tomography angiography data. Lab on a Chip, 2017, 17(16): 2785-2792.

[22] Johnson B N, Lancaster K Z, Hogue I B, Meng F, Kong Y L, Enquist L W, and McAlpine M C. 3D printed nervous system on a chip. Lab on a Chip, 2016, 16(8): 1393-1400.

[23] Parekh D P, Ladd C, Panich L, Moussa K, Dickey M D. 3D printing of liquid metals as fugitive inks for fabrication of 3D microfluidic channels. Lab on a Chip, 2016, 16(10): 1812-1820.

[24] 武宝利, 张国梅, 高春光, 双少敏. 生物传感器的应用研究进展. 中国生物工程杂志, 2004, 24(7): 65-69.

[25] Lind J U, Busbee T A, Valentine A D, Pasqualini F S, Yuan H, Yadid M, Park S J, Kotikian A, Nesmith A P, Campbell P H, Vlassak J J, Lewis J A, Parker K K. Instrumented cardiac microphysiological devices *via* multimaterial three-dimensional printing. Nature Materials, 2017, 16(3): 303-308.

[26] Kolesky D B, Truby R L, Gladman A S, Busbee T A, Homan K A, Lewis J A. 3D Bioprinting of vascularized, heterogeneous cell-laden tissue constructs. Advanced Materials, 2014, 26(19): 2966-2966.

[27] Zhang Y S, Arneri A, Bersini S, Shin S R, Zhu K, Goli-Malekabadi Z, Aleman J, Colosi C, Busignani F, Dell'Erba V, Bishop C, Shupe T, Demarchi D, Moretti M, Rasponi M, Dokmeci M R, Atala A, Khademhosseini A. Bioprinting 3D microfibrous scaffolds for engineering endothelialized myocardium and heart-on-a-chip. Biomaterials, 2016, 110:45-59.

[28] Massa S, Sakr M A, Seo J, Bandaru P, Arneri A, Bersini S, Zare-Eelanjegh E, Jalilian E, Cha B H, Antona S, Enrico A, Gao Y, Hassan S, Acevedo J P, Dokmeci M R, Zhang Y S, Khademhosseini A, Shin S R. Bioprinted 3D vascularized tissue model for drug toxicity analysis. Biomicrofluidics, 2017, 11(4): 044109.

[29] Zhang Y S, Davoudi F, Walch P, Manbachi A, Luo X, Dell'Erba V, Miri A K, Albadawi H, Arneri A, Li X, Wang X, Dokmeci M R, Khademhosseini A, Oklu R. Bioprinted thrombosis-on-a-chip. Lab on a Chip, 2016, 16(21): 4097-4105.

[30] Homan K A, Kolesky D B, Skylar-Scott M A, Herrmann J, Obuobi H, Moisan A, Lewis J A. Bioprinting of 3D convoluted renal proximal tubules on perfusable chips. Scientific Reports, 2016, 6:34845.

[31] Bhise N S, Manoharan V, Massa S, Tamayol A, Ghaderi M, Miscuglio M, Lang Q, Shrike Zhang Y, Shin S R, Calzone G, Annabi N, Shupe T D, Bishop C E, Atala A, Dokmeci M R, Khademhosseini A. A liver-on-a-chip platform with bioprinted hepatic spheroids. Biofabrication, 2016, 8(1): 014101.

[32] Chang R, Emami K, Wu H, Sun W. Biofabrication of a three-dimensional liver micro-organ as an *in vitro* drug metabolism model. Biofabrication, 2010, 2(4): 045004.

[33] Lee H, Cho D W. One-step fabrication of an organ-on-a-chip with spatial heterogeneity using a 3D bioprinting technology. Lab on a Chip, 2016, 16(14): 2618-2625.

[34] Skardal A, Murphy S V, Devarasetty M, Mead I, Kang H W, Seol Y J, Shrike Zhang Y, Shin S R, Zhao L, Aleman J, Hall A R, Shupe T D, Kleensang A, Dokmeci M R, Jin Lee S, Jackson J D, Yoo J J, Hartung T, Khademhosseini A, Soker S, Bishop C E, and Atala A. Multi-tissue interactions in an integrated three-tissue organ-on-a-chip platform. Scientific Reports, 2017, 7(1): 8837.

缩 略 语 表

英文简称	中文全称	英文全称
Ach	乙酰胆碱	acetylcholine
AD	阿尔兹海默病	Alzheimer disease
ADME	吸收，分布，代谢，排泄（药物动力学）	absorption distribution metabolism excretion
ADP	二磷酸腺苷	adenosine diphosphate
AKP	碱性磷酸酶	alkaline phosphatase
ALI	气-液界面	air-liquid interface
ALT	丙氨酸氨基转移酶	alanine aminotransferase
AMI	胺碘酮	amiodarone
AP	对乙酰氨基酚	acetaminophen
APG	烷基糖苷	alkyl polyglycoside
AS	动脉粥样硬化	atherosclerosis
AST	谷草转氨酶	aspartate transaminase
ATP	三磷酸腺苷	adenosine triphosphate
BBB	血-脑屏障	blood-brain barrier
BDNF	脑源性神经营养因子	brain-derived neurotrophic factor
bFGF	碱性成纤维细胞生长因子	basic fibroblast growth factor
BME	基底膜提取物	basement membrane extract
BMEC	脑微血管内皮细胞	brain microvascular endothelial cell
BMSC	骨髓间充质干细胞	bone mesenchymal stem cell
BMP4	骨形态发生蛋白 4	bone morphogenetic protein 4
CAF	癌相关成纤维细胞	cancer-associated fibroblast
CAR-T	嵌合抗原受体 T 细胞免疫疗法	chimeric antigen receptor T-cell immunotherapy
CCD	电感耦合器	charge coupled device
CDDP	顺铂	cisplatin
CFDA	国家食品和药品管理局	China Food and Drug Administration
CGG	浓度梯度生成器	concentration gradient generator
CKD	慢性肾脏病	chronic kidney diseases
CNS	中枢神经系统	central nervous system
COL	考来烯胺	cholestyramine
COPD	慢性阻塞性肺疾病	chronic obstructive pulmonary disease
CPE	细胞病变效应	cytopathic effect
CPFX	环丙沙星	ciprofloxacin
CPU	中央处理器	central processing unit
CSF	脑脊液	cerebro-spinal fluid
CTA	计算机断层扫描血管造影	computed tomography angiography
CTC	循环肿瘤细胞	circulating tumor cell
ctDNA	循环肿瘤 DNA	circulating tumor DNA
CVB1	柯萨奇病毒 B1	coxsackievirus B1
DEX	地塞米松	dexamethasone
DIG	地高辛	digoxin
DLP	数字光处理	digital light processing

续表

英文简称	中文全称	英文全称
ECM	细胞外基质	extracellular matrix
ECP	嗜酸性粒细胞阳离子蛋白	eosinophil cation protein
EGF	表皮生长因子	epidermal growth factor
EGFR	表皮生长因子受体	epidermal growth factor receptor
ELISA	酶联免疫吸附试验	enzyme linked immunosorbent assay
EMT	上皮间充质转化	epithelial-mesenchymal transition
EpCAM	上皮细胞黏附分子	epithelial cell adhesion molecule
ES	胚胎干细胞	embryonic stem cell
ESRD	终末期肾脏病	end stage renal disease
EV	细胞外囊泡	extracellular vesicle
FDA	美国食品和药品管理局	Food and Drug Administration
FDM	熔积成型法	fused deposition modeling
FG	纤维蛋白水凝胶	fibrin gel
FITC	异硫氰酸荧光素	fluorescein isothiocyanate
FN	纤维连接蛋白	fibronectin
G-CSF	粒细胞集落刺激因子	granulocyte colony-stimulating factor
GEC	肾小球内皮细胞	glomerular epithelial cell
GEP	基因谱	gene expression profile barrier
GFB	肾小球滤过屏障	glomerular filtration
GGT	谷光酰转肽酶	glutamyl transpeptidase
GM	胶质母细胞瘤	glioblastoma multiforme
GSIS	胰岛素分泌	insulin secretion
GSSG	谷胱甘肽二硫	glutathione disulfide
HA	羟基磷灰石	hydroxyapatite
hAEC	人气管上皮细胞	human airway epithelial cell
HCG	绒毛膜促性腺激素	chorionic gonadotropin
hCMs	人心肌细胞	human cardiac myocytes
HC	肝实质细胞	heptic cell
HepG2	人肝癌细胞	human liver hepatocellular carcinoma 2
HF	中空纤维膜	hollow finer
HFL1	人胚肺成纤维细胞	human fetal lung fibroblast 1
HGF	肝细胞生长因子	hepatocyte growth factor
HGPS	哈钦森-吉尔福德早衰综合征	Hutchinson-Gilford progeria syndrome
hiPSC	人诱导多能干细胞	human induced pluripotent stem cell
HOR	人类嗅觉系统	human olfactory system
HSC	肝星状细胞	hepatic stellate cell
HSPC	多功能造血干细胞和祖细胞	pluripotent hematopoietic stem cells and progenitor cells
HUVEC	人脐静脉内皮细胞	human umbilical vein endothelial cell
IBD	炎症性肠病	inflammatory bowel disease
ICAM-1	细胞间黏附分子	intercellular cell adhesion molecule-1
iHCC	肝内胆管细胞癌	intrahepatic cholangiocarcinoma
IL	白细胞介素	interleukin
iPSC	诱导多能干细胞	induced pluripotent stem cell
ISDN	硝酸异山梨醇酯	isosorbide nitrate

英文简称	中文全称	英文全称
IVIVC	体内外相关性	*in vitro* and *in vivo* correlation
KC	库普弗细胞	Kupffer cell
LDH	乳酸脱氢酶	lactate dehydrogenase
LGG	鼠李糖乳杆菌	lactobacillus GG
LIF	激光诱导荧光	laser induced fluorescence
LOM	分层实体制造法	laminated object manufacturing
LPS	脂多糖	lipopolysaccharide
LSEC	肝窦内皮细胞	liver sinusoidal endothelial cell
MEMS	微机电系统	micro-electro-mechanical system
MFI	平均荧光强度	mean fluorescence intensity
MMP	基质金属蛋白酶	matrix metalloproteinase
MPS	微生理系统	microphysiological system
MPS-Db	微生理系统数据库	microphysiological systems database
MS	质谱	mass spectrum
MSC	间充质干细胞	mesenchymal stem cell
MV	小泡	micro vesicle
MVD	微血管密度	microvessel density
NAPQI	*N*-乙酰醌亚胺	*N*-acetyl-*p*-benzo-quinone imine
NC	神经通道	nerve channel
NEFA	非酯化脂肪酸	nonesterfied fatty acids
NF	正常成纤维细胞	normal fibroblast
NIH	美国卫生研究院	National Institutes of Health
NSC	神经干细胞	neural stem cell
NSCLC	非小细胞肺癌	non-small cell lung carcinoma
NRVM	新生大鼠心肌细胞	neonatal rat cardiomyocyte
NVU	神经血管单位	neurovascular unit
OME	奥美拉唑	omeprazole
OOP	顺序参数	order of parameter
OSM	制瘤素 M	oncostatin M
PC	聚碳酸酯	polycarbonate
PDMS	聚二甲基硅氧烷	polydimethylsiloxane
PDT	临床研究前药物测试	pre-clinical drug tests
PEG	聚乙二醇	polyethylene glycol
PEGDA	聚乙二醇二丙烯酸酯	polyethylene glycol diacrylate
PES	聚醚砜	polyethersulfone
PFPE	全氟聚醚	perfluoropolyether
PHABO	原代人牙槽骨成骨细胞	primary human alveolar
PK	药代动力学	pharmacokinetic
PLA	聚乳酸	polylactic acid
PMMA	聚甲基丙烯酸甲酯	polymethylmethacrylate
PMT	光电倍增管	photomultiplier tube
POCT	即时诊断	point of care testing
PPDC	原代脑癌细胞	primary patient-derived cells
PT	近端小管	proximal tubule
PTEC	近端小管上皮细胞	proximal tubule epithelial cell

英文简称	中文全称	英文全称
Pt-NPs	铂-纳米粒子	platinum nanoparticles
PTX	紫杉醇	Paclitaxel
PVA	聚乙烯醇	polyvinylalcohol polymer
RBC	红细胞	red blood cell
RIF	利福平	rifampicin
SACC	唾液腺腺样囊性癌	salivary gland adenoid cystic carcinoma
SCBC	单细胞抗体条形码芯片	single cell barcode microchip
SHR	自发性高血压大鼠	spontaneously hypertensive rats
SLA	立体光固化成型工艺	stereo lithography apparatus
SLS	选择性激光烧结法	selective laser sintering
SMC	平滑肌细胞	smooth muscle cell
TEER	跨上皮/内皮电阻	transepithelial/transendothelial electrical resistance
TF	组织因子	tissue factor
	表面牵引力	traction force
TFM	牵引力显微成像	traction force microscopy
TKI	酪氨酸激酶抑制剂	tyrosine kinase inhibitor
TLM	热透镜显微镜	thermal lens microscope
TNF	肿瘤坏死因子	tumor necrosis factor
TPU	热塑性聚氨酯	thermoplastic polyurethanes
TRPV4	瞬时电位香草酸受体4	transient receptor potential vanilloid 4
UGPGA	尿苷-5'-二磷酸葡糖醛酸三钠盐	uridine-5'-diphosphoglucuronic acid trisodium salt
μ-TAS	微全分析系统	micro Total Analysis System
VCAM-1	血管黏附分子	vascular cell adhesion molecule-1
VC	血管通道	vascular channel
VE-cadherin	血管内皮钙粘蛋白	vascular endothelial-cadherin
VER	维拉帕米	verapamil
VNC	血管网络通道	vascular network channel
vWF	血管性血友病因子	von Willebrand factor
WHO	世界卫生组织	World Health Organization
3DP	三维印刷技术	three-dimension printing
5-FU	5-氟尿嘧啶	5-fluorouracil

代后记　微流控芯片二十年

恰逢所庆七十周年，作些许回忆，纪念从事微流控芯片研究二十年。

1978 年，我参加了改革开放后的第一次全国研究生统考，同年 10 月，被中国科学院录取，成为大连化学物理研究所的研究生，并先后师从张乐沣教授和卢佩章教授取得硕士、博士学位。毕业后留所，随即入选为德国洪堡基金的学者，到德国，随后又在比利时从事色谱研究。1989 年 5 月回国，带领课题组开启我国的毛细管电泳研究，历时十年，赶上了它作为主流技术主导人类基因组工程和大规模测序的历史进程。90 年代后期，我将课题组引入全新的微流控芯片领域，至今整整 20 年，从芯片电泳到芯片实验室，从简单分离到大规模筛选，现已完成了以微流控芯片为基础平台、以细胞为核心对象、覆盖从单细胞分析到全器官仿生的整体布局。

微流控芯片又称芯片实验室，是一种以在微米尺度空间对流体进行操控为主要特征的科学技术。现阶段，主流形式的微流控芯片指的是把化学和生物等领域中所涉及的样品制备、反应、分离、细胞培养、分选、裂解等基本操作单元集成或基本集成到一块几平方厘米甚至更小的芯片上，由微通道形成网络，以可控流体贯穿整个系统，用以实现常规化学、生物医学、材料学、光学等不同实验室的各种功能的一种技术。微流控芯片实验室的基本特征和最大优势是多种单元技术在流体可控的微小平台上灵活组合、规模集成。

微流控芯片已被认为是当代极为重要的新兴科学技术平台和国家层面产业转型的战略领域。2017 年，科技部把微流控芯片定位为一种"颠覆性技术"，而微流控芯片中的重要分支——器官芯片则被世界经济论坛（达沃斯论坛）评为 2016 年世界"十大新兴技术"之一，与无人驾驶汽车、石墨烯二维材料、区块链等并列。

20 世纪 90 年代后期起，我们在中国科学院大连化学物理研究所开始了长达 20 年的微流控芯片研究历程。

大连微流控芯片团队20年发展历史

从电泳芯片到器官芯片

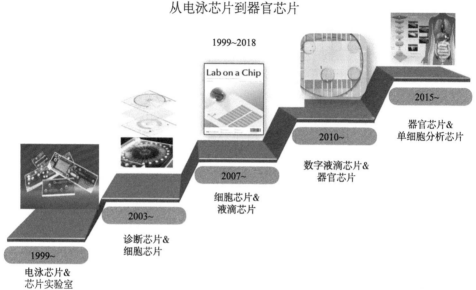

1999~2018

Lab on a Chip

2015~
器官芯片&
单细胞分析芯片

2010~
数字液滴芯片&
器官芯片

2007~
细胞芯片&
液滴芯片

2003~
诊断芯片&
细胞芯片

1999~
电泳芯片&
芯片实验室

1999 年，差不多在国际范围微流控芯片研究刚刚兴起的同一时间段，我们在十年毛细管电泳研究的基础上建立了微流控芯片研究团队，第一阶段的工作是从芯片电泳入手，集中于芯片设计研制，检测装置搭建和单元操作的芯片化。在此后的几年时间内，我们搭建了第一台微流控芯片激光诱导荧光仪，用注塑法制得第一批 PMMA 微流控芯片，并开始了第一轮应用研究，其中包括完成了对 226 例高血压病人、159 例肿瘤病人和 200 例乙肝病人的相关基因检测和筛查。特别是，在 2003 年 SARS 肆虐期间，课题组实现了基于微流控芯片的 18 例疑似 SARS 患者咽拭子样品冠状病毒的快速检测。2005 年，课题组第一批成果"全集成微流控芯片体液 DNA 分析系统"和"运动员体能指标微流控芯片检测系统"的研制先后通过了中国科学院和科技部组织的现场验收，得到了与会专家的高度评价，认为成果符合未来疾病诊断家庭化、个体化的趋势，具有广阔的市场前景。现在看来，这是我国第一批基于微流控芯片的 POCT 研究成果。

在这一阶段，课题组长年有 20~30 名学生在实验室工作，以博士生为主。他们来自化学、医学、药学、生物学、物理学和工程学等不同专业，其中有医学背景的占到了四分之一，满足了微流控芯片作为一种典型的多学科交叉科学技术的特殊需求。在这样一种环境中，同学们得以在学生时代就学会和不同领域的同学、同事密切接触，相互理解、相互渗透。2004 年，我们搭建了大连化物所第一个细胞实验室，开始规模化微流控细胞芯片研究；经过 3~4 年的艰苦努力，课题组完成一系列的细胞培养，多种细胞共培养和多种细胞三维共培养的工作，其中，关于细胞水平高通量和高内涵药物筛选的研究，细胞水平药物代谢研究，以及模式生物水平高通量药物筛选研究的工作，在一年多时间内连续三次被本领域最重要刊物 *Lab on a Chip* 作为封面文章刊登，引起国际微流控芯片和药物筛选领域的广泛关注。模式生物线虫的工作发表后，下载量和引用率居高不下，并很快被英国皇家学会的 *Chemical Biology* 作为亮点报道。2009~2010 年，课题组在国际上率先提出用蜡作为疏水性材料和硝酸纤维素膜取代普通滤纸，用喷蜡打印的方法，大规模制备一次性使用的纸质芯片。论文入选为 Web of Science 数据库高引用论文（highly cited paper），并被 *Analytical Chemistry* 杂志重点介绍。团队的影响和重要论文的高引用率被长期保持，以至于到 2016 年，我仍被推举为亚太微分离分析系列学术会议（APCE）学术指导委员会主席，2018 年，还入选了 Elsevier 中国高被引用学者（Chinese Most Cited Researcher）的名录。

从 2006 年到 2013 年，我们先后撰写，并由科学出版社出版了《微流控芯片实验室》《图解微流控芯片实验室》和《微纳流控芯片实验室》三部专著。成书过程中，团队从思想、内容到逻辑、文字，对全书的方方面面作了反复的讨论、充实、推敲和斟酌，力求引证梳理兼有，综合分析并重，迹浅意深，言近旨远。特别是，以作者实验室的工作贯穿始终，字里行间渗透着来自第一线劳作的艰辛。与此同时，在我入选英国皇家化学会会士、担任国际 *Electrophoresis*(《电泳》)杂志副主编和 *Lab on a Chip*(《芯片实验室》)杂志编委期间，还先后主编了 Lab on a Chip：Focus on China（RSC 出版社），Miniaturization in Asia Pacific，Micro-Nanofluidics in Asia Pacific（Wiley 出版社）等 5 本专辑和 1 本英文专著 *Microfluidics: Technologies and Applications*（Springer 出版社）。这 3 部中文著作，1 部英文著作和 5 本英文专辑，连同团队关于微流控芯片的近 300 篇学术论文、70 余份专利等，作为微流控芯片领域极为宝贵的财富积累，对我国及国际微流控芯片事业的发展起到了非常重要的推动作用。基于以上这些研究成果，我们团队先后获得 2002 年辽宁省自然科学奖一等奖，2007 年辽宁省科技进步奖一等奖，以及 2010 年国家科学技术进步奖二等奖。2009 年，中国科学院大连化学物理研究所建所 60 周年大庆，评选全所自 1999 年到 2009 年十年间的十大科研成果，课题组的"生物医学中的微流控芯片系统"作为生物技术部的唯一项目入选。2009~2010 年，课题组先后完成兔软骨组织培养，以及带有肝微粒体的药物代谢等器官芯片的前期工作；2010 年 10 月，在北京香山会议上，我向与会代表正式宣布启动微流控仿生器官芯片的研究。

大连微流控芯片团队已出版著作

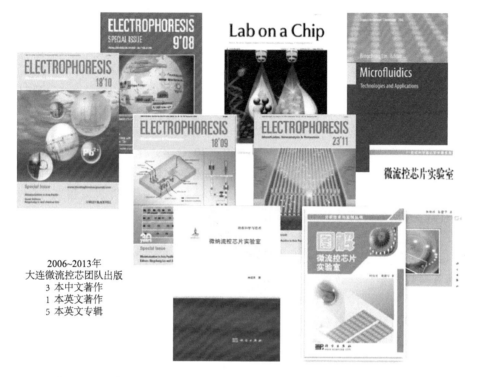

2006~2013年
大连微流控芯团队出版
3 本中文著作
1 本英文著作
5 本英文专辑

　　2011 年 6 月，受所领导委托，我曾为所里的青年研究人员作了一个题为"思想先行"的报告。在报告中，我提到科学家要有扎实基础，敏锐直觉和宽阔视野，科学家应该具备的基本能力是"看得准，抓得住，做得好"。也就是说，在科学发展的关键时刻，一定要能精准把握科学研究的前沿方向，看准是引导的基础；看准之后，要摆脱种种干扰，努力抓住，允许小的偏离，确保大势不变；真正抓住之后，更要"大胆假设，小心求证"，宁拙毋巧，宁朴勿华，倾其所有，一丝不苟地把它做好。在报告最后，我提到了这么一段话："学术界总是要有点思想的，好的学术思想一般是独立的，独立的学术思想是一个科学家有别于其他科学家的本质属性，形成独立的学术思想应当被看成是科学家一生最重要的追求"。在这种行为准则的影响下，我们不断强化前瞻性学术思想，精准操控自身的学科方向，带领团队，跨过一个个艰难险阻，超越自我。"思想先行"的典型例子是，从 1992 年到 2007 年的 15 年中，我们课题组以 92%的极高成功率申请到包括 3 项重点基金在内的 11 项国家自然科学基金,这些数据,无论是密度还是强度，至今依然在大连化物所名列前茅。

　　此后，按所里政策，大连化物所微流控芯片团队的工作交由团队培养的博士秦建华管理。2011 年 5 月，我受聘于大连理工大学，帮助原大连化物所微流控芯片团队博士、大连理工大学罗勇建立大工微流控芯片药学研究组，恢复器官芯片研究，次年，大工细胞室建成；2012年，原大连化物所微流控芯片团队博士后，大连医科大学刘婷姣研究组开始微流控肿瘤芯片研究；年末，在刘中民教授支持下，微流控芯片材料研究小组在大连化物所低碳催化与工程研究部成立，开始基于微流控芯片的高性价比材料研制工作；2013年，科技部新药重大专项课题"基于微流控芯片的新药研究开发关键技术(2013ZX09507005)"启动，大连团队的器官芯片研究纳入国家重大计划；2015年，原大连化物所微流控芯片团队博士陆瑶在耶鲁大学从事5年研究工作后回所，中国科学院大连化学物理研究所单细胞分析研究组成立，承担基于微流控芯片的单细胞分析和器官芯片微环境精准测量工作，我重新回组；2016年，化物所陆瑶组、大工罗勇组和大医刘婷姣组等三个由中国科学院大连化学物理研究所微流控芯片研究团队衍生的研究组正式联合，成立理-工-医学科交叉，中国科学院和高等学校融为一体的大连微流控芯片研究团队，把大连的微流控芯片研究推向一个全新的阶段。

　　2014年，中国科学院大连化学物理研究所刘显明博士主持的数字液滴项目和南方科技大学程鑫教授的半导体有源矩阵技术结合，合作开始微流控数字液滴中央处理器的设计与实施研究，探讨两种截然不同的芯片深度对接的可能性，5年后，项目获国家自然科学基金重大仪器专项（3192780013）支持，研究工作被推向全新的阶段。一旦成功，精准操控在平面上移动的成千上万计的用作反应器的数字液滴，有望被用于单细胞分析，大规模测序和蛋白质研究中的文库制备；同一时期，大连理工大学罗勇微流控芯片药学研究组和大连医科大学林洪丽教授团队合作，开始微流控肾芯片研究；此后，大连微流控芯片研究团队先后和中国科学院过程研究所杜昱光团队、东南大学黄宁平团队、大连医科大学马国武-刘慧颖团队等合作开展肠芯片、心脏芯片、口腔芯片等的研究，2018年，科技部"中医药现代化研究"重点专项"基于器官芯片技术的中药安全性有效性评价体系"获批，大连微流控芯片研究团队承担其中的器官芯片构建与应用，第一次把器官芯片直接应用于一个实际领域；2018年3~5月，我以德国洪堡基金学者的身份，再次到德国作学术访问，构划"器官芯片"一书撰写大纲，并和国际微流控芯片研究先驱、欧洲生物技术终生成就奖得主Andreas Manz教授一起探讨微流控芯片的下一轮发展趋势；2019年2月，大连微流控芯片研究团队根据多年研究的积累，由林炳承、罗勇、刘婷姣和陆瑶合著的《器官芯片》一书脱稿，交由科学出版社于2019年秋出版。与此同时，大连微流控芯片研究团队一批成果也先后在 PNAS, Biomaterials 和 Advanced Science 等重要刊物发表。

大连团队微流控细胞–器官芯片研究历史

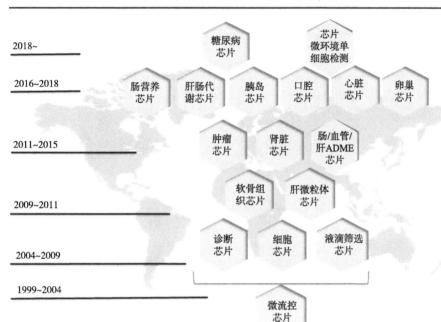

微流控芯片的重要性在于：它是当代极为重要的新兴科学技术平台和国家层面产业转型的潜在战略领域，是一种注定要被深度产业化的科学技术，微流控技术需要向产业转化，微流控事业需要薪火相传。我曾在 2001 年被评为全国优秀博士论文指导教师，也曾在美国、加拿大和欧洲一些国家的很多所大学或研究机构担任客座教授，现已直接培养了 70 余名学生，以博士研究生和博士后为主，至今仍有一些学生在读。现在，这批学生中已有三十多位教授、副教授和公司的老总或高管，他们仍然从事微流控芯片领域的工作，正领导着各自的微流控芯片研究团队或微流控芯片公司，活跃在全国各地，有些团队的研究工作已卓有成效，有些公司的队伍和产品已初具规模，第一个微流控产业化研究院已在广州成立。这些大连化物所的微流控芯片校友在中国微流控芯片事业的发展中占有举足轻重的地位，他们是中国第一代微流控芯片研究和开发队伍的中坚力量，他们的工作和国内其他团队的工作一起，构筑了中国微流控芯片研究和开发的核心基础。我们已经建立了一个大连化物所微流控芯片校友的年会制度，年会定位为小型、高端，并以需求导向、产业引领、学科交叉和深入讨论为主要特色，现已持续六届，正逐渐发展成全国性的微流控芯片重要论坛。

滴水成渠，星火燎原。20 年的不舍，终于成就了一件对国民经济的产业转型和可持续发展具有战略意义的利国利民大事，欣慰之心，油然而生，纵然有难以忘却的风风雨雨，终究无悔无怨。

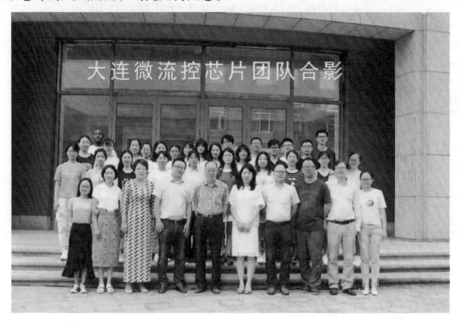

林炳承

2019年9月